国家卫生和计划生育委员会"十二五"规划教材

全国高等医药教材建设研究会"十二五"规划教材

全国高等学校教材

供卫生检验与检疫专业用

水质理化检验

第2版

主　编　康维钧　张翼翔

副主编　潘洪志　陈云生

编　者　（以姓氏笔画为序）

刘凤海（牡丹江医学院）　　刘淑芳（山东大学）

齐燕飞（吉林大学）　　　　杨金玲（济宁医学院）

张加玲（山西医科大学）　　张翼翔（包头医学院）

陈云生（南华大学）　　　　陈红红（广东药学院）

郑　波（四川大学）　　　　徐向东（河北医科大学）

梅　勇（武汉科技大学）　　康维钧（河北医科大学）

彭　茵（大连医科大学）　　潘洪志（哈尔滨医科大学）

秘　书　徐向东（兼）

人民卫生出版社

图书在版编目（CIP）数据

水质理化检验/康维钧,张翼翔主编. —2 版. —北京：人民卫生出版社,2014

ISBN 978-7-117-20105-6

Ⅰ.①水…　Ⅱ.①康…②张…　Ⅲ.①水质-卫生检验-高等学校-教材　Ⅳ.①R123.1

中国版本图书馆 CIP 数据核字(2014)第 292932 号

| 人卫智网 | www.ipmph.com | 医学教育、学术、考试、健康，购书智慧智能综合服务平台 |
| 人卫官网 | www.pmph.com | 人卫官方资讯发布平台 |

水质理化检验
第 2 版

主　　编：康维钧　张翼翔
出版发行：人民卫生出版社（中继线 010-59780011）
地　　址：北京市朝阳区潘家园南里 19 号
邮　　编：100021
E - mail：pmph @ pmph.com
购书热线：010-59787592　010-59787584　010-65264830
印　　刷：河北环京美印刷有限公司
经　　销：新华书店
开　　本：787×1092　1/16　印张：15
字　　数：374 千字
版　　次：2006 年 7 月第 1 版　2015 年 1 月第 2 版
　　　　　2025 年 10 月第 2 版第 13 次印刷（总第 20 次印刷）
标准书号：ISBN 978-7-117-20105-6
定　　价：28.00 元
打击盗版举报电话：010-59787491　E-mail：WQ @ pmph.com
质量问题联系电话：010-59787234　E-mail：zhiliang @ pmph.com

全国高等学校卫生检验与检疫专业
第 2 轮规划教材出版说明

为了进一步促进卫生检验与检疫专业的人才培养和学科建设，以适应我国公共卫生建设和公共卫生人才培养的需要，全国高等医药教材建设研究会于 2013 年开始启动卫生检验与检疫专业教材的第 2 版编写工作。

2012 年，教育部新专业目录规定卫生检验与检疫专业独立设置，标志着该专业的发展进入了一个崭新阶段。第 2 版卫生检验与检疫专业教材由国内近 20 所开办该专业的医药卫生院校的一线专家参加编写。本套教材在以卫生检验与检疫专业（四年制，理学学位）本科生为读者的基础上，立足于本专业的培养目标和需求，把握教材内容的广度与深度，既考虑到知识的传承和衔接，又根据实际情况在上一版的基础上加入最新进展，增加新的科目，体现了"三基、五性、三特定"的教材编写基本原则，符合国家"十二五"规划对于卫生检验与检疫人才的要求，不仅注重理论知识的学习，更注重培养学生的独立思考能力、创新能力和实践能力，有助于学生认识并解决学习和工作中的实际问题。

该套教材共 18 种，其中修订 12 种（更名 3 种：卫生检疫学、临床检验学基础、实验室安全与管理），新增 6 种（仪器分析、仪器分析实验、卫生检验检疫实验教程：卫生理化检验分册 / 卫生微生物检验分册、化妆品检验与安全性评价、分析化学学习指导与习题集），全套教材于 2015 年春季出版。

4

全国高等学校卫生检验与检疫专业
第2轮规划教材目录

前　言

根据教育部 2012 年 9 月颁布的普通高等学校本科专业目录,卫生检验与检疫专业属医学技术类独立设置专业。全国高等医药教材建设研究会、人民卫生出版社组织来自全国 21 所院校和科研院所 23 位专家于 2013 年 8 月在成都成立了"卫生检验与检疫专业规划教材第 2 届评审委员会",对符合卫生检验与检验专业(四年制,理学学位)本科生培养目标的专业课程设置进行了论证,确定了 17 本卫生检验与检疫专业规划教材。2013 年 12 月在广州召开了主编会议,详细讨论了这套教材的编写目标和出版计划,明确了教材修订的指导思想和编写原则。2014 年 3 月《水质理化检验》全体编委在石家庄召开了第一次编委会,对编写大纲进行了深入细致的讨论,确定了互审制度,对编写任务和进度做了统一安排。加深了对教材思想性、科学性、先进性、启发性和适用性的认识,明确了教材修订应更好地适应卫生检验与检疫专业培养目标的需要。同年 7 月在张家口召开了第二次编委会,最后统一编排定稿。

本书的前身为四川大学华西公共卫生学院卫生检验专业学生使用的自编讲义,其间经过两次修改和出版。2004 年 12 月在成都召开的全国第一次卫生检验专业教材建设会议上,《水质理化检验》被确定为第一套 10 本全国高等学校卫生检验专业规划教材之一,于 2006 年 7 月出版。本次修订参考了国内外最新水质标准分析方法和有关研究成果,修订并规范了水质理化检验指标和测定方法,既注意给学生提供必要的基础知识又注意介绍新知识、新技术和学科发展,力求从理论上阐述实验原理和加强基本技能训练,提高学生分析问题和解决问题的能力。

全书共 10 章,第一章着重讲述了水质理化检验的作用和特点,第二章讨论了样品采集、保存和处理的一般原则,第三章至第八章介绍了各类水质理化检验指标的测定方法,对同一指标不同测定原理做了详尽介绍,突出了测定方法的适用范围。增加了放射性指标和苯系物及取代苯的测定方法内容。第九章介绍了水质快速理化检验意义和特点。第十章讲述了水质理化检验质量控制和不确定度概念及评估。每章均附有复习思考题,供学生复习和检查学习情况用。

本书不仅可供医药院校有关专业学生使用,也可供各级疾病预防与控制中心检验人员、环境保护监测人员、厂矿企业环境保护分析人员等参考。

本书在编写过程中得到参编院校和河北医科大学领导的大力支持和帮助,河北医科大学公共卫生学院卫生检验学教研室全体教师和其他院校同仁对本书提供了许多宝贵修改意见,在此表示衷心感谢。本书参考了有关著作和研究论文,为节省篇幅未一一列出,我们向作者们致以衷心感谢并顺致歉意。

由于编者学识水平和实践经验所限,书中不当之处,恳请读者批评斧正。

康维钧　张翼翔

2014 年 9 月

目　录

第一章　绪　论

一、水资源及其特征

1. 水资源分布　水是地球上较丰富的物质,主要分布在地球表层。地球表层的水体称为水圈,主要包括海洋、河流、湖泊、沼泽、土壤水、地下水、冰川、大气水等。据估计,全球的水总储量约为 $13.86 \times 10^8 \text{km}^3$,其中96.5%为海水,2.53%为淡水。地球上的水资源主要是指陆地淡水资源,如河流水、湖泊水、地下水和冰川水等。《中华人民共和国水法》所称水资源包括地表水和地下水。表1-1 给出了地球上水资源的分布情况。

表1-1　地球水资源分布 [*]

种类	体积($\times 10^3$ km³)	占总水量%	占淡水量%
海洋	1 338 000	96.5	–
地下水	23 400	1.7	–
地下淡水	10 530	0.76	30.1
土壤水	16.5	0.001	0.05
冰川/永久积雪	24 100	1.74	68.7
冻土中冰雪	300	0.022	0.86
湖泊	91	0.007	0.26
湿地水	11.5	0.0008	0.03
河流	2.12	0.0002	0.006
生物水	1.12	0.0001	0.003
大气水	12.9	0.001	0.04
总水量	1 386 000	100	–
总淡水量	35 029	2.53	100

[*] Shiklomanov, I. A. and J. Rodda, 2003: *World Water Resources at the Beginning of the 21st Century*, UNESCO, Paris, France.

尽管地球表面水的总储量很大,由于受存在形式和其中杂质含量的影响,绝大部分目前还不能作为资源直接应用。淡水中68.7%为冰川/永久积雪,30.1%为地下淡水,而河流、湖泊及湿地水等约为0.3%。占总储量88.44%的淡水分布在两极冰川与雪盖、高山冰川和深层地下水还很难加以利用。目前人类比较容易利用的、对人类生存和可持续发展的淡水资源主要是河流水、淡水湖泊水以及浅层地下水,储量约占全球淡水资源的0.3%。

2. 水的特点及其对人类的作用 水是生命之源,是万物生存的基础,是人类生活和发展生产的必备条件。它除了能同时以固体、液体和气体三种形式存在于自然界外,还具有流动性、不可替代性、可更新性、时空分布不均匀性和商品性等诸多特点。

人体约有70%由水组成,水在机体中的作用包括输送和吸收养分、排出废物、调节体温和维持机体养分平衡等。人体需要一定量水以维持机体平衡,一般情况下人日均需水量至少为2.5L,这些水主要通过饮水和食物摄入。当一个人吸收的水量比维持平衡的水量减少1%~2%(0.5~1.0L)时会感到口渴,减少5%(2~5L)时,轻则发生皮肤皱褶,重则神志不清,减少14%~15%(7~8L)时就会死亡。

水在人类生产活动中也极其重要,无论是工业生产还是农业或渔业生产都离不开水。

3. 水的循环 水循环是指地球上的水连续不断变换地理位置和物理形态的运动过程。地表水可经地面径流从一处迁移到另一处,地下水则可经潜流而发生迁移;地表水蒸发后在大气中形成云,在一定条件下又以雨、雾、雪等形式降落下来。水在自然界中这种周而复始、永无休止的运动称为水的自然循环。水是人类生存的基础,是人类生活中必不可少的物质,人们从水源将水取出,加以利用后又排放到各种水体中,水的这种运动称为水的社会循环。经过上述两种循环后水中溶入一些杂质,其中包括自然界各种地球化学和生物过程的产物,也包括人类生活和生产的各种废弃物。

4. 水及水环境组成 自然界没有纯净的水,天然水实际上是水溶液,是水及其中所含杂质的总称。天然水的组成变化极大,其主要区别在于杂质的含量和种类。一般天然淡水中主要含有三类物质:①溶解性物质,主要为矿物盐类和某些气体;②胶体物质,如硅酸胶体、腐殖质等;③悬浮颗粒物,如黏土、砂、细菌、藻类和原生动物。

通常所说的水环境是指在常态下呈液体的各种水体,严格说来这只是水环境的一部分。水环境既包括整个水圈,又包括生存于水中的生物群落,还包括与各种水体共存的底泥。目前对水环境中污染物的监测多限于水层,而对底泥或生物群落的监测较少。

5. 水域功能及标准分类 中国是一个以地表水为主要水资源的国家,为了更好地保护水资源,我国依据地表水水域环境功能和保护目标将其划分为五类:①Ⅰ类:主要适用于源头水和国家自然保护区;②Ⅱ类:主要适用于集中式生活饮用水水源地一级保护区,珍贵鱼类保护区和鱼虾产卵场等;③Ⅲ类:主要适用于集中式生活饮用水水源地二级保护区,一般鱼类保护区及游泳区;④Ⅳ类:主要适用于一般工业用水区及人体非直接接触的娱乐用水区;⑤Ⅴ类:主要适用于农业用水区及一般景观要求水域。对应地表水上述五类水域功能,将地表水环境质量标准基本项目标准值分为五类,不同功能类别分别执行相应类别的标准值。水域功能类别高的标准值严于水域功能类别低的标准值,同一水域兼有多类使用功能的,执行最高功能类别对应的标准值。

6. 水资源安全 国内外关于水资源安全没有明确的界定和相对公认的准确概念。虽然水资源安全概念还未形成普遍公认的准确定义,但其基本内涵包括:某地区占有水资源在不超出承载能力和水环境承载能力的条件下,能够保障供给该地区满足人类生存、社会进步与经济发展,维系良好生态环境需求的、符合卫生安全指标的用水安全。

二、水资源危机及水污染的危害

1. 水资源危机 地球上的水很丰富,但人类比较容易利用的、对人类生存和可持续发展的淡水资源仅占 0.3%,由于分布不均衡、生态环境恶化、管理措施不完善、气候环境变化等原因,造成许多国家或地区严重缺水。据报道,到 2030 年,全球半数人口将生活在缺水的环境中,水缺乏正在演变成为一场全球性的水资源危机。水缺乏的主要原因有三个方面。

(1)水资源不足,分布不均衡。无论在地区分布方面还是在人均占有量上全球淡水资源的分布极不平衡。巴西、俄罗斯、加拿大、中国、美国、印度尼西亚、印度、哥伦比亚和刚果等 9 个国家就占有世界淡水资源的 60%,其中加拿大人均占有量最高,达 $121.93 \times 10^3 \, m^3/$ 年,是人均占有量最少国家马耳他的 1700 多倍。占世界人口总数约 40% 的 80 个国家和地区却严重缺水,目前全球 80 多个国家的约 15 亿人口面临淡水不足,其中 26 个国家的 3 亿人口完全生活在缺水状态。更严重的是预计到 2025 年,全世界将有 30 亿人口缺水,涉及的国家和地区达 40 多个。尽管水资源总量居世界第六位,中国仍是一个水资源短缺的国家,人均水资源占有量为 2500 m^3,约为世界人均水量的 1/4,居世界第 110 位,已经被联合国列为 13 个贫水国家之一(表 1-2)。中国水资源形势相当严峻,根据 2012 年中国水资源公报资料,中国水资源总量为 29 528.8 亿 m^3,地下水与地表水资源不重复量为 1155.5 亿 m^3,占地下水资源量的 13.9%(地下水资源量的 86.1% 与地表水资源量重复)。污水处理再利用量和集雨工程供水量等其他水源供水量占 0.4%。全国总用水量 6131.2 亿 m^3,其中生活用水占 12.1%,工业用水占 22.5%,农业用水占 63.6%,生态环境补水(仅包括人为措施供给的城镇环境用水和部分河湖、湿地补水)占 1.8%。

表 1-2　26 个国家总水量(km³/年)与人均水量($10^3 m^3$/年)比较

富水国家	总水量	人均水量	贫水国家	总水量	人均水量
加拿大	3122	121.93	马耳他	0.025	0.07
巴拿马	144	66.06	利比亚	0.700	0.19
尼加拉瓜	175	53.48	巴巴多斯	0.053	0.20
巴西	5191	38.28	阿曼	0.660	0.54
厄瓜多尔	314	33.48	肯尼亚	14.800	0.72
马来西亚	456	29.32	埃及	56.000	1.20
瑞典	183	2.11	比利时	12.600	1.27
喀麦隆	208	21.41	南非	50.000	1.54
芬兰	104	21.33	波兰	58.800	1.57
前苏联	4714	16.93	海地	11.000	1.67
印度尼西亚	2811	15.34	秘鲁	40.000	2.03
澳大利亚	90	12.02	印度	1850	2.43
美国	2970	10.34	中国	2680	2.52

（2）人口的迅猛增长及工农业的快速发展。世界人口在 19 世纪初约为 10 亿，到 20 世纪 30 年代已突破 20 亿；到 1960 年达 30 亿，到 1999 年世界人口已突破 60 亿，2011 年 10 月世界人口突破 70 亿。我国人口在从 1950 年到 1990 年 40 年的时间内，总人口从 5.5 亿倍增到 11.4 亿，到 2012 年全国总人口达 13.5 亿。从 20 世纪 90 年代以来，我国工农业生产迅速发展，导致用水量逐年上升。与此同时，农药和化肥产量的迅猛增长和大量施用造成了环境水污染。反映我国近年来工农业生产增长的主要指标，如原煤、粗钢、农药和化肥的年产量（表 1-3）。

表 1-3 原煤、粗钢、农药和化肥产量变化状况

年份（年）	2012	2010	2008	2006	2004	2002	2000	1998
原煤（亿吨）	36.5	32.35	27.88	23.73	19.92	14.55	12.99	12.5
粗钢（千万吨）	72.39	63.72	50.30	41.91	28.29	18.24	12.85	11.56
化学农药（万吨）	290.9	223.5	210.0	138.5	82.1	92.9	60.7	55.9
化肥（千万吨）	6.83	6.34	6.03	5.34	4.80	3.79	3.19	3.01

（3）水污染和水资源浪费严重。水体因某种物质的介入，导致其化学、物理、生物或者放射性等方面特征的改变，从而影响水的有效利用，危害人体健康，破坏生态环境，造成水质恶化的现象，称为水污染。

工业文明发展的近 300 年来，特别是 20 世纪 50 年代以后，人类在享受高速发展工业文明成果的同时肆意地践踏着地球生态，使得水资源污染严重，致使人类可以利用的水资源越来越少。据联合国的有关报告，目前世界上大概有 60% 的大江大河已经被污染，其中大部分江河被严重污染。据初步统计，全世界每天约有 200 吨垃圾倒进河流、湖泊、小溪等各种水体，世界上每年排入水环境的各种废水和污水已达 $6000 \times 10^8 m^3$，造成了 $5.5 \times 10^8 m^3$ 水体的污染，也就是说全世界约有 1/3 的淡水受到污染。美国的污水年排放量达 $1500 \times 10^8 m^3$，境内 52 条河流受到了不同程度的污染，有的河流污染面积高达 90%。欧洲和日本的情况与美国的情况很相似，如荷兰的阿姆斯特丹河、意大利的威尼斯河为生活污水所污染，一段时间竟成了污水河。我国的水资源情况也令人担忧，根据中国水资源公报资料，近十年来国家监控河流（图 1-1）、重要湖泊（水库）（图 1-2）水质状况。

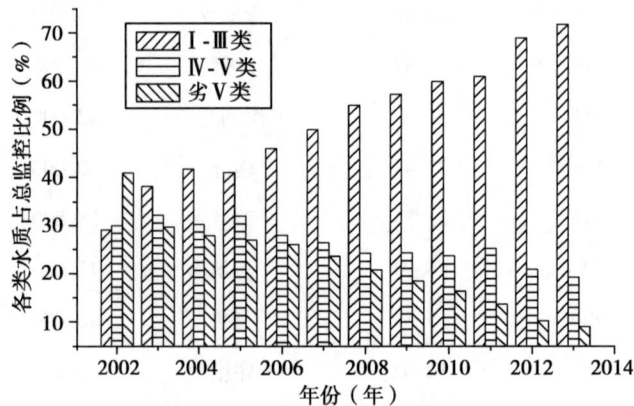

图 1-1 全国十大流域的国控断面水质状况

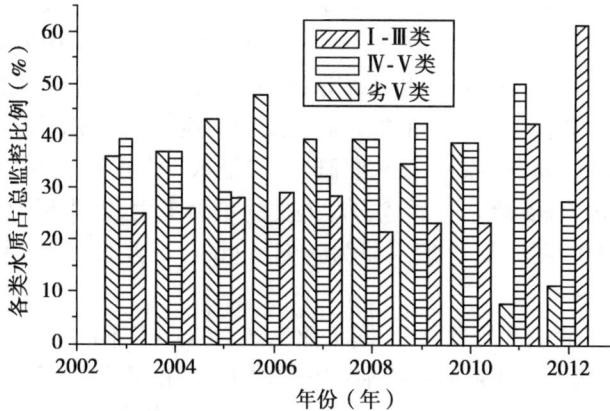

图1-2 全国重点湖泊(水库)水质状况

全国废污水和主要污染物年排放量也呈逐年上升趋势(表1-4)。

表1-4 全国废水排放总量和主要污染物排放量

年度(年)	废水排放总量(亿吨)	化学需氧量(万吨)	氨氮(万吨)
2013		2352.7	245.7
2012	684.8	2423.7	253.6
2011	659.2	2499.9	260.4
2010	617.3	1238.1	120.3
2009	589.7	1277.5	122.6
2008	571.7	1320.7	127.0
2007	556.8	1381.8	132.4
2006	536.8	1428.2	141.3
2005	524.5	1414.2	149.8
2004	482.4	1339.2	133.0
2003	460.0	1333.6	129.7
2002	439.5	1367.0	129.0

2. 水污染的危害 环境污染日益严重致使全球性的水资源危机给人类带来了极大的危害。

(1)水污染对人类健康的危害:据世界卫生组织发布的报告称,发展中国家的各种传染性疾病有95%以上与受到污染的水源有关;非洲每年大概有400万人,包括200万左右的儿童由于饮用不洁净的水引发各种疾病;中东及中亚地区每年大概有100万人由于缺水而导致直接死亡。直接饮用或生活接触受污染的水引起有关的疾病主要有两类。一类是水中含有某些病原微生物,引起疾病特别是传染病的蔓延,这主要由人们直接饮用含病菌、病毒或寄生虫的水造成的。霍乱、伤寒、痢疾等都是由水传播的肠道病。还有一些寄生虫,如常见的阿米巴、麦地拉丝虫、蛔虫、鞭虫、血吸虫等都是直接或间接通过水传播的。当人们接触污染水体,如在污染的河流或池塘中沐浴、洗菜、洗衣等时,一些寄生虫侵入人的皮肤或黏膜而使人患病,我国南方的血吸虫病就是这样蔓延和传播的。另一类是水中含的有毒有害物质造成急慢性中毒。氰化物、有机磷农药、砷、铅、汞等污染物在水中的含量超过一定限度时,人们饮用了这种水就会发生中毒事故,如高砷水引起的皮肤病。急性中毒事故往往比较罕见,更多的是慢性中毒。慢性中毒是指人们长期食用被污染的水、水产品或农作物而引起的各种慢性中毒性疾病,如食用镉污染水灌溉生产"镉米"引起"痛痛病"和食用汞污染水生产的水产品引起的"水俣病"等。这类危害对人类的威胁更大,因为慢性中毒往往需要经过较长时间才能显示出中毒症状,一般不易为人们所重视,一经发现,已中毒较深,往往预后不佳。

(2)水污染对工农业生产的危害:不同工业生产对水质有不同要求。例如,用于制革工业的水应是不含腐烂微生物和真菌的软水;用于纺织工业的水硬度低,如硬度过大,可造成织物粗糙,染色困难;用于淀粉工业的水应不含杂草、树叶、水草等。污染水会造成工业产品质量下降,增加水净化工艺和生产成本,严重时还会造成生产事故。

农业用水主要是灌溉用水。随着水体污染,很多地区都用污染了的天然水灌溉农田,为了缓和用水矛盾,有些地区直接用污水灌溉。虽然有些污水中可能含有一些植物所需的养料,但也含有毒物,这些毒物既可能危害作物生长,也可能使作物受到污染。长期用污水灌溉,即使该污水中有毒有害物含量很低,也会造成土壤污染,从而污染作物,严重时会使作物丧失食用价值。

水是水生生物的介质,其化学成分直接影响着生物的生存和发展。当水域突然受到严重污染时,会引起鱼贝类的突然大量死亡。酸、碱、重金属、氰、酚、农药等剧毒物质污染了水体,有机物分解消耗了水中溶解氧造成缺氧,悬浮物或油黏附在鱼鳃上等都是造成鱼类死亡的原因。大量鱼贝类突然死亡必然会影响渔业生产。此外,鱼贝类因嫌忌污水而逃逸,造成鱼类栖息密度下降,洄游鱼类的洄游河流中有严重污染时,可切断鱼类的洄游路线,影响鱼类的繁殖,天长日久会导致渔场价值降低或丧失生产力。污染严重的水可影响鱼贝类的生理活动,使其生长发育不良或畸形,从而直接影响鱼类产量,给渔业生产带来损失。

(3)水污染对水生态平衡的危害:水中生物种类很多,既有水草、藻类等绿色植物,又有鱼类等一些比较高级的动物,这些生物在水体内既互相依赖又互相制约。各种类型生物之间及其与水环境之间形成一个既矛盾又统一的自然生态体系。在天然条件下,某特定水体中生物群落的组成结构具有相应的特定模式,生物与生物之间,生物与环境之间的物质循环和能量交换,也有相应的平衡关系。

水域生态平衡关系不是一成不变的,总是处于由不平衡到平衡,又再到不平衡的动态变化过程中,任何自然的、人为的原因都会打破原有的平衡,生态系统通过内部调节又重新建立新的平衡。在天然条件下,这种变化十分缓慢,不易为人们所察觉,人类活动的影响可能会加速变化过程,从而产生种种不良影响。例如,营养盐类本是水生生物生长发育各个阶段所必需的养料,加入适量营养盐类可促进生物繁殖,但如果养分太多,又会引起水草、藻类和有色素的动物以及一些微生物的大量繁殖,大量消耗水中的溶解氧,给鱼类等高等生物带来威胁。

不恰当的人类活动会破坏自然生态平衡。人类活动可向水体排放大量对生物有害的物质,虽然有些物质天然水体中早已存在,但水污染会提高其含量水平,有的则是原来水体中根本就不存在的物质,从而增加了化学物质种类,致使水质恶化。

3. 水污染物和水污染源　凡能造成水体的水质、生物、底质质量恶化的物质或能量,都可称为水体污染物。从不同的角度可将水体污染物分成不同的类型:根据性质可分成物理污染物、化学污染物和生物污染物;根据状态可分成气态、液态和固态污染物;根据形态可分成离子、分子、溶解态和颗粒态污染物;根据污染来源又可分成工业、农业、商业和生活污染物。根据性质及控制方式我国又将其分成一类和二类污染物。根据毒性、生物降解可能性以及在水体中出现概率等因素,提出了优先控制污染物(preferred controlled pollutant)概念,美国环保局 1977 年从 7 万种有机化合物及其他污染物中筛选出 65 类 129 种优先控制的污染物。1989 年 4 月国家环保局提出了符合中国国情的水中优先控制污染物名单,包括 14 类 68 种有毒化学污染物。被列为优先控制污染物具有以下共同特点:①均具毒性,与人体健康密切相关,对环境和人体健康的危害具有不可逆性;②生物降解困难,在环境中有长效性;③在水中含量低,多为 g/L 乃至 ng/L 水平。

凡向水体排放或释放污染物的来源和场所,称为水体污染源。水体污染源可分为自然污染源和人为污染源两大类,尤以后者为甚,绝大部分危害严重的污染物都是人类社会活动产生的。

不同污染源有各自的一些特点,下面择其主要的做简短介绍。

(1)生活污水:生活污水主要来自人口集中的城市。随着人口城市化,生活污水量越来越大,已成为一个十分重要的水体污染源。生活污水主要为水,通常水 >99%,固体物质 <1%。污染物多为无毒的无机盐、需氧有机物、病原微生物和洗涤剂。其氮、磷、硫含量高,在厌气细菌作用下易产生硫化氢、硫醇、粪臭素等恶臭物质而发生阴沟臭。生活污水的水质成分呈有规律的日变化,用水量呈有规律的季节变化。

(2)工业废水:工业废水是目前水体污染的主要污染源之一。由于工业发展迅速,工业废水量已达到或超过了生活污水量。工业废水在水质和水量上因工业种类、产品品种、工艺过程、原材料种类和管理方式等不同而有很大差异,其特点是量大、面广、成分复杂、毒物种类多、毒性大、含量变化大、不易净化和处理难等。

(3)农业污水:农村污水包括农业牲畜粪便、污水、污物、农药和化肥,用于灌溉的城市污水和工业废水等,它是作物、水产和地下水的重要污染源。与上述污染源不同,农村污水有面广、分散、难于收集和治理的特点,其有机质、植物营养素、病原微生物、化肥、农药的含量高。据估计,施用的农药和化肥有 80%～90% 均可进入水体,有机氯等残留期长的农药可同水一起参与循环,形成全球性污染。

4. 水体的自净作用　进入水环境的各种污染物在承受水体中经稀释、扩散、沉降等物理作用和氧化还原、分解-化合、沉淀-溶解、吸附-解吸附、胶溶-絮凝等化学和物理化学作用以及生物分解、转化、富集等生物和生物化学作用的综合作用下,逐渐分解破坏,使水体又恢复到未受污染的程度,水体所具有的这种能力称为自净能力。水体的自净能力一方面取决于污染物的理化性质和毒性,另一方面又取决于承受水体本身的各种环境条件。显然,任何水体的自净能力都是有限的。水体能承受污染物的限度称为自净容量,它表示水体通过自净作用能分解破坏污染物的量,超过这个限度,就会发生水污染。

这些杂质对水有什么影响,是否影响人们对水的利用,对人类生存有无危害,如何检测或如何控制或消除这些杂质,都是人类关心的问题,并由此而衍生出一些与水有关的学科,水质理化检验就是其中之一,它的主要内容是以理化测定手段去判断水中杂质的种类、含量和分布,为消除或减缓水中杂质提供必要的信息,并对去污染等处理措施的结果进行客观评价。

三、水质理化检验的任务和意义

1. 水质和水质指标 自然界中没有化学纯净的水,水总是以溶液或悬浊液状态存在,它含有各种杂质。水中杂质的种类和含量决定了水的质量,我们将水及其中杂质共同表现出来的综合特征称为水质,衡量水中杂质的具体尺度称为水质指标。水质指标可反映出水中杂质的种类和数量,由此可判断水质的优劣是否符合要求。有些水质指标就是水中某一种或某一类杂质的含量,它们可以直接用杂质的含量或浓度表示;有些水质指标是利用某一类杂质共同特性间接反映其含量的,如有机物可用容易被氧化的共同特性如耗氧量作为综合指标;还有一些水质指标与测定方法有关,如浑浊度、色度,其结果往往有一定随意性。

水质理化检验中究竟有多少项指标目前尚无准确统计数字。既然水质指标实际上是某一种或某一类污染物的度量,那么其数目必将随测定方法的完善而逐渐增多。中国《生活饮用水卫生标准》(GB5749—2006)中规定生活饮用水水质常规检验项目为42项,非常规检验项目为65项,其中绝大部分为理化检验项目达90余项。可以预计,随着污染物增多和有机污染物测定方法的完善,检测项目会越来越多。

根据一定原则,可将众多的水质指标分成不同类型。从卫生学角度出发,可将其分成感官性状、化学、毒理学、细菌学和放射性等类;从污染监测角度出发,可将其分成一般性状指标、有机污染的三氧平衡参数、富营养污染指标、无机污染指标、有机毒物污染指标、放射性污染指标、病原微生物污染指标和水生生物相组成指标等类。本书基本按卫生学分类进行讨论,不过没有包括细菌学指标和放射性指标,有关这些指标的测定可参阅相应的教材。

2. 水质理化检验的内容 水质理化检验是了解水质状况的主要手段之一,主要包括以下几方面内容。

(1)水质本底监测:在天然水体中,某些化学物质的含量和组成,以及生存于该水域中的水生生物群落都具有固定的特性,一旦水体受污染后,就会改变原有的特性。对水域未受污染的上游或污染前的理化特性和生物特性进行调查监测,可积累本底资料。这对以后评价污染程度、发现新污染物、研究水体自净能力以及水污染与人体健康的关系和预报污染趋势都十分重要。

(2)水污染现状和趋势监测:目前我国各地所进行的水环境调查工作多以此为目的。这对于了解执行卫生标准情况、研究环境污染与人体健康关系是不可缺少的。在进行检验过程中还应特别注意发现新污染物,这对于防止污染物对人体造成不良影响极为重要。

(3)污染源和污染程度监测:这是检验部门经常进行的工作。查找污染源并判定污染程度对污染的控制和治理都十分重要。污染来源不同,所引入的污染物种类和数量不同,造成危害的性质和程度也不同,应采取的治理措施也不同,因而找出污染源、确定主要污染物、发现新污染物并确定其危害性质是水质理化检验工作中极其重要的任务之一。

(4)为污染预测和预报提供资料:这是水质理化检验的主要任务。为此,必须结合水文气象、本底监测、日常监测、污染源调查、水体自净能力和自净容量等多方面情报资料,综合分析,预报水质情况,以便及时采取相应措施,确保人类健康。

3. 水质检验项目的选择 水质理化检验项目繁多,通常我们不可能也没有必要全部监测这些项目,往往是根据要求和条件有选择地进行一些项目的测定。实际工作中应选择哪些项目进行分析测定,常因情况不同而异。选择项目的主要依据是按监测的目的要求,同时还要考虑到设备、经费、分析样品所需的时间和分析人员的能力等因素。例如,为了解水质概况,应监测水温、pH、电导率、色度、浑浊度等,因为这些项目是了解水的来历、性质的重要参数,也应测定控制水质的主要成分,如氯化物、硫酸盐、碳酸氢盐、钠、钾、钙、镁等,还要监测表示一般性污染的项目,如化学耗氧量、生化需氧量、溶解氧等。如果对检验目的暂时还不十分明确,属于积累资料备查备用,监测项目应力所能及地尽可能多。

4. 水质理化检验的意义　水质的优劣直接关系到人类生活、生产和人体健康,历来就为许多部门所关注,也是许多科学部门和学者感兴趣的研究对象。一个水体水质的优劣既取决于它所处的地理位置和地质状况,又取决于其污染状况。该水体是否符合某种用途的要求,则需根据水质指标加以评判。水质理化检验是了解水质状况的主要手段,只有通过水质理化检验,才能提供各水质指标的具体数据,借此以判断水质是否符合要求,是否影响人们对水的利用,是否对人类生存有危害。水质理化检验的意义主要表现在以下几方面。

(1)防止发生急慢性中毒和疾病蔓延:各种水体,特别是承受了废水污水以后,就会受到一定程度的污染。其污染程度如何需根据水质理化检验结果判断;水体中有哪些污染物、这些污染物含量水平如何、这些污染物对人体健康是否有害等问题,也只有通过水质理化检验才能回答;监测水中有毒有害物质可防止发生各种急慢性中毒事故。从上述可知,水质理化检验在维护人体健康方面有重要作用。

(2)检查执行标准情况:为了保护水环境,使其少受或甚至不受污染的危害,有关部门制订和发布了一些标准,如饮用水卫生标准、废水排放标准、农田灌溉用水标准等,这是防止污染保护环境的必要措施。各工矿企业或用水单位是否按标准规定排放,是否有超标排放的现象,如果超过标准,其超标数量如何,这些问题也需要用水质理化检验去解决。

(3)为污染治理提供依据:人类的社会活动要利用大量的水,用过的水会受到一定的污染,如何处理这些已受污染的水,对污染水体如何进行去污染治理,治理措施是否有效,这些都离不开水质理化检验。自古以来,人们就将水体作为藏垢纳污的场所,各水体的自净容量有多大,自净能力有多强,污染物进入水体后其行为和归宿如何,也需要通过水质理化检验来解答。

综上所述,水质理化检验是了解水质情况的重要手段,在人类社会活动中,它具有重要的作用。

四、水质理化检验方法

1. 水质理化检验的特点　水质理化检验的具体任务是定量测定水体中杂质的种类和数量。它主要以分析化学的基本原理为基础,采用各种化学分析和仪器分析方法进行测定,因而可将其看成分析化学在水分析中的具体应用。水质理化检验已不同于分析化学,它有其自身的特点,目前它已发展成为一门独立学科,它是分析化学的重要分支之一。水质理化检验的特点主要表现在以下几方面。

(1)测定对象多变:水质理化检验所面对的样品可以是比较纯净的天然水,也可能是组成十分复杂的工业废水。此外,水质指标种类繁多,监测目的不同,所选择的监测项目也不同。

(2)待测成分含量变化大:各种水体,特别是天然水体,其主要成分的含量比较恒定,而其余成分的含量变化较大。例如,一般清洁水中,有毒有害物质的含量往往很低,而在严重污染的工业废水中,其含量却比较高,这种变化会给分析者带来一些困难。在多数水样中,有毒有害物质的含量常常接近很多灵敏分析方法的检出限,而对于有毒有害物质是否超过水质标准的判断又要求很高的精密度,这些情况无疑给水质理化检验造成一些困难。

(3)干扰严重:测定工业废水时,这个问题特别突出。共存的干扰物常使测定结果不够准确可靠,为了克服干扰,需加入一些掩蔽剂或进行必要的分离处理,这又增高了空白值和增大了受沾污的危险,而且增加的操作程序增长了分析周期,不利于批样分析。

(4)可供选择的方法多:几乎所有的化学分析和仪器分析方法都可用于水质理化检验,而且多数项目都有多种测定方法,这种情况一方面提供了选择方法的机会,另一方面又给初学者带来困难,刚开始从事水质理化检验工作的人员往往不知应选择哪种方法进行测定。

2. 水质理化检验的方法要求 迄今为止,还没有一种能适于各种水样的"万能"的分析方法,在水质理化检验中,一般希望所选的分析方法能满足以下要求。

(1)适用范围广:定量的浓度范围应尽量宽,以适应待测成分含量在不同类型水样中变化大的要求;容许共存物的种类尽可能多,数量尽可能大;分析方法应尽可能在较宽的范围有较好的适应能力。

(2)灵敏度高:水质理化检验的对象多数是很稀的溶液,多数待测成分含量很低,分析方法应有足够的灵敏度,一方面可对样品实现直接测定,另一方面测定结果比较准确可靠。

(3)操作简便:分析人员具备一定基础知识后,经过短期训练或不经过训练即可掌握,最好不是只有特别熟练的人员或通过很长时间的专门培训后才能掌握的技术。

(4)分析周期短:完成一份样品分析所需的时间称为分析周期。分析周期过长既不利于迅速得到分析结果又不利于批量样品分析。

(5)经济实用:操作、设备和用具均比较简单,所需仪器设备价格低廉,费用少,有野外作业或现场分析的可能,有自动化可能。

在实际工作中几乎很难找到能完全满足上述要求的分析方法,往往需要做一些妥协。建立一个分析方法时,首先应考虑的是灵敏度和特异性,其次才考虑方法的操作是否简便,所需设备是否经济等问题。

3. 选择定量方法 根据被检测物质和含量可以选择不同的分析方法,包括化学分析和仪器分析法。在实际工作中往往会遇到这种情况,对某项指标,常有几种测定方法,我们应该选哪种方法测定呢?对于任何样品,如果不经任何处理就能直接定量测定显然是最方便的,这就是我们选择方法的依据。进行方法选择时,首先应考虑待测成分在样品中的含量水平,根据其浓度优先考虑那些不需富集的测定方法。例如,测定水中金属离子含量时,只要具备条件,应选择原子吸收法,因为它比较灵敏,尤其是石墨炉原子吸收法,其灵敏度能满足多数水样中金属离子含量的直接测定。若不具备条件,才考虑需要富集操作的分光光度法。其次应考虑共存成分的影响。各种定量方法在一定程度上都会受待测成分以外的其他共存成分的影响,因此有必要预先知道哪种共存物在什么浓度范围下不干扰测定。如果干扰严重,就必须进行适当的处理,这样才能保证测定结果准确可靠。上述两点是选择分析方法时主要应考虑的问题。此外,还要注意测定方法的定值内容。水中各种污染物是以多种形态存在的,选用不同的测定方法,所测定的组分不一定相同,因而测定结果也不一定相同,报告结果时要注明测定方法或测定条件。

五、水质理化检验的结果表示

对于一些通用的物理指标,均按统一规定的国际单位名称表示。例如,水温以℃表示。有些物理指标也按其特定的单位表示,如色度、浑浊度均用特定的度表示。对于有毒有害物质多以 mg/L 表示,有时其含量太低,也可用 μg/L 表示。

如上所述,有些指标的测定结果不仅与水样中待测成分含量有关,而且与选择的定量方法有关,因而对这些指标的测定结果应尽量表明测定的内容。例如,铁可以亚铁、高铁、悬浮态等形式存在,由于采用的分析方法不同,所得的定量结果当然也不同。因此,结果可记为 Fe(Ⅱ)、Fe(Ⅲ)、酸溶性铁等,借此以表明其存在形态。有些指标规定用某些化合物的量表示,但并不意味是以这种形式存在。如现在国际上通用的硬度规定以 1mg $CaCO_3$/L 为 1 度,并不意味着水中的钙和镁离子全部是以 $CaCO_3$ 形式存在的。

测定结果应以适当的有效数字表示。有效数字的位数取决于分析方法的种类、所用装置和仪器的精度、水样数量、待测成分含量水平、分析人员的技术等众多因素,在这些因素中,应特别考虑造成最大误差的原因,从而确定有效数字的位数。例如,为了分析某成分,在制备必要的标准溶液时,如能充分注意标准物质的干燥、重量测定、容量瓶的校正等,应取 4 位有效数字;以比色法进行定量测定时,由于仪器性能、读数误差等,一般应取 2～3 位有效数字。

本 章 小 结

本章主要介绍了水资源分布、水的特点、水的循环和水环境及水域功能与分类,讲述了水资源危机及水污染对工农业生产的危害。重点了解水质理化检验的任务和水质理化检验的特点,掌握水质、水质指标基本概念、水质理化检验基本内容、选择定量方法的基本要素及检验结果的正确表达。

思考题

1. 什么叫水污染? 水污染可造成哪些危害?
2. 水污染源可分成哪几类?
3. 什么叫水质? 什么叫水质指标? 水质指标可分成哪几类?
4. 水质理化检验的任务是什么?
5. 水质理化检验有哪些特点?
6. 理想的水质检验方法应满足哪些要求?

(康维钧)

第二章 水样的采集、保存与处理

水质理化检验的目的在于获得监测水体的某些物理、化学参数,客观评价水体的理化性质,为水资源的开发利用提供科学依据。采集水体物理、化学参数的手段与方法很多,有些参数可以采用自动化监测设备或某种直读式仪器在现场代表性点位直接获得,但绝大多数参数需要采集有代表性水样,通过实验室检测分析,以样品的检测结果反映水体的理化特征,因此样品的代表性和样品的科学保存成为水质理化检验的关键。

第一节 水样的采集与保存

一、水样的采集

(一)采样前的准备工作

1. 制订采样计划 采样计划既是指导采样工作的纲领,也是监督采样工作的依据。采集地表水源水样前,监测单位应对水源进行详细调查,调查内容包括该水体流经或汇集区域的水文、气候、地质、地貌特征;水体沿岸的城市分布、工业布局、污染源分布、排污情况和城市的给水情况;水体沿岸的资源现状、水资源的用途和重点水源保护区情况。如果条件允许,尽可能收集原有的水质监测资料,无法获得有效信息时,可在需要设置采样点的河段上设置一些调查点进行采样分析。采集地下水源水样前,监测单位除对水文地质条件进行调查外,还要重点调查取水点周围可能对地下水源造成污染的污染源和土地利用情况。在上述调查研究的基础上,根据监测任务的目的和要求制订详细采样计划,采样计划包括:确定采样点、采样时间和次数、检测项目和采样数量、采样器的选择与清洗、采样质量保证措施、采样人员分工、交通工具和安全保证措施等。

(1)确定采样点

1)地表水监测断面和采样点的设置:地表水是降水在地表径流和汇集后形成的水体,依其存在形式分为江河水、湖泊水、水库水等。不同水体由于其所具有的水文状况不同,因而水体中水的运动方式和运动程度差异很大,即使同一水体,在不同点位上也存在很大差异,这就使得水体中化学物质和物理参数的分布极不均衡。因此,在水体监测时需要针对不同的水体科学布点,合理采样,确保取得代表性水样。地表水采样一般遵循先确定监测断面,再确定断面垂线,最后确定采样点的原则。

对一条较长的河流进行污染调查时,应根据河流的不同流经区段设置背景断面、控制断面和消减断面。背景断面是提供水系未受污染时的环境背景值的采样断面,该断面应尽量不受人类社会活动的影响,所以需远离工业区、城市居民区、农药和化肥施用区及主要交通干线。控制断面是用于了解水环境污染程度及其变化情况的断面,通常应设置在排污区

(口)下游,污水与河水基本混匀处。水质稳定或污染源对水体无明显影响的河段,可只布设一个控制断面,污染严重的河段可根据排污口分布及排污状况,设置若干控制断面,控制的纳污量不得小于本河段总纳污量的80%。消减断面是指废(污)水汇入河流,流经一定距离与河水充分混合,污染物因河水的稀释和水体的自净作用,浓度有明显降低的断面。该断面设置在控制断面下游、主要污染物有显著下降处,将该断面的监测结果与控制断面的监测结果进行对比分析,可以反映河流对污染物的自净能力。若本河段内有较大的支流汇入时,应在汇合点上游处,及充分混合后的干流下游处设置采样断面,以了解支流对该水系的污染。

对某一城市或工业区对河流的污染程度进行调查时,一般设置对照(或清洁)断面、控制断面和消减断面。对照断面设在污染源上游,以了解河水未受本污染源(城市或工业区)污染时的水质状况;控制断面设在污染源的下游,以了解水质污染状况和程度;消减断面设在控制断面下游一定距离,估计水体基本达到自净的地方(一般至少距离城市和工业区1500m 以上),以了解污染范围及河水的自净能力。

确定监测断面后,根据河流宽度在各监测断面上设置采样垂线(表2-1),根据河流的水深在采样垂线上设置采样点(表2-2)。

表2-1　设置采样断面上的采样垂线数

水面宽	垂线数	说明
≤50m	1 条	①垂线布设应避开污染带,要测污染带应另加垂线;
50～100m	近左岸和中岸有明显水流处各1 条	②确能证明该断面水质均匀可仅设中泓垂线;③凡在
>100m	左、中、右各1 条	该断面要计算污染物通量时,必须按本表设计垂线

表2-2　设置采样垂线上的采样点数

水深	采样点数	说明
≤5m	上层1 点	①上层指水面下0.5m 处,水深 <0.5m 时,在水深
		1/2 处;②下层指河底以上0.5m 处;③中层指 1/2
5～10m	上、下层各1 点	水深处;④封冻时在冰下0.5m 处采样,水深 <0.5m
		处时,在水深1/2 处采样;⑤凡在该断面要计算污染
>10m	上、中、下层各1 点	物通量时,必须按本表设置采样点

进行湖泊和水库等水质监测时,应该在考虑汇入湖库的河流数量、径流量、季节变化情况,沿岸污染源对湖库水体的影响以及水面性质(单一或复式水面)和水体动态变化等水文条件特性的情况下,结合湖库水体的生态环境特点,再按照湖库污染物的扩散与水体自净状况设置监测断面(图2-1),湖库监测垂线上的采样点数应符合表2-3的要求。若湖库区无明显功能分区,可用网格法均匀设置监测垂线,网格大小依湖、库面积而定。但对有可能出现温度分层现象时,应做水文、溶解氧的探索性试验后再定。受污染影响较大的重要湖库,应在污染物主要输送路线上设置控制断面。峡谷型水库,应在水库上游、中游、近坝区及库层与主要库湾回水区布设采样断面。所布设的湖泊和水库的采样断面应与断面附近水流方向垂直。

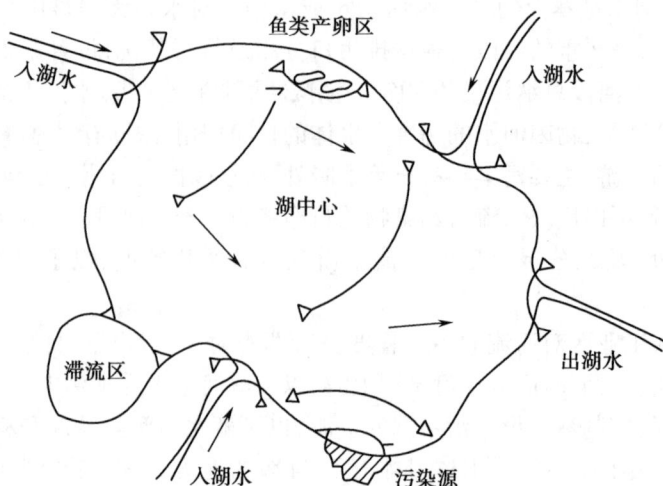

图 2-1　湖、库监测断面布设图

表 2-3　湖、库监测垂线采样点的设置

水深	分层情况	采样点数	说明
≤5m		水面下 0.5m 处 1 点	
5~10m	不分层	水面下 0.5m 和水底上 0.5m 处各 1 点	①分层是指湖水温度分层状况;
5~10m	分层	水面下 0.5m,1/2 斜温层和水底上 0.5m 处各 1 点	②水深 <1m 在 1/2 水深处设置; ③有充分数据证实垂线水质均匀可酌情减少
>10m		水面下 0.5m,水底上 0.5m 和每一斜温分层 1/2 处各 1 点	

2)地下水采样点的确定:根据本地区水文地质条件及污染源分布状况设置地下水采样点,设置的采样点要具有代表性,各点的监测结果能够反映所在区域地下水系的环境质量状况和水质空间变化。在布设采样点时,考虑监测结果的代表性和实际采样的可行性、方便性,应尽可能从经常使用的民井、生产井以及泉水中选择布设采样点。

进行地下水质调查时,通常根据调查目的设置背景值监测井和污染控制监测井。背景监测井应设置在研究区域的非污染地段,用于了解地下水体未受人为影响条件下的水质状况。污染控制监测井是根据该区域地下水流向、污染源分布状况和污染物在地下水中扩散形式布设的监测井,通过采样分析可以了解地下水的污染程度及其变化情况。如污染源(渗井、渗坑和堆渣区)对地下水的污染呈条带状扩散,监测井应沿地下水流向布设,以平行及垂直的监测线进行控制;如呈点状污染,可在污染源附近按十字形布设监测线进行控制;当工业废水、生活污水等污染物沿河渠排放或渗漏以带状污染扩散时,应根据河渠的状态、地下水流向和所处的地质条件,采用网格布点法设垂直于河渠的监测线;污灌区和缺乏卫生设施的居民区生活污水易对周围环境造成大面积垂直的块状污染,应以平行和垂直于地下水流向的方式布设监测点。区域内的代表性泉、自流井、地下长河出口也应布设监测点。

3)废(污)水采样点的确定:工业废水多根据污染物类型和污染治理方式设置采样点:①第一类污染物采样点一律设在车间或车间处理设施的排放口或专门处理此类污染物设施

的排出口;②第二类污染物采样点一律设在排污单位的外排口;③进入集中式污水处理厂和进入城市污水网的污水采样点,应根据地方环境保护行政主管部门的要求确定;④对整体污水处理设施效率监测时,在各种进入污水处理设施污水的入口和污水处理设施的总排口设置采样点;⑤对各种污水处理单元效率监测时,在各种进入处理设施单元污水的入口和设施单元的排口设置采样点。

城市污水采样点的设置:①非居民生活排水支管接入城市污水干管的检查井内;②城市污水干管的不同位置;③合流污水管线的溢流井;④雨水支、干管的不同位置以及雨水调节池;⑤城市污水进入水体的排放口。

入河排污口采样点的设置:工业废水和生活污水入河排污口处应设置采样点;此外,在废污水入河排污口的上、下游适当位置也应设置采样点。

(2)采样时间和采样频率

1)地表水的采样时间和次数:根据我国目前的情况,大的江河、湖泊和水库每月至少采样1次,一般中、小河流至少应在平水期、枯水期和丰水期各采样1次,每次连续2~3天。若有冰封期和洪水期则分别增加冰封期和洪水期的采样;受潮汐影响的河段,应在涨潮期和退潮期分别采样;遇特殊自然情况或发生污染事故,应随时增加采样次数。常规监测应在采样前数日及采样时避开雨天,以免水样被稀释。研究地表径流对河流污染的影响时,则可在大雨后采样。

2)地下水的采样时间和次数:依据不同的水文地质条件和地下水监测井使用功能,结合当地污染源、污染物排放实际情况,力求以最低的采样频次,取得最有时间代表性的样品,达到全面反映区域地下水的水质状况、污染原因和规律的目的。背景值监测井和区域性控制的孔隙承压水井每年枯水期采样1次;污染控制监测井逢单月采样1次,全年6次;作为生活饮用水集中供水的地下水监测井,每月采样1次;污染控制监测井的某一监测项目如果连续2年均低于控制标准值的1/5,且在监测井附近确实无新增污染源,而现有污染源排污量未增的情况下,该项目可每年在枯水期采样1次进行监测,一旦监测结果大于控制标准值的1/5,或在监测井附近有新的污染源或现有污染源新增排污量时,即恢复正常采样频次;遇到特殊的情况或发生污染事故,可能影响地下水水质时,应随时增加采样频次。

3)废(污)水的采样时间与采样频次:根据生产周期、排污状况(如排入的连续性、均匀性)和分析要求确定废水样品的采样频率。对于排污状况复杂、浓度变化大的废水,采样的时间间隔要短,采样频率要高,最好采用连续自动采样方式;对于排放污染物已知且浓度变化幅度较小,水质和水量稳定的废水,可适当降低采样的频率,具体采样时间间隔和采样频率应参照有关规范的要求确定。

(3)采样量:水质理化检验所需的水样量取决于监测项目,不同的监测项目对水样的用量有不同的要求,应根据各个监测项目的实际情况分别计算,再适当增加20%~30%作为各监测项目的实际采样量(各检验项目的水样实际用量见附录1)。供一般理化分析的项目用水量约2~3L,如待测的项目很多,需要采集5~10L。如果采样器的容积有限,一次采样不能满足所需样品量时,应多次采集,并在较大容器中将各次采集的样品混匀后再装入样品容器中。

2. 准备采样设备和试剂

(1)准备采样器和贮样容器:采样前应按照采样计划要求选择采样器和贮样容器。

1)采样器的选择:水体采样器又称水样采集器,是获取水样的工具,因采样对象不同,可选用不同的采样器,但所用采样器与水接触的部分应采用玻璃、塑料、不锈钢等惰性材料制成,国内有很多采样器可供选用(表2-4)。

表2-4 常用水样采集器

名称	材质或规格	适用范围
水桶	塑料(聚乙烯)	地表表层水采样
简易采水器	图2-2	地下水和地表水采样
单层采水瓶	玻璃或塑料(图2-3)	地表表层、深层水采样
直立式采水器	玻璃或塑料	地表表层、深层水采样
电动采水泵	塑料	地表表层、深层水采样
深层采水器	有机玻璃 HQM-1,HQM-2(图2-4)	地表表层、深层水以及地下水采样
连续自动定时采水器	XH8H	地表表层、深层和混合水采样
自动采水器[①]	772型,773型,778型,806型等	地下水及地表表层、深层水采样
水文测量采水器[②]	铁质横式	地表表层和深层水采样

[①]国产自动采水器型号很多,未一一列举。

[②]水文测量采水器采集的水样不适于痕量金属分析。

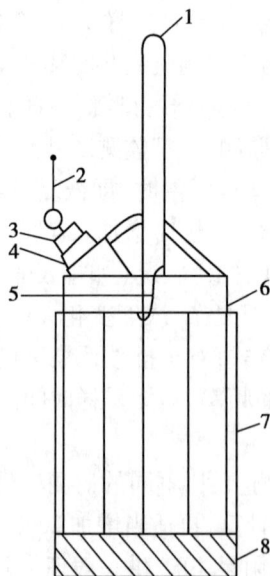

图2-2 简易采水器

1. 采水器软绳;2. 壶塞软绳;3. 软塞;
4. 进水口;5. 固定挂钩;6. 塑料水壶;
7. 钢丝架;8. 重锤

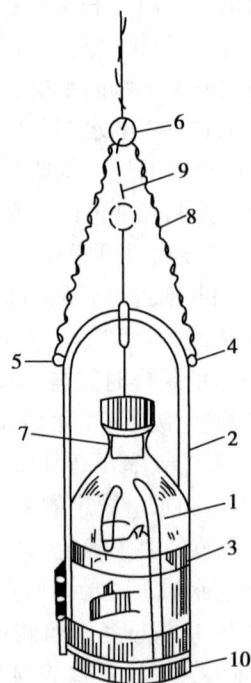

图2-3 单层采水瓶

1. 水样瓶;2、3. 采水瓶架;4、5. 控制
采水平衡的挂钩;6. 固定采水瓶绳的
挂钩;7. 瓶塞;8. 采水瓶绳;9. 开瓶塞
的软绳;10. 铅锤

2）贮样容器的选择：为了保证容器不会溶出待测组分，且在贮存期内不与水样发生物理化学反应，贮存水样时应选择以化学稳定性强的材质制作的容器。

由于不同的监测项目对贮存容器有不同的要求，因此，应根据待测组分的特性选择合适的贮存容器（参照附录1）。

通常按照下述原则选择贮样容器：①贮存测定金属和放射性元素水样时应选择高密度聚乙烯塑料容器或硬质玻璃容器；②贮存测定有机物指标的水样应使用玻璃材质的容器；③若所采集的水样含大量油类时，应使用玻璃材质的容器贮存，禁忌使用塑料容器贮存，以防渗透某些碳氢化合物；④用于特殊项目测定的水样可选用其他化学惰性材料材质的容器贮存。如热敏物质应选用热吸收玻璃容器。温度高、压力大的样品或含痕量有机物的样品应选用不锈钢容器。生物（含藻类）样品应选用不透明的非活性玻璃容器，并存放阴暗处。光敏性物质应选用棕色或深色的容器。⑤应尽量选用细口容器，容器的盖或塞的材料应与容器材料统一。在特殊情况下需用软木塞或橡胶塞时应用稳定的金属箔或聚乙烯薄膜包裹，最好有蜡封。有机物检测用的样品容器不能用橡胶塞，碱性的液体样品不能用玻璃塞；⑥贮存容器应能适应环境温度的变化，抗震性强。

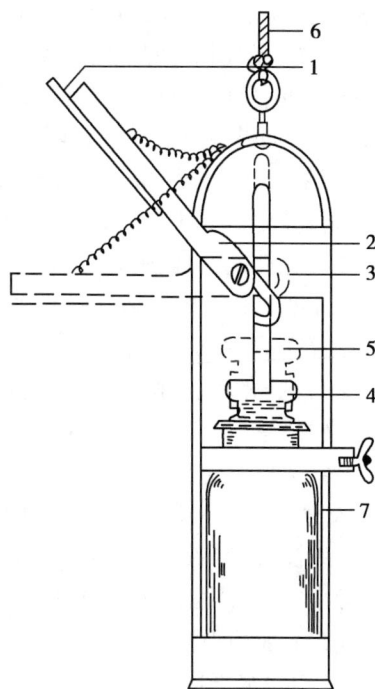

图2-4　深层采水器
1. 叶片；2. 杠杆（关闭位置）；3. 杠杆（开口位置）；4. 玻璃塞（关闭位置）；5. 玻璃塞（开口位置）；6. 悬挂绳；7. 金属架

3）采样器和贮样容器的洗涤：采样前要对选择好的采样器和贮样容器进行洗涤。采样器的盛水容器如果是玻璃或塑料材质的，采样前要按照下述贮样容器的一般洗涤方法洗净备用；如果是铁质的，则需先用洗涤剂彻底清除油污，再用自来水冲洗干净，晾干备用；直接用贮样容器采样时，应按贮样容器洗涤方法清洗；特殊采样器的洗涤方法按说明书要求进行。

贮样容器的洗涤方法与检验项目有关，如检测项目无特殊要求，一般先用水和洗涤剂清洗，以除去灰尘、油垢，然后用自来水冲洗干净，必要时置于约10%的硝酸或盐酸中浸泡，取出沥干，用自来水漂洗干净，最后用蒸馏水充分荡洗3次。对于有特殊要求的项目所用的贮样容器，除按上述方法洗去灰尘、油垢外，还要按下述方式处理：①用来盛装背景值调查样品的容器除用10%盐酸浸泡8小时以外，还要用1∶1硝酸浸泡3～4天，沥去酸液后用自来水冲洗干净，最后用蒸馏水充分荡洗3次；②测铬的样品容器只能用10%硝酸泡洗，不能用铬酸洗液或盐酸洗液泡洗；③测总汞的样品容器可用1+3硝酸充分荡洗后放置数小时，再依次用自来水和蒸馏水漂洗干净；④测油类的样品容器除按一般通用洗涤方法洗涤外，还要用萃取剂（如石油醚等）彻底荡洗2～3次；⑤测定有机物的玻璃容器，先用重铬酸钾洗液浸泡1天，然后用自来水冲洗，再用蒸馏水冲洗干净，并在烘箱内180℃下烘干4小时，冷却后再用纯化过的己烷、石油醚冲洗数次。各监测项目所用贮样容器的洗涤方法见附录1。

4）洗涤质量检查：为确保洗涤后容器在贮存水样的过程中不沾污水样，在使用前要对每批洗涤好备用的容器进行质量检查。从洗好备用的容器中随机抽取几个容器,分别装入二级纯水(混合床去离子水,电阻率 >10MΩ·cm),并模拟水样保存方法,分别加入相应的保存剂,与保存样品条件相同的条件下放置 48 小时,然后用与样品检验相同的方法进行分析,最终结果应检不出任何一种待测元素。如果检查出某一元素或检出浓度较高,应查明原因并做出相应的处理,如果是由于洗涤不彻底造成的,则整批容器必须重新洗涤,直到符合要求为止。

5)采样器性能检验:采样器的性能对样品的代表性有很大影响,采样前必须对采样器的性能进行检定和校准,尤其是各种自动采样器的时间控制器的精度必须符合设计要求。

(2)保存剂的准备:按照监测项目要求准备保存剂,各种保存剂在采样前要做空白试验,其纯度和等级要达到分析方法的要求。保存剂在采样前按规定配制备用,在每次使用前必须进行沾污情况检查。

(3)现场测定器材的准备:按照现场测定项目准备必要的检验用水、试剂、玻璃器皿和测定仪器,并按规定做必要的检验和校准。

(4)采样交通工具与救生设备的准备:根据所监测水体的特点和气候情况选择适宜的采样交通工具,一般河流、湖泊、水库采样可用小木船,大的水系最好用专用的监测船或采样船,如果没有专用的监测船或采样船可供使用,应考虑水体和气候情况选用适当吨位的船只。为采样人员准备必要的救生器材。

(二) 现场采样

1. 地表水采样

(1)水文参数的测量:在评价水环境状况时,除需要水质监测数据外,还需要水温、水位、流速、流量、含砂量等水文测量参数。如所处断面没有水利部门的水文测量断面时,应选择一个水文参数比较稳定、其流量可代表其他采样断面的一个采样断面做水文测量断面,进行水质、水量同步监测,并将监测结果记入水样采样记录表。

(2)水样采集:采集地表水水样时,通常采集瞬时水样;遇有重要支流的河段,有时需要采集综合水样或平均比例混合水样。

1)采样垂线定位:采样时可利用桥梁、索道、冰面等现有条件通过丈量的方式确定采样垂线的位置,对于无桥梁、索道、冰面等条件可利用的河流、湖泊和水库,利用船只采样时,应该使用定位仪借助 GPS 确定采样垂线。

2)采样:抵达规定采样垂线位置后,采样者可用采样容器或各种手动采样器直接采集不同深度采样点位的水样,也可用自动采样器采集规定点位的水样。

(3)水体物理化学特征的现场测定与描述:采样后,取一部分水样在现场测定水温、pH、电导率、溶解氧、氧化还原电位,同时测定气温、气压、风向、风速和相对湿度等气象因素,将测定结果记入记录表,并详细记录采样现场情况。

(4)采样注意事项:①为避免机器油污和其他杂质污染,采样点位均设在船只、桥梁的上游位置。涉水采样时应避免搅动沉积物,采样者应站在下游,向上游方向采集水样;②采集测定 DO、BOD 和有机污染物等项目的水样应使用特殊容器,既能使水样注满容器,又能有水封口;③测定油类的水样,应在水面至 300mm 采集柱状水样,不得用采集的水样冲洗采样瓶(容器),全量分析测定;④如果水样中含泥沙等沉降性固体,除测水温、pH、电导率、DO、总悬浮物和油类等项目外,其他项目均应分离除去后再测定。将所采水样摇匀后倒入 1~2L 量筒等筒形玻璃容器中,静置 30 分钟,将上清液移入盛样容器并加入保存剂;⑤测定湖库水的 COD、叶绿素 a、总氮、总磷时,将采集到的水样静置 30 分钟后,用吸管或移液管并将管尖插至水样表层50mm以下位置移取水样,再加保护剂保存;⑥测定油类、BOD₅、DO、硫化物、余氯、悬浮物、放射性等项目要单独采样;⑦如采样现场水体很不均匀,无法采到有代表性的样品,则应详细记录不均匀的情况和实际采样情况,供使用数据者参考;⑧采样结束前,应核对采样计划、记录内容与水样,如采样有错误或遗漏,应立即补采或重采,记录有错误或遗漏应及时更正。

2. 地下水采样

(1)水样采集:地下水水质监测通常采集瞬时水样,采样的方式因监测目的不同可选用井口采样、钻井采样、抽取采样和深度采样,供水水源水质的常规监测和生活饮用水水质监测多采用井口采样。采样方法多为手工采样,即井口有水龙头或生产井有排液管的地下水直接用采样瓶采样,也可从距离配水系统最近的水龙头或井口储水箱中取样;没有取水设施的水井,浅井用深水采样器取样,深井采用取水泵将水抽提到井口外用采样瓶采样。

(2)现场监测:凡能在现场测定的水质项目(pH、电导率、浑浊度、色、嗅和味、肉眼可见物等)均应在现场测定。同时要测定必要的水文参数(水位、井深、水温、自流地下水的涌流量)和气温,描述天气状况和近期降水情况。

(3)采样注意事项:进行地下水采样时,除满足各项监测指标对采样的要求外(见地面水采样的注意事项),还应注意:①从井中采集水样,必须在充分抽汲后进行,抽汲水量不得少于井内水体积的2倍,采样深度应在地下水水面0.5m以下,以保证水样能代表地下水水质。如手工采样,放入或提出采样器要轻、慢,尽量不搅动井水,以免混入井底和井壁的杂质而污染水样;②对封闭的生产井可在抽水时从泵房出水管放水阀处采样,采样前应将抽水管中存水放净;③采集自喷的泉水,可在涌口处出水水流的中心采样。采集不自喷泉水时,将停滞在抽水管的水汲出,新水更替之后,再进行采样;④采样过程中采样人员不应有影响采样质量的行为,如使用化妆品,在采样时、样品分装时及样品密封现场吸烟等。汽车应停放在监测点(井)下风向50m以外处。

3. 工业废水和生活污水采样　在污水监测中,工业废水样品的采集较生活污水样品的采集复杂的多,所以本节只以工业废水为主来描述污水样品的采集。

(1)采样方式:工业废水和生活污水的采样种类和采样方法取决于生产工艺、排污规律和监测目的。采集废水样品的方式主要有以下几种:定时采样、瞬间采样、连续比例混合采样、平均混合采样、平均比例混合采样、单项目采样和多项目采样等。应根据所采集的水样类型选择采样方式(表2-5)。

表2-5　各种类型水样的采样方式及其适用情况

分类	名称	采样方式	适用情况
按监测对象要求	平均混合水样	一段时间内,每隔一定时间采集等量水样,置于同一容器中混合后测定	废水流量恒定但水质有变化的污染源
	平均比例混合水样	根据废水量大小,在一个生产周期内每隔相同时间,按比例采样,置于同一容器中,混合后测其平均浓度	废水量及水质有变化的污染源,生活污水宜采集平均比例混合水样
	连续比例混合水样	采用自动连续采样器,按废水流量变化设定程序,使采样器按比例连续采集混合的水样	废水量及水质不稳定的污染源宜采用连续自动监测

分类	名称	采样方式	适用情况
	瞬时水样	在规定时期内随机一次采集所需水样	废(污)水量及水质均较稳定的污染源
	定时水样	在一个周期内,每隔相同的时间采样,且每个样单独测定	调查任何污染源在某段时间内污染物的排放情况
按分析项目	单项目水样	每个项目单独采样和测定	监测废水中非溶解性物质(如悬浮物、油类等)及在放置过程中易发生变化的参数(如溶解氧、硫化物等)
	多项目水样	多个测定项目只采集一份水样	具有相同保存要求的水样(如需要加入相同的保存剂并采用相同的容器等)

(2)采样方法:采集废水样品时应根据排放废水的水深和排放规律选择采样方法。

1)浅水采样:当废水以水渠形式排放到公共水域时,水深较浅,应设适当的堰,可用容器或用聚乙烯塑料长柄采水勺从堰溢流中直接采样。在排污管道或渠道中采样时,应在具有液体流动的部位采集水样。

2)深层水采样:对埋层较深的排水管、沟道、废水或污水处理池中的水样采集,可用深层采水器或固定在负重架内的采样容器,沉入检测井内采样。

3)自动采样:利用自动采样器或连续自动定时采样器自动采集瞬时水样和混合水样。可在一个生产周期内,按时间程序将一定量的水样分别采集在不同的容器中;自动混合采样时采样器可定时连续地将一定量的水样或按流量比采集的水样汇集于一个容器中。根据废水的排放规律,当废(污)水排放量和水质较稳定时,可采集瞬时水样;当排放量较稳定,水质不稳定时,可采集时间等比例水样;当两者都不稳定时,必须采集流量等比例水样。

采样时,采样位置应在采样断面中心。当水深大于1m时,应在水深1/4处采样;水深小于或等于1m时,在水深的1/2处采样。

(3)采样注意事项:采集废水样品时,除满足地面水样品采集的有关要求外,还应该注意以下几点:①根据排污口的污染物排放情况,合理选择废水样品采集类型;②采集废水样品时,应同时测定流量,作为确定混合组成比例和排污量计算的依据;③采样时应注意除去水面的杂物、垃圾等漂浮物。随废水流动的悬浮物或固体微粒,应看成是废水的一个组成部分,不应在测定前滤除;④用样品容器直接采样时,必须用水样冲洗3次后再行采样。但当水面有浮油时,采油的容器不能用水样水清洗。

4. 生活饮用水采样

(1)水源水采样:可供生活饮用的水源分为地表水(江河、湖泊、水库、沟塘和溪水)和地下水(深井、浅井和泉水)。

地表水的采样点通常选择在取水构筑物的汲水处,如采集表层水,可用适当的容器(水桶或采样瓶)直接投入水中采样,采样时要防止漂浮于水面上的物质混入采样容器;如在湖泊、水库等地采集具有一定深度的水时,可用直立式采水器。这类装置是在下沉过程中水从采样器中流过。当达到预定深度时容器能自动闭合而汲取水样。在河水流动缓慢的情况下使用上述方法时最好在采样器下系上适宜质量的坠子,当水深流急时要系上相应质量的铅鱼,并配备绞车。

(2)泉水和井水采样:对于自喷的泉水可在涌口处直接采样。采集不自喷泉水时,应将停滞在抽水管中的水汲出,待新水更替后再进行采样。从井水采集水样,应在充分抽汲后进行,以保证水样的代表性。

(3)出厂水的采样:出厂水是指集中式供水单位水处理工艺过程完成的水,采样点应设在出厂进入输送管道以前处。

(4)末梢水的采样:末梢水是指出厂水经输水管网输送至终端(用户水龙头)处的水。末梢水的采集应注意采样时间。夜间可能析出可沉渍于管道的附着物,取样时应打开龙头放水数分钟,排出沉积物。

(5)二次供水的采样:二次供水是指集中式供水在入户之前经再度储存、加压和消毒或深度处理,通过管道或容器输送给用户的供水方式。采集应包括水箱(或蓄水池)进水、出水以及末梢水。

(6)分散式供水的采样:分散式供水是指用户直接从水源取水,未经任何设施或仅有简易设施的供水方式。分散式供水样品的采集应根据实际使用情况确定。

(三)采样质量控制

为了评价采样质量,采样过程中要采用质量控制样品。质量控制样品有现场空白样、运输空白样、现场平行样和现场加标样或质控样,通过对质控样品的分析,可对水样采集进行跟踪控制。

现场空白样指在现场以纯水作样品,按测定项目的采样方法和要求,于样品相同条件下装瓶、保存、运输,直至送交实验室分析。比较现场空白样与室内空白的测定结果,可了解采样过程中操作步骤与环境条件对样品质量的影响。

运输空白样是以纯水作样品,在实验室装瓶带到采样现场后再与样品一起返回实验室。运输空白样可用来测定样品运输、现场处理和贮存期间或由容器带来的总沾污,每批样品至少有一个空白样。

现场平行样是指在同等条件下,采集平行样密码送实验室分析,测定结果可反映采样与实验室测定的精密度。若实验室精密度受控,则主要反映采样过程精密度变化状况。现场平行样应占样品总量的10%以上,一般每批样品至少采集两组平行样。

现场加标样是取一组现场平行样,将实验室配制的一定浓度的被测物质的标准溶液加入到其中一份已知体积的水样中,另一份不加标,然后按样品要求进行处理,送实验室分析。将测定结果与实验室加标样对比,掌握测定对象在采样、运输过程中的准确度变化情况。

现场质控样是指将标准样与样品基体组分接近的标准控制样带到采样现场,按照样品要求处理后与样品一起送实验室分析。

二、水样的保存与运输管理

(一)水样保存

1. 水样保存的必要性　各种水质的水样,从水样采集到实验室分析的一段时间内,由于水样离开了水体母源,环境条件发生了变化,受物理因素、微生物新陈代谢活动和化学反应的影响会引起水样某些物理参数及化学的组分的变化,这些变化使得进行分析时的样品已不是采样时的样品,无法真实反映所代表的水体。引起水样变化的因素很多:如水中的细菌、藻类和其他生物在生命活动过程中可能消耗、释放某些物质或改变水中一些组分的化学形态;空气中的氧在水样表面或溶解在水样中氧化水体中某些还原性组分;水样吸收空气中的二氧化碳使水样的 pH、电导率、二氧化碳含量、碱度、硬度等发生改变;压力和温度的骤然变化会使溶解于水中的易挥发性成分和气体逸散、挥发;有些组分可以沉淀,并使水体中某些微量组分因吸附、包藏或混晶而发生沉淀;溶解状态和胶体状态的金属以及某些有机化合物可能被吸附在盛水器内壁或水样中固体颗粒的表面;有些物质可在水样保存期间发生聚合、解聚合作用,从而使水样发生改变。

　　水样保存期间水样某些变化进行的程度除与水样的化学和生物学性质有关外,还取决于水样的保存温度、所受的光线作用、贮存水样的容器特性、采样到分析所需要的时间、传送样品的条件等。有些变化进行得十分迅速,几小时内就会发生明显的改变,因此,要想完全制止水样在存放时间内的物理、化学和生物学变化是很困难的。实践中可以通过缩短从采样到分析之间的时间间隔来减少水样组分的变化,但有些监测项目无法现场测定或在理想时间范围内无法完成分析,所以,只有采用必要的保护措施,减少或延缓某些成分的变化,将变化降低到最低限度,使分析时的水样的理化性质尽可能与采集时的水样一致,使其具有代表性,才能够客观反映研究水体的物理、化学性质。

　　2. 水样保存方法　　水样保存的基本要求是尽量减少其中各种待测组分的变化,即做到:①减少水样的生物化学作用;②减缓化合物或配位络合物的水解、离解及氧化-还原作用;③减少被测组分的挥发和吸附损失;④避免沉淀、吸附或结晶物析出所引起的组分变化。要满足要求,实现上述目标,必须采用合理的保存方法。但在水质监测中,所应用的理、化监测指标很多,而不同的理、化指标要求的水样保存方法不同,实际工作中应根据监测指标要求从下面常用的水样保存方法中选择适当的保存方法。

　　(1)物理学方法

　　1)冷藏与冷冻:冷藏与冷冻的目的是抑制生物活动,减缓物理挥发和化学反应的速度。冷藏的适宜温度为 2~5℃,在该温度范围内保存不会影响以后的分析测定,但不能作为长期保存的手段,尤其对废水样品更是如此。冷冻的温度为 -20℃,适用于需要深冷冰冻贮存样品的项目。如将水样保存在 -18~-22℃ 的冷冻条件下,会显著提高水样中磷、氮、硅化合物以及生化需氧量等待测组分和检测指标的稳定性,并对后续分析测定无影响。采用冷冻法保存样品要熟练掌握冷冻和融化技术,以便在融化后使样品仍能回复到原来的平衡状态。因水样结冰会使玻璃容器破裂,所以应使用塑料容器。

　　2)过滤与离心分离:为了将水样中的悬浮物、沉淀、藻类以及其他微生物除去,取样期间或取样后,立即用滤纸、滤膜、砂芯漏斗、玻璃纤维等进行过滤,或进行离心分离,使处理过的水样具有足够的稳定性。采用过滤方法时要合理选择滤料,防止因滤料的吸附作用或溶出某些物质影响水样。实际工作中,因现场无电源,所以很少采用离心分离技术,多采用滤膜、中速定量滤纸或砂芯漏斗进行过滤。

　　(2)化学方法

　　1)加生物抑制剂:为了抑制微生物的作用,需要向所采集的水样中加入适量抑菌剂。常用的抑菌剂有氯化汞、苯、甲苯、三氯甲烷和硫酸铜等,根据监测指标的要求合理使用。

　　2)加氧化剂或还原剂:为防止水样中某些金属元素或有机物质在保存期间发生变化,减缓化合物和络合物的氧化-还原作用,常向采集的水样加氧化剂或还原剂。如在水样中加入 HNO_3(至 $pH<1$)和 $K_2Cr_2O_7$(0.05%),可使汞维持在高氧化态,增加其稳定性;测定硫化物的水样,加入抗坏血酸,使 S 处于低价态,改善硫化物的稳定性;余氯为氧化剂,可氧化水

样中的 CN-,可使酚类、烃类、苯系物氧化生成相应的衍生物,所以采集水样时应加入适量 $Na_2S_2O_3$ 予以还原,消除余氯的影响;测定溶解氧的水样则需加入少量硫酸锰和碘化钾固定溶解氧(还原)等。

3)调节 pH:加硝酸(HNO_3)将水样 pH 调至 1~2,既可防止重金属的沉淀,又可防止金属在器壁表面上吸附(解吸附不能用 H_3PO_4,H_2SO_4),同时还能抑制生物的活动和防止微生物的絮凝、沉降。加 NaOH 将水样 pH 调至 12,可防止氰化物和挥发酚挥发,将 pH 调至 8,可防止高氧化电位的 Cr^{6+} 被还原,此外,加碱保存也能抑制微生物的代谢过程,降低对水样生物化学作用。

应当注意,加入的保存剂不能干扰以后的测定;保存剂的纯度最好是优级纯的,还应作相应的空白试验,对测定结果进行校正。

3. 水样的保存条件 正确的保存方法虽然能够降低水样变化的程度和减缓其变化速度,但并不能完全抑制其变化,所以有些项目必须在现场测定。对于条件允许送实验室检测的样品,也应根据检测项目的具体要求确定保存条件(如冷藏或冷冻)和保存期限。

水样允许保存的时间与水样的组分的稳定性、浓度、水样的污染程度、分析指标、溶液的酸度、贮存容器的材质和存放温度等多种因素有关。待测物浓度高保存时间长,否则保存时间短;清洁水样保存时间长,而复杂的生活污水和工业废水保存时间短;稳定性好的成分保存时间长,不稳定的成分保存时间就短,甚至不能保存,需取样后立即分析或现场测定。由于水样的性质不同,检验项目的要求不同,所以对水样的保存条件和保存期限的要求也不同。一般认为,水样的最大存放时间为:清洁水样 72 小时;轻污染水样 48 小时;重污染水样 12 小时。实际工作中可参照附录 1 选择各种水样不同检验指标的保存条件和保存期限。

4. 水样保存的注意事项 ①采样前应根据所采集的样品的性质、组成和环境条件,确定和检验保存方法和保存剂的可靠性;②为了消除保存剂所含杂质及其污染物对检测结果的影响,把同批的等量保存剂加入与水样同体积的蒸馏水中制成空白样品,与水样一起送往实验室分析,从水样测定值中扣除空白值;③如果怀疑某种保存剂会对分析方法有干扰而影响以后的分析,应进行相容性试验;④为了避免加入的保存剂引起样品的"稀释",应使保存剂具有足够的浓度,否则在分析和计算结果时要考虑"稀释"问题;⑤要考虑加入的保存剂是否会改变待测物的化学或物理性质与形态,如果具有这方面作用,会使检测结果的代表性(可比性)降低。如酸化会使胶体组分和固体溶解,当要测定的项目是溶解组分时,从胶体和固体中溶出的组分就会使检测结果偏高,因此,使用酸化手段要慎重。

5. 采样记录和样品登记 采样时要认真填写采样记录,记录内容包括采样目的、采样地点、样品种类、样品编号、采样量、样品保存方法以及采样时的气候条件和采样情况。采样完成加好保存剂后要填写样品标签,注明水样编号、采样日期、时间、地点和采样者姓名等相关信息,将样品标签粘贴在样品容器外壁上。贴好样品标签后,与采样记录核对,确认无误后填写样品登记表一式 3 份。

(二)水样的运输与管理

采集的水样,除供一部分监测项目在现场测定使用外,大部分水样要运到实验室进行分析测试。在水样运输过程中,为继续保证水样的完整性、代表性,使之不受污染、损坏和丢失,必须遵守各项保证措施。

1. 运输前检查 采样工作结束后,采样人员要根据采样记录和样品登记表清点样品,并认真检查样品容器的封口和标签,确认准确、安全的情况下分类装箱。

2. 水样的运输　根据采样点的地理位置和测定项目最长可保存时间,选用适当的运输方式。水样的运输时间,一般以 24 小时为最大允许时间。运输过程中要注意:①需要冷藏、冷冻的样品,须配备专用的冷藏、冷冻箱或车运送,要将样品容器置于放有制冷剂的隔热容器中保存、运输。条件不具备时,可采用隔热容器,并加入足量的制冷剂达到冷藏、冷冻的要求。②冬季运输水样时要采取保温措施,以免冻裂样品容器。③如果样品容器为玻璃材质,应采用具有固定装置的送样箱装箱,并采用泡沫塑料或瓦楞纸板做衬里或隔板减震,使箱盖适度压住采样瓶,以防在运输过程中因震荡、碰撞而导致破损或沾污。④所有水样箱上都要标上"切勿倒置"或"易碎物品"的醒目标记。⑤样品运输必须配专人押运,防止样品容器在运输过程中破损或丢失。

3. 水样移交　样品送回检测单位后,采样人员要严格按照样品流转程序向检测室样品管理员移交样品。经样品管理员认真检查、核实,确认样品保存完好,信息齐全,并在接收记录表上登记了必要信息(样品编号、名称、状态等)后,双方进行确认性签字。

(张翼翔　白　钢)

第二节　样品处理

在水质理化检验中,采集的样品多数难以直接测定,往往需要经过适当的前处理。样品处理的目的主要有:①制备成分析仪器所需的样品形式;②将被测组分从复杂的基体中分离出来或除去干扰分析测定的基体物质,提高方法选择性;③浓缩被测组分,提高方法的灵敏度。在实际工作中,根据样品的基质和待测组分的不同,通常采取不同的样品处理技术。除沉积物为固体外,水质理化检验涉及的样品多为溶液状态,组成复杂,很多测定方法的灵敏度和选择性都达不到直接测定样品的要求。为了准确而精密地测定这些样品,通常需要采用分离、富集、掩蔽等样品处理技术,以达到消除干扰组分和富集待测组分的目的。因此,分离富集是水质理化检验中最常用的样品处理技术。选择适当的分离富集方法,是获得可靠结果的重要条件。用于水质理化检验的分离富集方法较多,常见的有萃取、固相富集、离子交换、吸附剂吸附、沉淀或共沉淀、泡沫浮选和气体发生等。

一、方法的选择与评价

样品处理作为整个分析过程中非常关键的环节,对分析结果有着重要影响,也是误差的主要来源。在全分析过程中,分析结果的总方差 S_0^2 为采样过程的方差 S_s^2 和分析过程的方差 S_a^2(包括样品处理过程的方差 S_{sp}^2 和测定过程的方差 S_d^2)总和,即:

$$S_0^2 = S_s^2 + S_a^2 = S_s^2 + S_{sp}^2 + S_d^2 \tag{2-1}$$

一般来说,实验室对样品的检验不考虑采样误差,而主要考虑分析过程误差,通常情况下,样品处理过程的误差远比测定过程的误差大,所以,选择合适的处理方法是极其重要的。由于待测物的性质不同,不同样品的基体也不同,至今还没有一种通用的样品处理方法,因此,如何选择和评价分离富集技术是分析人员首先面临的问题。通常要考虑的因素有:待测成分的回收率、富集效率、操作中的沾污或损失、操作是否简便快速、能否有效去除影响测定的干扰物质、是否利于成批样品分析、成本是否价廉、是否对人体及生态环境有不良的影响等。其中,回收率和富集效率是评价样品处理方法的主要定量指标。

1. 回收率 在实际工作中,在试样中加入一定量的标准物质,经分离富集后,测得标准物质的量与加入标准物质的量之比即为回收率。回收率可以用来衡量分离富集的可靠性。理想的回收率应该为100%,然而,由于器壁吸附、挥发损失、沾污、试剂不纯、共存组分的干扰以及其他化学因素(诸如沉淀不完全、吸附剂吸附效率低等)等原因,造成待测组分的回收率一般不等于100%。在进行分离富集处理时,回收率在多大范围内才符合要求尚无明文规定,通常是根据待测组分的含量、分析目的和所采用的分析方法不同对回收率要求的也不同。通常,待测组分的含量越低允许的分析误差越大,一般情况下要求回收率在90%~110%之间,如果待测成分含量很低,回收率也可允许在80%~120%之间或范围更宽。

2. 富集效率 富集效率是指富集到待测组分的量与待测组分总量之比。富集效率可按下式求出:

$$\eta = \frac{Q_T}{Q_T^0} \times 100\% \tag{2-2}$$

式中,Q_T^0为待测组分总量;Q_T为富集到待测组分的量。

富集效率常用富集系数或富集倍数来评价。富集系数是富集后待测组分与富集前待测组分的含量之比。待测组分的富集系数 F 可定义为:

$$F = \frac{Q_T/Q_M}{Q_T^0/Q_M^0} = \eta \cdot \eta_M \tag{2-3}$$

式中,Q_M^0 和 Q_M 分别为富集前后基体的量;η_M 为富集前与后富集基体量的比率。

F 依赖于样品中待测成分浓度和所选的处理技术。假定水质理化检验中所采用的样品分离富集处理技术是在既无沾污又无损失的理想条件下进行的,富集十分完全,则富集系数可认为是富集前后的体积比。

试样在处理过程中可能受到来自实验室空气、用水、试剂、器皿等方面的污染。因此,在进行分离富集时要注意防止沾污。选用某种技术进行分离富集必须充分了解该方法可能受到污染的途径和可能存在的污染源,从而将污染控制在允许的范围内。

分离富集技术应尽可能简便快速,有效地去除影响测定的干扰物质,并有利于后续的定量测定工作。若一种分离富集技术富集效果不理想,可联合采用多种分离富集技术以获得更好的富集效果;若能用特异的测定方法定量则应优先考虑多组分的同时富集。

从理论上讲,采用富集技术富集无限大量的水样,就可以测定到水样中无限低浓度的痕量组分。但由于沾污、损失以及水样中其他组分的干扰,限制了最低可检测浓度,因此,增大样品量对于降低检出限已不起作用。在水质理化检验中,通常都用小于1000ml 的样品进行分离富集。选择方法要考虑到样品基体和待分离富集组分的性质以及后续的定量手段。下面就水质理化检验样品前处理中常见的几类分离富集技术做简要介绍。

二、萃取技术

利用溶质在两种互不相溶(或微溶)的溶剂中溶解度或分配系数的不同,使其从一种溶剂内转移到另外一种溶剂中的方法称为萃取(extraction)。萃取过程所选溶剂应取决于待测组分的性质和萃取方法。萃取方法主要有传统的液-液萃取,以及近年出现的液相微萃取和液膜萃取等。

1. 液-液萃取 传统的液-液萃取利用化合物在两种互不相溶(或微溶)的溶剂中溶解度或分配系数的不同,使化合物从一种溶剂内转移到另外一种溶剂中,经过反复多次萃取,将绝大部分的化合物提取出来。液-液萃取是物质在两液相间的分配过程,它遵从分配定律,即在一定温度和压力下,物质在不互溶的两相间的平均浓度的比值为一常数,该比值与物质的总浓度无关。

常用于液-液萃取的溶剂有:石油醚、乙醚、苯、三氯甲烷、四氯化碳及一些混合溶剂。萃取时如果各成分在两相溶剂中分配系数相差越大,则分离效率越高。如果在水提取液中的成分是亲脂性的物质,一般多用亲脂性有机溶剂,如苯、三氯甲烷或乙醚进行两相萃取,如果待提取成分是偏亲水性的物质,在亲脂性溶剂中难溶解,就需要改用弱亲脂性的溶剂,例如乙酸乙酯、丁醇等。还可以在三氯甲烷、乙醚中加入适量乙醇或甲醇以增大其亲水性。不过,一般有机溶剂亲水性越大,与水作两相萃取的效果就越不好,因为能使较多的亲水性杂质伴随而出,对有效成分进一步精制影响很大。

液-液萃取既可用于有机物的直接萃取,也可用于无机离子的分离富集,即首先使其形成螯合物、多元配合物或缔合物等,然后再进行萃取。有时被测组分进入有机相后不易直接测定,可通过调节溶液酸度,再反萃取回水相,然后进行测定。也可将萃取液中的有机溶剂挥发,然后再用酸或水等溶解残渣。在萃取金属组分时,考虑到便于用火焰原子吸收仪直接分析有机相,也使用一些溶解度较大的溶剂,如戊酮-2、乙酸乙酯等,因这些溶剂喷入空气-乙炔焰后,对火焰的改变较小,而且对有些金属还有增感作用。为了提取水质样品中的金属离子,常常要使用螯合剂,螯合剂与金属离子形成在水中溶解度极小的金属螯合物,然后再进行萃取。常用的螯合剂有8-羟基喹啉及其衍生物、二硫腙、吡咯烷二硫代氨基甲酸铵(APDC)、二乙基二硫代氨基甲酸盐(DDTC)、铜铁试剂、噻吩三氟甲酰丙酮(TTA)、吡啶偶氮萘酚(PAN)等。这些螯合剂能与多种金属离子形成螯合物,由于各元素被萃取的最佳pH范围有一定的差异,因此,通过控制试样的pH可达到部分萃取分离的目的。

液-液萃取按操作方式不同可分为间歇式和连续式两种。间歇式是指用分液漏斗分批次进行的萃取,该法具有设备简单、操作方便、适应面广等优点。对于在两相分配比小的组分通常萃取效率较低,因而,本方法适合于在两相分配比大的组分的分离富集。连续式萃取是采用如图2-5的装置进行的连续萃取,萃取过程中萃取剂被蒸馏-冷凝-萃取反复利用起到了多次萃取的作用,被萃取物也不断地被浓缩,其优点是萃取效率高、溶剂用量小,特别适合于在两相分配系数小的组分的分离富集。

2. 液相微萃取 液相微萃取技术(liquid phase microextraction, LPME)是20世纪90年代在液-液萃取基础上发展起来的一种新型的样品前处理技术。常规的液-液萃取处理需使用大量的有机溶剂,而液相微萃取技术仅使用微升级的有机溶剂进行萃取,符合"绿色化学"的

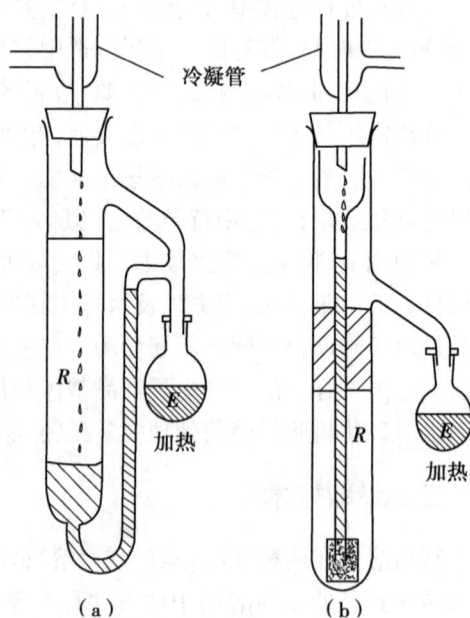

图2-5 连续萃取装置

a. 高密度溶剂萃取器 b. 低密度溶剂萃取器

发展趋势。近年来陆续出现了多种液相微萃取技术,如单滴液相微萃取、中空纤维液相微萃取、分散液-液微萃取以及液-液-液微萃取等。

单滴液相微萃取,也称悬滴液相微萃取(single drop microextraction),是将萃取用的有机溶剂液滴悬挂在微量进样器的针端,基于分析物在不同相中分配系数不同而达到萃取的目的。有机相液滴体积一般为 $1 \sim 5\mu l$,远小于样品体积,所以可以达到对待测物的富集。根据悬挂液滴的位置不同分为直接液相微萃取和顶空液相微萃取。

中空纤维液相微萃取(hollow fiber based microextraction)是在单滴液相微萃取基础之上发展起来的。其原理是以多孔的中空纤维为微萃取溶剂的载体,用以稳定和保护萃取液,萃取在多孔的中空纤维腔中进行,不与样品直接接触,从而避免了悬滴萃取中溶剂容易损失的缺点,使之免于脱落并可以增加搅拌速度。此外,由于大分子、杂质等不能进入纤维孔,因此中空纤维液相微萃取还具有单滴液相微萃取所不具备的样品净化功能,适用于复杂基质样品的直接分析。中空纤维价格便宜,可以每次使用后直接抛弃,从而避免交叉污染,提高分析结果的准确性。

分散液-液微萃取技术(dispersed liquid-liquid microextraction)的原理将萃取溶剂与少量分散剂混合,经注射器注入样品溶液中时,被雾化形成很多细小的液滴,因此相当于多个液滴的微萃取。经过离心后,密度大于水的萃取剂在样品水溶液底部形成大的液滴,取出萃取相经过再处理后可进样气相色谱、高效液相色谱、色谱-质谱、分光光度计和原子吸收光谱仪等,对目标物进行检测。这种方法最大的特点是极大地增加了有机萃取剂和水样之间的接触表面,从而加快了萃取平衡的速度,使目标化合物迅速萃入萃取剂微珠内,使萃取效率和富集倍数得以提高。它不仅适用于痕量有机物的分离富集,也适用于痕量无机金属离子的分离富集,已成功地应用于各种环境水样(包括高含盐量水样)中痕量组分的分离富集。

3. 液膜萃取　液膜萃取(liquid membrane extraction)是 20 世纪 80 年代末发展起来的一种样品处理技术。该技术结合了液-液萃取法的选择性富集和透析技术有效除去共存干扰组分的特点,具有富集效率高、富集倍数大、快速、简便,易于自动化等优点。

该技术的基本原理是用与水互不相溶的有机溶剂将多孔聚四氟乙烯薄膜浸透,此薄膜便可将样品水溶液和萃取剂分隔成两相,如图 2-6 所示。通过加入反应试剂和控制反应条件,使得待测组分形成易溶于有机相的活化态的中性分子,中性分子通过扩散作用而溶入多孔聚四氟乙烯有机液膜中,进一步扩散便进入萃取相,中性分子进入萃取相后受其条件的影响又离解为非活化态的离子而无法返回液膜,其结果就相当于不断地使被萃取相中的物质即离子通过液膜进入萃取相中,从而达到分离萃取之目的。

在液膜萃取过程中,被萃取相为流动的样品水溶液,静止相为萃取相。只有当样品水溶液中待测组分与加入的某些化学试剂在被萃取相中转化为中性分子时,才能进入有机液膜而扩散到萃取相,否则无法被萃取。如何有效地将待测组分转化为中性分子,对于提高液膜萃取效率至关重要。常用于提高萃取效率的方法有两种:一种方法是改变萃取相与被萃取相的化学环境。如调节样品水溶液的酸碱度,选择合适的反应试剂及其用量等。阴离子萃取过程如图 2-7 所示,将样品水溶液调至酸性,则样品溶液中酸根阴离子和 H^+ 结合成相应的酸分子,生成的酸分子连同溶液中共存的中性分子则可扩散透过液膜而进入萃取相,阳离子随水溶液流出,如图 2-7a。扩散到碱性萃取相的酸分子与 OH^- 作用又生成酸根阴离子,而中性分子因在液膜两侧自由扩散随洗涤液流出,如图 2-7b。经过萃取和洗涤两个步骤,使酸根阴离子被萃取到萃取相并与中性分子和阳离子有效分离。另一种方法是通过改变聚

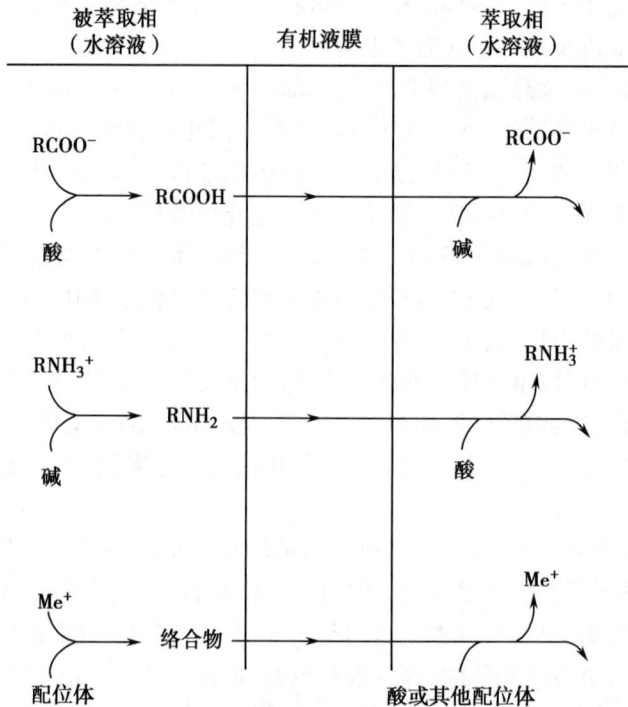

图 2-6　液膜萃取酸根、氨基及金属离子示意图

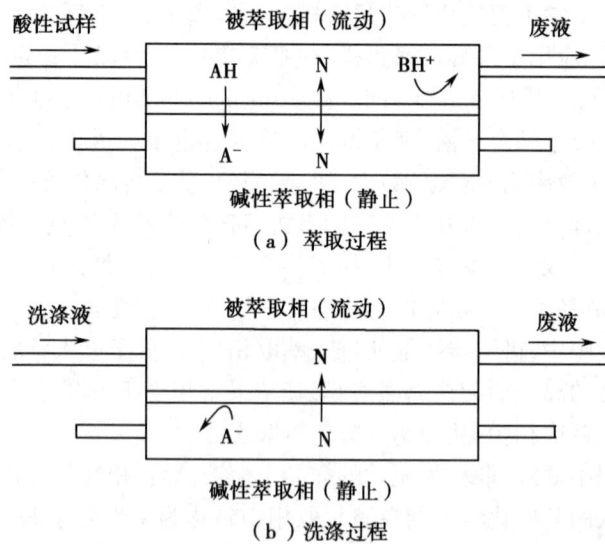

图 2-7　阴离子(A^-)、阳离子(BH^+)及中性分子(N)在液膜中分离的示意图

四氟乙烯隔膜中有机液体极性来提高对不同极性物质的萃取效率。根据相似相溶原理,有机液膜的极性大小直接关系到被萃取物质在其中分配系数的大小。因此,在实际应用中,应视具体情况选择浸泡隔膜的有机溶剂。

三、固相富集

固相富集是基于固体吸附剂或离子交换剂对水溶液中痕量组分的物理吸附、离子交换、形成络合物或发生其他化学反应而建立起来的分离富集技术。在适当实验条件下,该技术对痕量元素的回收率通常大于 95%,富集倍数大于 10^3。它广泛用于多元素富集,在水质理化检验中的应用十分普遍。吸附剂或离子交换分离富集主要以填充柱方式进行操作,吸附操作通常包括吸附剂的选择与处理、装柱、上样富集、洗涤、洗脱、吸附剂再生 7 个步骤。常用的吸附剂有离子交换树脂、表面负载固定螯合功能基团的纤维素、硅胶或氧化铝、活性炭等。

1. 离子交换树脂吸附　离子交换树脂是一类对溶液中某些组分有选择性吸附能力的、具有网状结构的高分子聚合物。其性能稳定,在水、酸和碱中难溶。通常是由苯乙烯、二乙烯苯(DVB)和丙烯酸等在共聚过程中引入交换基团(活性基团)而成,交换基团均匀分布在整个树脂颗粒周围,可以与溶液中的离子发生交换反应。根据交换基团的性质,离子交换树脂分为阳离子型和阴离子型两大类,每一种类型又分为强或弱离子交换树脂。阳离子交换树脂带有酸性活性基团,如活性基团是强酸性—SO_3H,则为强酸性阳离子交换树脂,带有—COOH,—OH 等基团,则为弱酸性阳离子交换树脂,树脂中的 H^+ 可被溶液中的阳离子所置换。阴离子交换树脂带有碱性活性基团,其中带季铵基团—$N(CH_3)_3OH$ 的树脂为强碱性阴离子交换树脂,带—NH_3OH 等基团的为弱碱性阴离子交换树脂,树脂中的 OH^- 可被溶液中的阴离子所置换。

离子交换树脂的性能与树脂的交联度有关,交联度大,树脂结构紧密,网眼小,体积大的离子不容易扩散到树脂内部进行交换,提高了交换的选择性,且机械强度好,不易破碎。但交联度过大,将使交换反应的速度减慢,树脂的有效交换容量也下降。交换容量是指单位质量(g)或体积(ml)的离子交换树脂所能交换离子物质的量(mmol,一般以一价金属离子计),通常用来评价离子交换树脂对金属的吸附能力,交换容量决定于网状结构中活性基团的数量。干树脂的交换容量约为 3~6mmol/g,而浸泡过的树脂其交换容量一般为 1~2mmol/ml。交换容量可以用实验的方法测得。同一树脂对不同金属离子的吸附能力也不同,这种在吸附能力上的差异即为树脂的选择性,取决于离子交换树脂对离子亲合力,亲合力越大,越容易发生交换,反之则不易发生交换。树脂的选择性除与树脂本身的结构有关外,还与试液中离子的种类、离子强度、溶液的 pH 等有关。

离子交换分离富集通常都是在垂直的交换柱进行的,即将一定量体积的水样通过离子交换树脂柱,控制流速,当水样完全流出后,再用适宜的洗脱液(多为稀酸溶液)将吸附在交换柱上的金属离子洗脱下来。如果水溶液中同时几种金属离子存在时,亲合力大的离子先被交换富集在柱上,而亲合力小的离子后被交换富集在柱上。根据金属离子在树脂上吸附能力的差异,可选用不同的洗脱条件选择性地洗脱某些金属而实现分离的目的。用来分离金属离子的树脂多为钠型和铵型,可反复多次使用。离子交换法的富集倍数高,在有些情况下还可在采样现场进行分离富集,只收集洗脱液供分析用,因此可减少运输和保存大量样品的困难。

在水质理化检验中,离子交换树脂吸附除用于 Cu、Zn、Pb、Cd、Hg、Cr 等重金属离子的分离富集外,也可利用大孔树脂对水中有机组分进行分离富集。如对水中酚类物质、除草剂及其转化产物氨甲基膦酸、含氯农药、多氯联苯等有机物的富集后,用气相色谱-质谱法、液相色谱法等分析技术测定。

2. 固相萃取法　固相萃取法(solid phase extraction,SPE)是近年来发展很快的一种快速有效的样品处理技术。其基本原理与液相色谱分离过程相似,将样品溶液通过预先填充固定相填料的萃取柱,待测成分通过吸附、分配等形式被截留,然后用适当的溶剂洗脱,达到分离、净化和富集之目的。在进行水中有机物的分析时,有机物在池塘水库等环境中能保持相对稳定,但是一旦进入采样瓶这个小环境中就会迅速发生变化,所以水的有机物分析要求即采即分析,最多不能超过 4 个小时。可实际分析时从取水到回到实验室的时间往往较长,影响了分析结果的可靠性。固相萃取技术由于其设备简单,体积小,易于携带,完全可以做到在现场一边采样,一边进行前处理。采样者带回实验室的是固相萃取柱,而不是水样,这样有助于保证分析结果的准确。目前,固相萃取技术已广泛应用于水中有机化合物诸如硝基苯类、有机氯农药类、有机磷农药类、多环芳烃类等及重金属离子的分离富集。

该方法的核心部分为萃取柱,根据待测物性质可以选择硅胶上键合 C_{18}、C_8、氰基、氨基及其他特殊填料。萃取时,为了加速样品溶液通过,通常接真空系统。商品化的固相萃取装置可同时处理十几份甚至几十份样品。

固相萃取的操作步骤如图 2-8 所示,包括:萃取柱的预处理、上样富集、淋洗杂质、洗脱待测物等四个基本过程。萃取柱预处理一般用两种溶剂,一种溶剂主要用于除去吸附剂上的杂质,另一种溶剂是使吸附剂溶剂化,当样品溶液通过萃取柱时,样品溶液可与溶剂化的吸附剂紧密接触,进而提高待测物的富集效率和测定的重复性。为了使固相萃取吸附剂从处理到样品加入时都保持湿润并避免柱内出现气泡,应在萃取柱中保留适当的处理溶剂,否则,重复萃取柱的预处理过程。如常用的硅胶键合 C_{18} 柱,一般使用甲醇去除该吸附剂上的杂质,溶剂化溶液则使用与样品溶液性质相似的缓冲溶液或蒸馏水。上样富集过程通常是加入一定体积的被处理样品溶液,使其以一定的流速完全通过萃取柱,让溶液中被萃取组分保留在萃取柱上,大量的溶剂和其他不易保留在固相萃取柱上的组分从柱中流出。然后加入适当的洗涤溶剂去除萃取柱上干扰组分。最后用洗脱溶液把保留在萃取柱上的待测组分淋洗下来并收集在试管中待测。

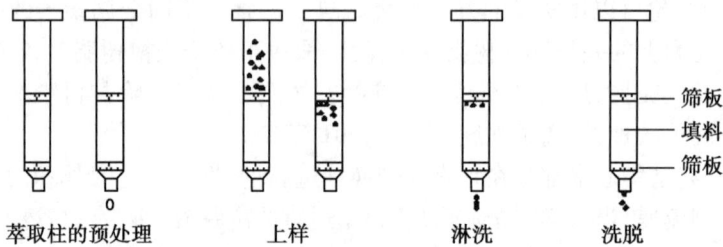

图 2-8　固相萃取的基本操作步骤

3. 固相微萃取　固相微萃取(solid phase microextraction,SPME)是 20 世纪 90 年代兴起的在固相萃取技术上发展起来的一种微萃取分离技术,是一种集采样、萃取、浓缩和进样于一体的无溶剂样品微萃取新技术。固相微萃取装置外形小巧,与微量注射器相似,由手柄和萃取头两部分构成(图 2-9)。手柄用于安装和固定萃取头,可永久使用。萃取头是一根涂有不同固定相或吸附剂的熔融石英纤维,外套不锈钢细管,纤维头在不锈钢管内可自由伸缩,涂布的有机聚合物作为萃取介质。固相微萃取操作步骤如下:将 SPME 针管穿透样品瓶隔垫,插入瓶中,推手柄杆使萃取头伸出针管,萃取头直接浸入水溶液中或置于样品上部空间,萃取时间大约 2~30 分钟,缩回萃取头,将针管退出样品瓶。然后可将针管直接插入气相色谱仪进样口,推手柄杆,伸出萃取头,热解吸附样品进入色谱柱,或用溶剂解吸插入气相色谱或液相色谱仪进样阀进样,缩回萃取头,移去针管。

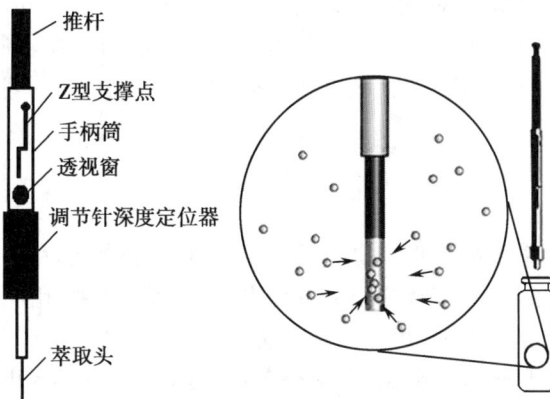

图2-9　固相微萃取示意图

推杆
Z型支撑点
手柄筒
透视窗
调节针深度定位器
萃取头

　　SPME 有三种萃取模式:直接萃取、顶空萃取和膜保护萃取。直接萃取模式时,萃取头直接浸入样品溶液萃取富集。在对水样进行萃取时,多采用有效的混匀技术来实现样品中组分的快速扩散。比较常用的混匀技术有:加快样品流速、晃动萃取纤维头或样品容器、转子搅拌及超声。用顶空的方法进行采样称为顶空萃取。在顶空萃取模式中,萃取过程可以分为两步:步骤一,被分析组分从液相中先扩散穿透到气相中;步骤二,被分析组分从气相转移到萃取固定相中。这种改型可以避免萃取固定相受到样品基质的污染。由于步骤二的萃取速度总体上远远大于步骤一的扩散速度,所以步骤二成为萃取的控制步骤。膜保护萃取则是通过一个选择性的膜将样品与萃取头隔离,膜允许分析物通过而阻塞干扰物,实现样品的粗分离,增加选择性,还可避免萃取固定相受到损伤。与顶空萃取 SPME 相比,该方法对难挥发性物质组分的萃取富集更为有利。

　　由于萃取过程依赖于分析物在涂层和样品两相中的分配系数,萃取的选择性取决于涂层材料的特性,因此涂层材料是 SPME 技术的核心。涂层的选择和设计可以基于色谱经验,一般来说应选择对目标分子有较强萃取富集能力、较快扩散速度和良好热稳定性的涂层材料。除了涂层材料外,固相微萃取法的影响因素还包括萃取温度、萃取时间、样品体积、搅拌强度、样品溶液 pH 等。

　　SPME 技术集样品的萃取、浓缩和解吸于一体,且操作过程无需使用有机溶剂,具有操作简便、快速高效的特点,易于自动化和与其他检测技术在线联用,尤其适合于野外的现场取样分析。其缺点是定量检测的可重复性尚有待提高,商品化的涂层聚合物种类有待进一步丰富。

　　4. 炭基吸附剂吸附　炭基吸附剂具有极大的表面积,是一种优良的固体吸附剂,不仅可吸附某些气态物质,而且也可吸附溶液中有机物质、某些金属离子和金属螯合物。炭基吸附剂种类很多,常见的有活性炭、碳分子筛、石墨化炭黑以及多孔石墨碳。因其制备方法和原料的不同,炭基吸附剂的性质往往有较大的差异。活性炭吸附剂是最早用于水中的低极性和中等极性组分吸附富集,其主要缺点是无机杂质很难去除,影响痕量金属离子的富集测定,因此,活性炭吸附剂几乎被弃用。碳分子筛吸附剂具有机械强度好和比表面积大(约$1200m^2/g$)的优点。其缺点是吸附待测组分后,洗脱速度慢,消耗有机试剂量大,应用也因此受到限制。石墨化炭黑和多孔石墨碳是近年开发出来的性能独特的吸附剂,其对极性化合物有很好的吸附能力,应用日益广泛。石墨化炭黑是目前应用很广泛的一种炭基吸附剂,其表面带有一些功能基团如羟基、羧基、碳基等,还有一些带正电荷的活性中心,对极性较大的酸类、碱类、磺酸盐类和胺类等待测组分有很好的吸附能力。在水质理化检验中,石墨化炭黑吸附剂用于氯代苯胺、氯代苯酚、多氯联苯类、表面活性剂类、一些除草剂和杀虫剂等的分离富集。

四、共沉淀法

沉淀分离法是根据溶度积原理、利用沉淀反应进行分离的方法。在待分离试液中,加入适当的沉淀剂,在一定条件下,使欲测组分沉淀出来,或者使干扰组分沉淀,以达到除去干扰的目的。沉淀分离法包括沉淀、共沉淀两种方法。

沉淀法一般用于常量组分的分离,不适合于痕量组分的分离富集。因为要使痕量组分达到完全沉淀,需加入大量的沉淀剂,这样可能引起副反应(如盐效应等),反而使沉淀的溶解度增大。另一个重要原因是含量太小,以致无法处理(如过滤、称重等)。因此,在对痕量组分检测时,沉淀法仅用于对测定有干扰的常量组分的分离除去。

在沉淀过程中,由于沉淀表面吸附、吸留、共晶或形成晶核等作用,将一些不析出沉淀的痕量组分夹杂于沉淀之中携带下来的现象,称为共沉淀现象。利用这一原理,就可实现痕量组分的分离富集。进行共沉淀分离时,首先要选择好载体(又称共沉淀剂或捕集剂)。选择载体主要考虑的因素有:①所生成的沉淀易过滤、易洗涤、易离心;②易溶于酸或其他溶剂;③具有大的比表面积,表面吸附的效率高;④不干扰待测组分进一步的分析过程,或者必须易于除去(如通过灼烧、蒸馏法除去)。

载体可分为无机载体和有机载体两大类。常用的无机载体多为金属氧化物的水合物或硫化物,如 $Fe(OH)_3$、$Al(OH)_3$、MnO_2、HgS、CdS、PbS 等,它们多形成胶状或絮状沉淀,能一举捕集多种痕量元素。有机载体实际上多为广谱性螯合剂,能和多种金属离子形成疏水性螯合物。常用的有机载体有 8-羟基喹啉、铜铁试剂、二硫腙等。和无机载体相比,有机载体的优点:①易通过灼烧(灰化)除去,对测定不产生干扰;②有机载体一般是非极性或弱极性的物质,表面没有强电场,吸附能力弱,分离的选择性高,分离效果好;③有机试剂分子量大,体积大,可在很稀溶液中共沉淀痕量组分,富集能力强。

共沉淀法具有操作简单、回收率好、富集倍数高(可达 10^3 倍)等特点,适用于大批量试样分析,已广泛用于水质样品中含量为 mg/L 级以下的重金属的富集。缺点是这些操作繁琐、费时,在一定程度上限制了其发展。

五、泡沫浮选法

浮选法在精选矿中的应用已有 100 多年的历史,但直到 1959 年才用于分析化学中的离子分离。泡沫浮选又称气浮分离或浮选分离,泡沫浮选法是以泡沫吸附为基础的,因此,在多数情况下,在溶液中加入少量的表面活性剂可以改变溶液的表面性质,当溶液中通入气体时,表面活性剂在水溶液中易被吸附到气泡的气-液界面上。表面活性剂极性的一端向着水相,非极性的一端向着气相(如图 2-10 所示),表面活性剂的极性端与水相中的离子或极性分子通过物理(如静电引力)或化学(如配位反应)作用连接在一起。当通入气泡时,表面活性剂就将这些物质连在一起定向排列在气-液界面,被气泡带到液面,形成泡沫层,从而达到分离的目的。

泡沫浮选装置如图 2-11,将泡沫层浮选物经过适当的简便处理后,可用相应仪器直接

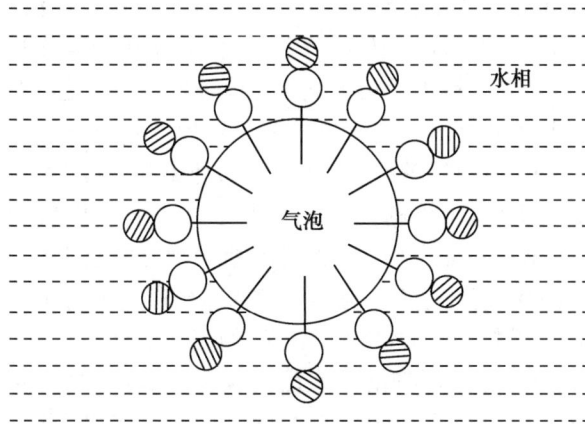

图 2-10 泡沫浮选分离原理图

——○ 表面活性剂；—— 疏水端；○ 亲水端；▨ 待分离组分

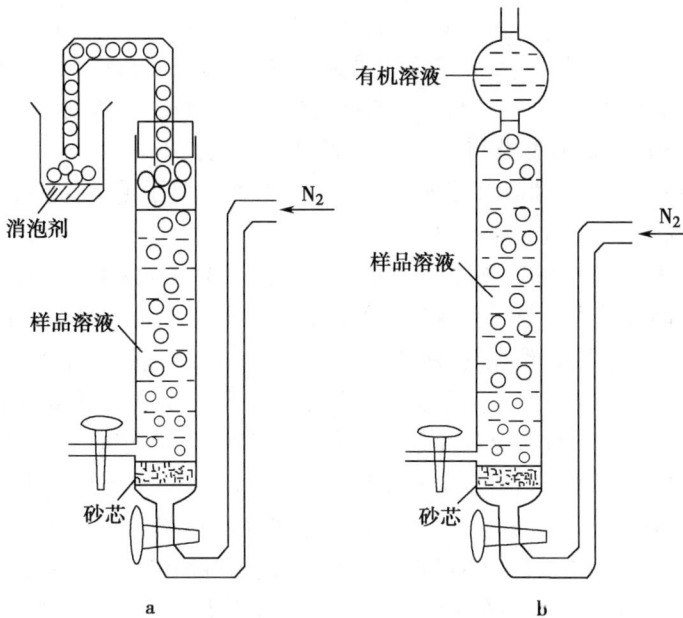

图 2-11 泡沫浮选装置示意图

a. 离子浮选法　b. 溶剂浮选法

测定。浮选分离的突出特点是能从极稀溶液($10^{-14} \sim 10^{-7}$mol/L)中富集痕量组分，一般可富集 $10^2 \sim 10^4$ 倍，它的分离系数大，回收率高，对于不易过滤的胶状或絮状沉淀、不易离心分离的沉淀或不易萃取的化合物，用适当泡沫浮选技术可得到较好的分离富集。由于该法装置简单，能迅速、简便地处理大量试样溶液，近年来已成为痕量元素分离富集的一种有效手段。已用于海水、河水、饮用水中 As、Ag、Cd、Co、Cr、Fe、Hg、Mn、Mo、Ni、Pb、Se、Te、Zn 等痕量元素的分离富集。用于痕量分析的浮选技术按其作用机制可分成离子浮选、沉淀浮选和溶剂浮选三类。

1. **离子浮选法**　离子浮选法就是将痕量待测元素离子或其配合物离子与加入的带有

相反电荷的表面活性剂形成离子缔合物,这些离子缔合物具有表面活性,通入气体后,可吸附于气液界面并随同气泡一同上浮而被分离富集。将泡沫和母液分开的方式有三种:①用刮板取出泡沫;②通过浮选器下端的垂熔玻璃板将母液抽滤掉与泡沫分离;③采用上溢法将泡沫分离(图2-11a)。收集分离出的泡沫再经适当处理,制成较小体积的分析试液可供定量测定。影响离子浮选的因素有溶液酸度、络合剂的种类和浓度、离子强度、气泡的运动速度和大小等。进行浮选分离时,上浮的气泡不宜过大,加少量乙醇等有机溶剂可防止小气泡聚集成大气泡,在分出的泡沫中加少量正丁醇等有机溶剂可使泡沫破裂。

2. 沉淀浮选法　沉淀浮选法是将要分离富集的组分通过形成沉淀或利用共沉淀、吸附等使其吸附而捕集在沉淀微粒上,加入带相反电荷的表面活性剂(若用大体积有机载体时,也可不加),然后通气鼓泡使之漂浮到溶液表面而实现分离的方法。用来捕集要分离的痕量组分的沉淀或固体微粒称为载体,载体的选择需考虑共沉淀和浮选法两方面的影响因素。一般采用的载体多为大体积胶状物或絮状物,其粒径比小气泡的直径大,这样大量的小气泡才容易夹杂于胶体或絮状沉淀的间隙中和附着于沉淀表面而得到足够的浮力,上浮到溶液表面。

在沉淀浮选过程中,所用无机载体有 $Fe(OH)_3$、$Al(OH)_3$、$Zr(OH)_4$、$Ti(OH)_4$、$In(OH)_3$、CdS、PbS 等,一般都需要加与其表面电荷相反的表面活性剂,将亲水表面变为疏水表面吸附在气-液界面上。影响沉淀浮选的主要因素有沉淀载体的种类和用量、溶液的pH、离子强度、表面活性剂的种类和用量、通气速度和气泡大小等。

沉淀浮选法用大体积的絮凝沉淀剂进行浮选时操作比离子浮选法更简便快速,富集倍数比离子浮选法高得多,可达 $100 \sim 500$ 倍。

3. 溶剂浮选法　与前两种浮选方法不同的是在样品溶液上方加入一定量的有机溶剂,在一定条件下,样品金属离子与某些有机试剂形成结构复杂的疏水性或既疏水又疏有机溶剂的沉淀物。通入气泡后,吸附在气-液界面上的沉淀物随气泡浮升于溶液表面,有些可溶解于上层的有机溶剂中,而有些不溶于上层有机溶剂中而形成第三相,由于这一方法兼有离子浮选和三相萃取的性质,故将这种浮选分离技术称为溶剂浮选法(图2-11b)。选择合适的有机溶剂,将捕集的到浮选物直接用光度法测定,从而发展成灵敏度高和选择性好的新分析技术。溶剂浮选法所用设备简单,有些溶剂浮选可在分液漏斗中进行,操作更为方便,分离效果高,特别是在所形成的泡沫不稳定的情况下,使用溶剂浮选更为有利。

溶剂浮选与溶剂萃取的区别在于浮选物与浮选溶剂不发生溶剂化作用,而且它比溶剂萃取的分离量大,选择性高,分离效果好,操作更为简便。影响溶剂浮选的主要因素有溶液酸度、表面活性剂的种类和浓度、离子强度、通气速度和气泡大小等。

六、气化分离

气化分离是一类利用待测组分或基体在一定条件下可转化成气态或易挥发组分达到分离富集的处理技术,它包括挥发、升华、蒸馏和气体发生等数种。气化分离和高灵敏的检测方法相结合已发展成痕量分析中一个十分活跃的研究领域,这种联用技术在水质理化检验中的应用也日益普遍。

1. 蒸发　蒸发是最常见的一种气化浓缩分离技术,一种是利用水样中待测组分具有不同的沸点而使其逸出,以适当的方法收集馏分达到与基体分离的目的。如测定水样中的挥发酚、氰化物、氟化物和氨氮时,根据待测物性质在酸性或碱性介质中,采用直接蒸馏或水蒸气蒸馏进行分离富集。另一种是利用对热稳定且难挥发待测组分将样品基体蒸发,起到浓缩的作用。用这种方式进行浓缩富集时,样品中所有对热稳定且难挥发的组分都以同样倍数得到富集,其他的基体组分可能对待测组分的测定产生干扰,因此,可以与其他分离技术联用以消除干扰。蒸发浓缩的特点是操作简单,可不用或少用试剂,试剂沾污危险小,但因样品和容器接触时间长,故要注意容器壁对痕量组分吸附或溶出某些杂质带来的影响。

2. 顶空分析 顶空分析(head space analysis,HAS)是近年来发展起来的一种新的联用技术,该技术可将复杂样品的提取和净化一次完成,大大简化了样品的处理手续。顶空分析法对于痕量低沸点化合物的分离十分有效。近年来结合填充气相色谱、毛细管色谱-质谱联用技术,使其在许多分析领域的应用范围不断被拓宽,在水质检验中的应用也越来越普遍。

顶空分析的方法原理是:样品置于有一定顶端空间密闭容器中时,在一定温度和压力下,样品中所含有的各种挥发性组分在气液两相中达到动态平衡状态,当样品中挥发性组分很低时,气相中和液相中挥发性组分的浓度比即分配比为定值,待测组分在液相中溶解度越小其分配比越大,气相中待测组分的浓度就越大,通过测定气相中待测组分的浓度即可间接得到该组分在样品中的含量。

按其操作处理方式,顶空分析可分成静态和动态两种。静态顶空分析方法比较成熟,应用较广泛,但灵敏度较低。动态顶空分析与吹气捕集有些类似,它不断往样品中通入氮气,使其中挥发性组分随氮气逸出,并收集于吸附柱或冷阱中,经热解吸或以溶剂溶解后再进行气相色谱分析。动态顶空法操作较繁杂,但灵敏度高,可检测低至 $\mu g/L$ 水平的痕量组分。

影响气液平衡的因素诸如溶液的性质、温度、待测组分的溶解度和挥发性等均影响顶空分析灵敏度和选择性。样品基体与待测组分的挥发性相差越大,越有利于待测组分的分离富集。对于水质检验而言,改善溶液的性质(如加入适当电解质)降低待测组分溶解度或适当增高温度有利于组分的挥发,增加其在气相中的浓度,提高分析的灵敏度。顶空分析法特别适于分离富集低沸点痕量组分,而对一些沸点较高的组分的测定灵敏度较低。

3. 吹气捕集 静态顶空分析法由于受待测组分在气液两相中平衡的限制,只有很少一部分待测组分转移到气相,限制了其应用。吹气捕集的方式是将预先净化后的惰性气体通入水样中,水中所含易挥发性痕量组分在气流的作用下,随同气流一起逸出,再用适当的方式将逸出的组分捕集,就可实现分离富集。吹气捕集装置如图 2-12 所示,主要由曝气瓶、捕集管、气源及加热装置四部分组成。捕集管应采用热容量小的材料,以便于快速热解析和冷却后再使用。加热装置一般是在捕集管外部缠绕电阻丝加热,要求温度在 1 分钟之内能迅速升到 $180℃$。水相中的组分能否被吹出,取决于该组分挥发性、水温、气-水界面以及待测组分在水中的溶解度等诸多因素。此外,吹入气体的流速和总体积也影响这种分配。吹气捕集法适于分离富集沸点 $<200℃$ 的组分,这些组分多为有机物,如卤代烃类、脂肪烃、芳香烃、醚类、烯醛类等。

4. 气体发生 在一定条件下,有些待测组分可转化成气态化合物或易挥发性组分,经通气或蒸馏,这些组分可以从水样中逸出而与基体分离,将逸出的组分收集在少量溶液中或制成体积较小的试液,就能达到富集的目的,利用这种技术进行分离富集的方法可称为气体发生。气体发生是水质理化检验中应用较早和应用较广的分离富集方法,除氰化物、氟化物等典型例子外,有些元素在一定条件下可形成气态或具较高蒸气压的液态共价氢化物,它们极易从水样中逸出,利用这一性质进行分离富集的方法称为氢化物发生法。氢化物发生与一些高灵敏的检测技术(如原子吸收、原子荧光、等离子发射光谱以及色谱技术等)联用,建

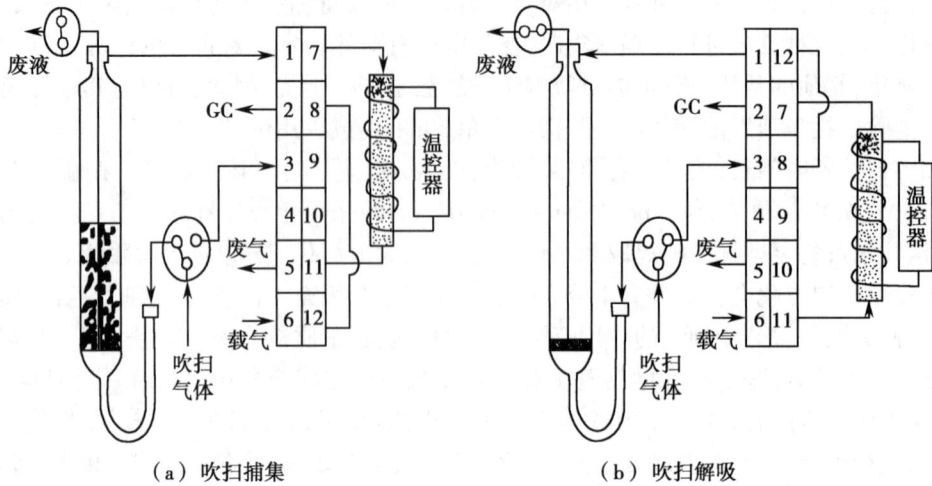

（a）吹扫捕集 　　　　　　　　（b）吹扫解吸

图 2-12 吹气捕集装置

立起来的各种分析方法具有操作简便、减缓干扰和降低了基体效应、提高了方法灵敏度和选择性、降低检出下限等突出的优点，已广泛应用于水质样品中 As、Se、Ge、Te、Ge、Bi、Sn、Pb、Sb、Hg、Ag、Cd 等元素的痕量及形态分析。

影响氢化物发生的主要因素有待测组分的性质、存在形态、反应体系（包括：还原剂的种类、浓度或用量、试样的酸度等）、共存组分、载气流速或吸附捕集方式等，其中最重要的是反应体系。

（1）金属-酸还原体系：由 Marsh 最早创建的 Marsh 验砷法，其原理是利用硫酸或盐酸溶液与金属锌粒反应生成新生态氢，新生态氢与砷的氧化物反应生成 AsH_3 随氢气一同逸出溶液，AsH_3 遇热在分解管析出具有褐色光泽的砷即砷镜。该体系仅适用于 As、Sb 的氢化物的发生。金属-酸为主体的新体系，如 $Zn\text{-}HCl\text{-}SnCl_2\text{-}KI$ 体系、$Mg\text{-}TiCl_2\text{-}HCl$ 体系、$Al\text{-}HCl\text{-}KI\text{-}SnCl_2$ 体系，扩展了其应用范围。由于金属-酸体系有以下缺点，故其应用受到一定限制：①还原反应速度缓慢，完成反应所需时间较长，还需将生成的氢化物收集起来，主要利用光度法进行测定，操作繁琐；②还原能力不强，仅能应用于 As、Se、Sb、Bi、Te 等 5 种元素；③还原剂为固体，不能与流动注射分析技术联用而实现自动分析。

（2）硼氢化钠（钾）-酸体系：硼氢化钠（钾）-酸体系比上述体系优越得多：①还原反应迅速，几乎可瞬间完成，无需收集所形成的氢化物而直接用原子吸收或原子荧光，可以获得比较高的测定灵敏度，操作简便；②还原能力强，可还原 Hg、Pb、Sn、Ge、In、Tl、As、Se、Sb、Bi、Te 等 10 种元素，扩大了该技术的应用范围；③还原剂可配成溶液，易于实现自动化分析。由于该体系具有这些优点，目前几乎完全取代了金属-酸还原体系。该体系存在的主要问题是还原剂溶液不太稳定和所含杂质造成试剂空白值较高。为提高硼氢化钠溶液的稳定性，可将其配成 $1\sim20g/L$ 的氢氧化钠溶液，在冰箱中可保存 $3\sim7$ 天。

（3）碱性氢化物反应体系：碱性氢化物反应体系又称"碱性模式"氢化物发生体系，是一种新的氢化反应模式。该体系是将硼氢化钠预先加入含有待测元素的碱性溶液中，然后加入盐酸，生成氢化物。与常规的酸性反应体系比较，碱性氢化反应体系的突出优点是能够简单有效地消除过渡金属元素的严重化学干扰。在常规的酸性反应体系中能生成氢化物的元素几乎都适于碱性氢化物反应体系，而有些在酸性反应体系中氢化物发生效率低的元素

（如铟），在碱性氢化物反应体系氢化物发生效率得到明显提高，从而提高了分析的灵敏度。

　　无论是酸性反应体系还是碱性氢化反应体系，在这些体系中加入一些氧化剂、络合剂、弱的还原剂及表面活性等增敏试剂可以改善氢化物发生的效率，如 $K_2Cr_2O_7$、H_2O_2、$K_2S_2O_4$、$K_3Fe(CN)_6$ 等可增加铅和汞的氢化物生成效率，大大提高了测定的灵敏度。一些改进的、新的反应体系的涌现已将氢化物发生的应用拓宽到元素周期表中过渡元素 Co、Ni、Cu、Zn、Ru、Rh、Pd、Ag、Cd、Os、Ir、Pt、Au 等的分析中。

（徐向东）

本 章 小 结

　　本章主要介绍了水样的采集、保存和水质样品处理方法。水样采集主要包括采样前的准备工作、现场采样和采样质量控制，重点掌握地表水监测断面和采样点的设置以及样品保存必要性、保存方法和样品保存的基本要求。掌握样品处理的目的、样品处理方法选择和评价。熟悉常用样品处理技术。了解样品保存注意事项、运输和管理等内容。

思考题

1. 一份详细的水样采集计划包括哪些内容？
2. 进行河流污染调查时，怎样设置采样断面？
3. 怎样计算采样量？
4. 采集含大量油类的水样时应注意什么？
5. 采样质量控制样品有哪几种？
6. 简述水样保存的基本要求。
7. 样品处理的目的主要有哪些？常见的分离富集方法有哪些？如何评价分离富集方法？
8. 常见的液相微萃取技术有哪些？
9. 简述固相萃取的操作步骤及萃取柱的预处理的作用。
10. 简述固相微萃取的优点。
11. 简述顶空分析的方法原理。
12. 试举例说明气体发生在水质理化检验样品处理中的应用。

第三章　感官性状和物理指标

水质的感官性状和物理指标是反映水体质量和天然性状的一般理化指标。感官性状指标是依靠检验者的感觉器官即视觉、嗅觉、味觉、触觉和听觉等进行检验的指标;物理指标是使用简单仪器进行物理和化学性状检验的指标。感官性状和物理指标的检验简单易行,可在短时间内对大量样品做出判断,为进一步检验提供线索。

第一节　水　温

一、概述

水温即水体温度,是水质理化检验必须测定的项目。正常情况下地表水的温度随日照、气温而变化,且总是落后于大气温度的变化,其变化范围大约在 0.1 ~ 30℃。地下水受地层深度和自然地质条件的影响,其水温变化很大,往往有 100℃ 以上的差别,如幼年火山地域的地下水温度高达 100℃ 以上,而冰川的地下水常低于 0℃。但是同一地点的地下水温度则比较恒定,通常为 8 ~ 12℃ 左右,且地下水深度越深,水温就越恒定,深井水也是如此,冬夏季节温差不超过 2℃。

影响水温的主要因素是气温和热污染。火力发电厂、核电站和钢铁厂的冷却系统排出的热水,石油、化工、造纸等工厂排出的生产废水中均含有大量废热,这些热量不断流入地面水系,会使一些地区的地面水温度升高到 35 ~ 40℃,俗称"人工温泉"。

水温与水的物理和化学性质密切相关。水中挥发性物质、溶解性气体、水生生物和微生物活动、化学和生物化学反应速度及盐度、矿化度、电导率、pH 等都受水温变化的影响。水体受到热污染后首当其冲的受害者是水生生物,一般水生生物能正常生存的温度上限是 33 ~ 35℃。水温升高使水中的溶解氧减少,水体处于缺氧状态,造成大部分水生生物和鱼类种群改变或死亡,还可使厌氧菌大量繁殖,有机物腐败加重,从而影响环境和生态平衡。此外,河水水温上升给一些致病微生物提供了一个人工温床,使它们得以滋生、泛滥,引起疾病流行,危害人类健康。因此,水温不仅影响农业、渔业、水产业和水生生态环境,而且还间接影响人体健康。

我国农田灌溉水质标准规定水温≤35℃;地表水环境质量标准规定人为造成的环境水温变化应限制在:周平均最大温升≤1℃,周平均最大温降≤2℃。

二、测定方法

水温为各类水样采集时现场必须测定、记录的项目之一。水温的测定方法有棒状水银温度计测定法、水温计或颠倒温度计测定法、数显式热敏电阻温度计测定法、语音式热敏电阻温度计测定法、卫星遥感监测法等。中国国家标准《水质水温的测定》(GB13195-91)中规定用水温计或颠倒温度计测定水温,该法适用于井水、江河水、湖泊和水库水以及海水水温的测定。

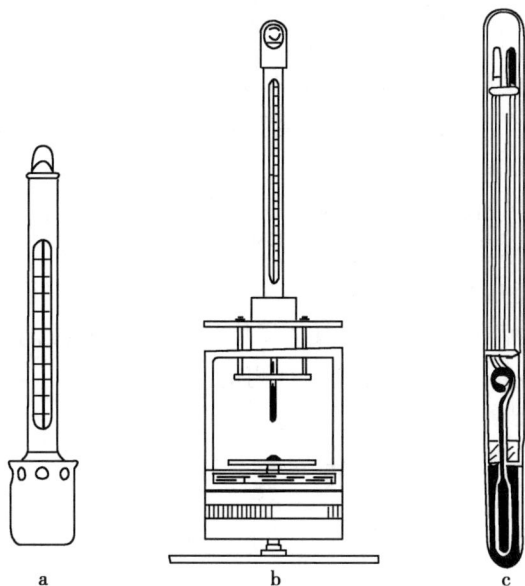

图 3-1　水温测定仪
a. 水温计;b. 深水温度计;c. 颠倒温度计

(一) 表层水温度测定

图 3-1a 为水温计,适于测量表层水温度。水银温度计安装在特制金属套管内,套管上有可供温度计读数的窗孔,上端有一提环,以供系住绳索,套管下端旋紧着一只有孔的盛水金属圆筒,水温计的球部应位于金属圆筒中央。测量范围为 −6~40℃,分度值为 0.2℃。

测定水温度时将水温计投入水中至待测深度,感温 5 分钟后,迅速提出水面并立即读数。从水温计离开水面至读数完毕应不超过 20 秒,读数完毕后,将筒内水倒净。

(二) 深层水温度测定

图 3-1b 为深水温度计,适于水深 40m 以内水温的测量。其结构与水温计相似。盛水圆筒较大,并有上、下活门,利用其放入水中和提升时的自动启开和关闭,使筒内装满所测的水样。测量范围为 −2~40℃,分度值为 0.2℃。

图 3-1c 为颠倒温度计(闭式),适于测量水深在 40m 以上的各层水温。闭端(防压)式颠倒温度计由组装在厚壁玻璃套管内的主温计和辅温计构成,套管两端完全封闭。主温计测量范围为 −2~32℃,分度值为 0.10℃;辅温计测量范围为 −20~50℃,分度值为 0.5℃。主温计水银柱断开应灵活,断点位置固定,复正温度计时,接受泡的水银应全部回流,主、辅温计应固定牢靠。颠倒温度计需装在颠倒采水器上使用。

水深在 40m 以内时,将深水温度计投入水中,与表层水温的测定步骤相同进行测定。水深 >40m 时,将安装有闭端式颠倒温度计的颠倒采水器,投入水中至待测深度,感温 10 分钟后,由"信使锤"作用,打击采水器的"撞击开关",使采水器完成颠倒动作。感温时,温度计的贮泡向下,断点以上的水银柱高度取决于现场温度,当温度计颠倒时,水银在断点断开,分成上、下两部分,此时接受泡一端的水银柱表示的读数,即为所测温度。上提采水器,立即读取主温计上的温度。根据主、辅温计的读数,分别查主、辅温计的器差表(由温度计检定证中的检定值线性内插作成)得相应的校正值。颠倒温度计的还原校正值 K 按式 3-1 式计算,主温计经器差校正后的读数 T 加还原校正值 K,即为实际水温。

$$K = \frac{(T-t)(T+V_0)}{n}\left(1 + \frac{T+V_0}{n}\right) \tag{3-1}$$

式中,T 为主温计经器差校正后的读数;t 为辅温计经器差校正后的读数;V_0 为主温计自接受泡至刻度 0℃ 处的水银容积,以温度度数表示;$1/n$ 为水银与温度计玻璃的相对膨胀系数,n 通常取值为 6300。

注意事项:①水温计或颠倒温度计应定期由计量检定部门进行校核;②应同时测定气温,冬季观测时,应避开冰块和雪球;③记录水温,一般应准确至 0.5℃。当要计算水中溶解氧饱和度时,则要记录至 0.1℃;④若无条件直接测水温,可用容量 5~10L 的木桶等容器取水样,经 1~2 分钟后倒掉,重新取水样,插入温度计,感温 3 分钟,于水中读数。用容器盛装的水,一般使用 0.1℃ 分度的棒状水银温度计测量。

第二节 臭 和 味

一、概述

臭和味是指被检水体可以闻到的气味和可以尝出的味道,属于利用人的感官进行检验的感官性状指标,是人的嗅觉和味觉对水的感觉和体验。天然水中臭和味主要由水中动植物的繁殖和死亡、有机物腐败、生活污水和工业废水污染而产生。如湖泊水中蓝绿藻大量繁殖可产生草腥臭;腐殖质可产生霉臭;酚、石油等污染可产生特殊的臭。引起味的主要是无机物,例如,NaCl 含量较高的水有咸味;含 $MgSO_4$ 及 Na_2SO_4 的水有苦味;铁盐含量过高的水有涩味;含 $CaSO_4$ 带微甜味;流经矾类岩层的水有酸味等。

清洁的天然水一般无臭无味,水有异臭异味可使饮用者厌恶而不愿饮用。水有异臭异味是水质不良的标志之一,检验水的臭和味,可以初步判定污染物的性质和类别,同时对水处理效果及追查污染源具有参考意义。

中国《生活饮用水卫生标准》(GB5749—2006)规定,生活饮用水不得有异臭和异味。

二、测定方法

臭和味的程度、大小很难用数量表示,只能通过感官检查后以适当的文字来描述其性质,按等级判断其强度。表 3-1 为臭和味的强度等级。

表 3-1 臭和味的强度等级

等级	强度	说明
0	无	无任何臭和味
1	微弱	一般饮用者很难察觉,但嗅、味敏感者可以发觉
2	弱	一般饮用者刚能察觉
3	明显	已能明显察觉
4	强	有很明显臭味
5	很强	有强烈恶臭或异味

注:必要时可用活性炭处理过的纯水作为无臭对照水

对于臭和味均可采用嗅气和尝味法,然后以适当的文字对等级、强度进行定性描述。

1. 嗅气和尝味法　该法分冷法和热法。冷法为常温(20℃)下,取100ml水样置于250ml锥形瓶中,振荡后从瓶口嗅其臭,同时,取少量水放入口中(切勿咽下)尝其味,用适当的文字记录臭和味的性质。可用无任何气味、芳香气味、甜气味、化学药品气味(氯、酚、石油类、硫化氢等)、植物气味、草腥臭、鱼腥臭、泥土臭、家畜臭、霉臭等词语描述臭的性质,力求贴切;可用正常、酸、甜、苦、涩、咸、麻、辣等描述味的性质。再参考表3-1记录其强度等级。

热法是将上述三角瓶内水样加热至刚沸腾,立即取下锥形瓶,待冷至约60℃时嗅臭和尝味,其性质与强度的记录同冷法。

2. 嗅(味)阈值法(稀释倍数法)　用无臭无味的水将水样稀释至分析人员刚刚嗅(尝)到臭(味)时的浓度,称为嗅(味)阈浓度,水样稀释到嗅(味)阈浓度时的稀释倍数,称为嗅(味)阈值。测定时用文字记录臭和味的性质,以嗅和味阈值表示臭和味的强度。

$$嗅(味)阈值 = \frac{水样体积(ml) + 稀释水体积(ml)}{水样体积(ml)} \tag{3-2}$$

注意事项:①臭和味的强度与水中产臭产味物质的量及种类密切相关,同时也受人的嗅觉、味觉敏感度的影响。在对臭和味做嗅气和尝味测定时检验人员应无相关的疾病(如感冒、口腔炎、鼻炎等);在检验前半小时停止进食(特别是烟酒和刺激性食物)及化妆;工作时间以不引起嗅觉和味觉疲劳为准。同时应由5人以上同时测定,以多数人的测定结果为准;②由于臭和味受水温的影响较大,因此报告时应注明测定温度;③测定臭和味的水样要用玻璃瓶采集。最好在采样后立即检验,否则应将采样瓶充满水样,不留空隙,冷藏,6小时内检验,最好不要拖延;④取水和盛水容器须充分洗净,保证无臭和味,实验室应无任何臭和味的干扰;⑤无臭水是用自来水或蒸馏水通过内装活性炭的无臭水发生器而制得;⑥有毒有害的生活污水和工业废水不能用口检验。水味的测定只适于对人体健康无害的水样,对于受污染的水,可用稀释倍数法测定其嗅阈值。

第三节　色　　度

一、概述

色度(chromaticity)即水的颜色,是指水中的溶解性物质或胶体状物质所呈现的类黄色乃至黄褐色的程度。水的色度分为表色和真色两种。表色是指没有除去悬浮物的水所具有的颜色,包括由溶解性物质和不溶解性悬浮物质产生的颜色。真色是指除去悬浮物后水的颜色,仅由溶解性有色物质所产生。清洁或浊度很低的水,其真色和表色相近;着色很深、悬浮物较多的工业废水、生活污水二者差别较大。水质理化检验通常只测定真色。

洁净的天然水,在水层浅时为无色透明,深时为浅蓝或浅绿色。天然水经常呈现不同的颜色是水中有机物的分解和含有无机物造成的,最常见的是天然有机物分解产生的有机络合物的颜色。例如,植物性有机物溶于水中,会使水呈现淡黄色,甚至棕黄色;含高铁化合物的水呈黄色;水中硫化氢被氧化析出硫,可使水呈淡蓝色;某些沼泽水,由于植物中含单宁酸和没食子酸与铁化合成铁盐而呈现黑色;水中大量藻类存在时会因藻类的种类而呈现不同的颜色,如小球藻使水呈绿色,硅藻呈棕绿色,甲藻呈暗褐色,蓝绿藻呈绿宝石色;受工业废水污染的水体,可呈现该工业废水特有的颜色。

水有颜色,则标志着水受污染,有色的水,影响人的心理,使饮用者产生不愉快感;也使水的透明度降低,影响工业用水,使一些轻工业产品如造纸、纺织等产品质量降低。

色度是主要的污染指标之一,一些国家的水质标准,要求色度在 5~20 度之间。我国水质卫生标准规定,生活饮用水的色度不超过 15 度。

二、测定方法

色度的测定方法有铂-钴标准比色法、铬-钴比色法和稀释倍数法。中国《生活饮用水标准检验方法-感官性状和物理指标》(GB/T5750.4—2006)规定铂-钴标准比色法为生活饮用水标准检测方法,适用于清洁水、轻度污染并略带黄色色调的水,如地面水、地下水和生活饮用水等;铬-钴比色法是铂-钴标准比色法的替代方法,经济实用,无氯铂酸钾时可采用铬-钴比色法;稀释倍数法是环境水质检测标准方法,适用于污染较严重的地面水和工业废水。

1. 铂-钴标准比色法　该法利用氯铂酸钾和氯化钴配成与天然水黄色色调相似的标准色列,与水样进行目视比色测定。规定 1L 水中含有 1mg 铂[以 $(PtCl_6)^{2-}$ 形式存在]和 0.5mg 钴时所具有的颜色为一个色度单位,即 1 度。

首先配制铂-钴标准溶液:称取氯铂酸钾 1.246g(K_2PtCl_6,相当于 500mg 铂)和干燥的氯化钴 1.000g($CoCl_2 \cdot 6H_2O$,相当于 250mg 钴),溶于 100ml 纯水中,加入 100ml HCl,用纯水定容至 1000ml,该标准溶液的色度为 500 度。然后配制标准色列,分别取该溶液适量体积于规格为 50ml 的成套高型无色具塞比色管中,加纯水至刻度,摇匀,配制成色度为 0、5、10、15、20、25、30、35、40、45、50 度的标准色列。取 50ml 水样于比色管中,将水样与标准色列进行比较,以确定水样的色度。如水样色度过高,可吸取少量水样,加纯水稀释后比色,将结果乘以稀释倍数。

本法最低检测色度为 5 度,测定范围为 5~50 度。如果水样与标准色列的色调不一致,即为异色,可用文字描述。

2. 铬-钴比色法　称取重铬酸钾($K_2Cr_2O_7$)0.0437g 和硫酸钴($CoSO_4 \cdot 7H_2O$)1.000g 溶于少量纯水中,加入 0.5ml H_2SO_4,混匀后用纯水定容至 500ml,此标准溶液色度也为 500 度。测定水样时,除了用稀盐酸(1+1000)代替纯水稀释标准色列外,其余与铂钴比色法相同。本法最低检测色度和测定范围与上法相同。

3. 稀释倍数法　测定工业废水或受工业废水污染的水源水时,由于色调复杂,无法用铂-钴或铬-钴比色法进行测定时,一般采用稀释倍数法进行测定。

用目视比色法,将水样用高纯水稀释,同时与高纯水相比较,以刚好看不见颜色时的稀释倍数来表达水样颜色的强度,并观察水样颜色,用红、橙、黄、绿、青、蓝、紫等文字描述。以稀释倍数值和文字描述相结合表达结果。

测定时首先观察水样颜色,并用文字描述。再根据色度的大小,取一定体积的水样,以高纯水作对照,将水样用高纯水成倍数地稀释,直至刚好看不见水样的颜色,记录此时的稀释倍数值。

注意事项:①无论用铂-钴比色法还是用铬-钴比色法测定,均只能测定黄色色调的水样。清洁水样可直接取样测定,浑浊水样应离心分离悬浮物或静置澄清数小时后,吸取上层澄清水样检验。不可用滤纸过滤,因为滤纸能吸附部分有色物质,而使色度降低。若水样所含颗粒太细,用离心的方法不容易将悬浮物质除去时,可只测定水样的表色,在报告上注明;②铂-钴标准比色法操作简便、色度稳定,如标准色列保存适宜,可长期使用。但氯铂酸钾比较贵,大量使用不经济。铬-钴比色法用重铬酸钾和硫酸钴做标准,试剂便宜易得,精密度和准确度与铂-钴标准比色法相同,但标准色列保存时间较短;③稀释倍数法也可以参照嗅阈值的测定及计算方法,做任意稀释倍数的测定;④pH 对色度有较大影响,在测定色度的同时应测定水样的 pH。报告色度的同时,也应报告 pH。

第四节 浑 浊 度

一、概述

浑浊度(turbidity)表示水中含有悬浮物和胶体物质而呈浑浊状态,造成通过水的光线被散射或光线透过时受到阻碍的程度。水的浑浊度主要由水中的无机物和有机物引起,主要包括泥沙、黏土、原生动物、藻类、细菌、病毒,以及高分子有机物等。悬浮物质和胶体物在水中很不稳定,静置时,重的微粒(砂和黏土一类无机物)会沉下来,轻的微粒(动植物及其残骸一类有机物)则浮于水面,用过滤等分离方法可以除去。水的浑浊度主要取决于胶体颗粒的种类、大小、含量、形状和折射指数。我国卫生标准规定一升蒸馏水中含 $1mg$ SiO_2 为 1 个浑浊单位,简称 1 度。

各种水源水浑浊度各不同,地表水最高,浅井水次之,深井水和泉水最低。地表水和多数水源水浑浊度 <200 度,洪水期间有的江河水浑浊度可超过万度。

浑浊度过高可影响水味和颜色,其中的颗粒物可以吸附或包藏病毒和细菌以及苯并[a]芘和多氯联苯等有毒有害物质,还可庇护微生物使其免于受到水消毒处理的影响并促进细菌的生长。此外,浑浊度也是工艺控制中的重要运行操作参数,它能提示水处理工艺尤其是絮凝、沉淀和过滤工艺中存在的问题。

浑浊度达 10 散射浊度单位(nephelometry turbidity unit,NTU)时,人能普遍感到水质浑浊。中国水质卫生标准(GB5750-2006)规定生活饮用水的浑浊度不超过 1NTU,如果水源与净水技术条件受限时不超过 3NTU。

二、测定方法

测定浑浊度的方法有透射法、散射法和散射-透射法。中国在 GB/T5750.4—2006 标准中规定生活饮用水及水源水中浑浊度的测定方法为福尔马肼散射法和福尔马肼目视比浊法。这两种方法的最低检测浑浊度分别为 0.5NTU 和 1NTU。

1. 福尔马肼散射仪测定法 在相同条件下用福尔马肼标准混悬液散射光的强度与待测水样散射光的强度进行比较。散射光的强度越大,表示浑浊度越高。

首先配制福尔马肼(formazine)标准混悬液:取硫酸肼溶液(10g/L)与环六亚甲基四胺溶液(100g/L)各 5.0ml 于 100ml 容量瓶内,混合,在 25℃ ±3℃ 放置 24 小时后生成白色高分子聚合物的混悬液,称之为福尔马肼标准混悬液,此标准混悬液浑浊度为 400NTU。将福尔马肼标准混悬液用纯水稀释 10 倍,浑浊度为 40NTU,使用时再根据需要稀释,配制成标准使用液。在相同条件下使用散射式浑浊度仪比较标准系列和待测水样散射光的强度,确定水样浑浊度。散射光强度越大,说明水样浑浊度越大。浑浊度 >40NTU 时,可用纯水稀释后测定,根据仪器测定时所显示的 NTU 数值乘以稀释倍数即为该水样浑浊度值。

2. 福尔马肼目视比浊法　配制浑浊度为 400NTU 的福尔马肼标准混悬液(方法同上),然后吸取适量的该标准混悬液于 50ml 比色管中,配制成浑浊度分别为 0、2、4、6、8、10、20、30、40NTU 的标准混悬液系列。然后取 50ml 混匀的水样于同规格的比色管中,与标准混悬液系列同时混匀后由管的侧面进行观察比较。如果水样浑浊度 >40NTU 时,用纯水稀释后再进行测定。浑浊度结果在测定时即可直接读取,乘以稀释倍数。

注意事项:①硫酸肼有致癌性,应避免吸入、摄入或与皮肤接触;②福尔马肼生成温度最好控制在 25℃ ±3℃,硫酸肼与环六亚甲基四胺反应 24 小时生成物的浑浊度达最大值;③浑浊度为 400 度的标准贮备液可保存 1 个月,浑浊度标准使用液可稳定 1 周;④对不同浑浊度范围读数的精度要求不同,若浑浊度为 2 ~ 10NTU,读数精度为 1NTU;10 ~ 100NTU 时为 5NTU;100 ~ 400NTU 时为 10NTU;400 ~ 700NTU 时为 50NTU;超过 700NTU 时为 100NTU;⑤水样必须新鲜,必要时可加入 5% $HgCl_2$ 保存。产生浑浊度的物质放置时间过长可发生聚合沉降而使浑浊度发生变化,最好在采集水样后立即测定,并要充分振摇;⑥在野外也可通过测定水样的透明度来表示浑浊程度,即用透明玻璃量筒盛水样由上向下观察,以刚能辨别出筒下符号时水柱高度(cm)来表示,通常 >30cm 为透明,20 ~ 30cm 为微浑,10 ~ 20cm 为浑浊, <10cm 为很浑浊。

第五节　溶解性总固体

一、概述

水样在一定温度下烘干所得的固体残渣称为总固体,分为溶解性总固体和悬浮性总固体。溶解性总固体(total dissolved solids)是指水经过滤后,在一定温度下烘干所得的固体残渣,主要包括不易挥发的可溶性盐类、有机物和能通过滤器的不溶性微粒等,又称为可滤过性固体或滤过性残渣;悬浮性固体是指那些不溶于水中的泥沙、黏土、有机物、微生物等悬浮物质。在不很严格的情况下,当水比较清净时,水中的有机物质含量比较少,有时候也用溶解性总固体的含量来近似地表示水中的含盐量(也称矿化度)。当水特别清净时,悬浮固体的含量也比较少(如地下水),因此有时也可以用总固体的含量来表示水中的含盐量。

由于水中无机盐类一般均以离子的形式存在,所以溶解性总固体的含量也可以用来表示为水中各种阳离子和阴离子的量的总和。在判断水质检验数据正确性时,可以根据化学平衡原理用公式 3-3 计算和判断水质检验数据正确与否。

$$\left[\frac{溶解性总固体计算值(mg/L)}{溶解性总固体测定值(mg/L)} - 1\right] \times 100\% < 10\% \tag{3-3}$$

溶于水中的无机盐主要为 K^+、Na^+、Ca^{2+}、Mg^{2+}、Fe^{3+}、Mn^{2+}、Cl^-、SO_4^{2-}、NO_3^- 和 HCO_3^-,溶解性总固体计算值应是这些离子的总和,由于在蒸干过程中,大约有 1/2 的重碳酸盐分解,以 CO_2 形式挥发,故重碳酸盐以 60/122 计算。

我国规定生活饮用水溶解性总固体标准为 ≤1000mg/L。

二、测定方法

测定溶解性总固体的标准规范方法为重量法,本法适用于测定生活饮用水及其水源水中的溶解性总固体。

水样经中速定量滤纸或 0.45μm 滤膜过滤后,在一定温度下烘干,称量所得固体残渣的重量。

测定方法有 105℃烘干和 180℃烘干两种。

(1)在 105℃±3℃烘干:将瓷蒸发皿洗净,放在 105℃±3℃烘箱内 30 分钟。取出,于干燥器内冷却 30 分钟,称量。再次烘烤、称量,直至两次称量相差不超过 0.0004g。将水样上清液用滤器过滤,吸取适量的过滤水样于瓷蒸发皿中,将瓷蒸发皿置于水浴上蒸干后(水浴液面不要接触皿底),移入 105℃±3℃烘箱内烘烤 1 小时,干燥器内冷却 30 分钟,称量。重复烘烤操作至恒重为止。

(2)在 180℃±3℃烘干:按上述步骤将瓷蒸发皿在 180℃±3℃烘干并称量至恒重。吸取适量水样于蒸发皿中,精确加入 25.0ml 碳酸钠溶液于蒸发皿内,混匀。同时做一个只加 25.0ml 碳酸钠溶液的空白。计算水样结果时应减去碳酸钠空白的质量。

注意事项:①通常情况下当水中溶解性总固体小于 1000mg/L 时应采用 105℃±3℃烘烤。在此温度下,保留了矿物质中含有的结晶水和部分吸着水,重碳酸盐将转化为碳酸盐,而有机物挥发很少;②当水中溶解性总固体大于 1000mg/L 时应采用 180℃±3℃烘烤。在此温度下,矿物质中吸着水都可以除去,可能存留某些结晶水,有机物挥发逸失,但不能完全分解,重碳酸盐均转变为碳酸盐,部分碳酸盐可能分解为氧化物和碱式盐;③水的含盐量(矿化度)是表示水中所含盐类的数量。水的含盐量与溶解性固体的含义有所不同,因为溶解性固体不仅包括水中的溶解性盐类,还包括有机物质。水的含盐量与总固体的含义也有所不同,因为总固体不仅包括溶解性固体,还包括不溶解于水的悬浮性固体等。所以,溶解性固体和总固体在数量上都要比含盐量高;④当水样的溶解性总固体中含有较多的 $CaCl_2$、$Ca(NO_3)_2$、$MgCl_2$、$Mg(NO_3)_2$ 时,由于这些化合物具有很强的吸湿性使称量很难恒量,可在水样中加入适量碳酸钠溶液(100g/L)而得到改进。

第六节 电 导 率

一、概述

电导率(conductivity)是指截面积 $1cm^2$,高度 1cm 的水柱所具有的导电能力,电导率的单位为西门子/厘米(S/cm)。由于多数水样的电导率较低,故在实际应用时多以 μS/cm 或 mS/cm 表示,$1μS/cm = 10^{-6}S/cm$,$1mS/cm = 10^{-3}S/cm$。

电导率是用数字来表示水溶液传导电流的能力,与水中矿物质含量有密切的关系,可用于检测水中溶解性矿物质浓度的变化和估计水中离子化合物的数量。测定水的电导率还可以检查实验室用水的纯度及校核水分析结果的误差。

水的电导率与其所含电解质的量有一定的关系,在一定浓度范围内离子的浓度越大,所带的电荷越多,电导率也就越大,因此,该指标可间接推测水中离子的总浓度或含盐量。电导率也与溶解性总固体有密切关系。对一个变动不大的水源,可用电导率除以溶解性总固体求得经验因子,有了经验因子之后,只要测得水样的电导率,将电导率乘以经验因子即可估计水样中溶解性总固体的量。将电导率与阴离子或阳离子的总量比较可校对分析结果是否正确。其计算公式为:

$$\left[\frac{\text{阴(阳)离子毫摩尔} \times 100}{\text{电导率}} - 1\right] \times 100\% < 10\% \tag{3-4}$$

电导率可作为水体被矿物质污染的指标,当水中无机酸、碱或盐增加时,电导率随之增加。由于有机物不离解或离解很微弱,导电也很微弱,因此电导率不能反映这类污染因素。

不同类型的水电导率各不相同。新蒸馏水或离子交换水的电导率在 $0.5 \sim 2\mu S/cm$,存放数周后,由于吸收了空气中的二氧化碳及氨等,可上升到 $2 \sim 4\mu S/cm$。一般天然水的电导率在 $50 \sim 500\mu S/cm$ 之间,清洁河水电导率在 $100 \sim 300\mu S/cm$ 之间,高度矿化的水可达到 $500 \sim 1000\mu S/cm$。工业废水可超过 $1000\mu S/cm$,而含无机盐高的水可达 $10\ 000\mu S/cm$ 以上。

二、测定方法

电导率的标准测定方法为电导分析法。该法适用于测定生活饮用水及其水源水的电导率。

电解质溶液中的离子在电场的作用下移动而具有导电作用。在相同温度下水样的电导 G 与水样的电阻 R 呈倒数关系,计算公式为:

$$G = \frac{1}{R} \tag{3-5}$$

电导率 γ 为电流通过单位面积 A 为 $1cm^2$,距离 L 为 $1cm$ 的两铂黑电极的电导能力,计算公式为:

$$\gamma = G \times \frac{L}{A} \tag{3-6}$$

注:式中电导率 γ 单位为 S/cm。

即电导率 γ 为电导池常数 C 与水样电阻 R_s 的比值。因此,只要测出水样的 $R_s(\Omega)$ 或水样的 $G_s(\mu S)$,$\gamma(\mu S/cm)$ 即可得出,计算公式为:

$$\gamma = C \times G_s = \frac{C}{R_s} \times 10^6 \tag{3-7}$$

注:$1\mu S = 10^{-6}S$

检测前配制氯化钾标准溶液 $[c(KCl) = 0.01mol/L]$:称取 $110^{\circ}C$ 烘干后的优级纯氯化钾,溶于新煮沸放冷的蒸馏水中,于 $25^{\circ}C$ 时在容量瓶中稀释至 $1000ml$。该标准溶液在 $25^{\circ}C$ 时导电率 $\gamma = 1413\mu S/cm$。标准溶液应储存在塑料瓶中。检测时用电导仪检测氯化钾标准溶液在 $25^{\circ}C \pm 0.1^{\circ}C$ 时的电导 G_{KCl} 或电阻 R_{KCl},求得电导池常数 C。公式为:

$$C = \frac{1413}{G_{KCl}} \tag{3-8}$$

然后检测水样在 $25^{\circ}C \pm 0.1^{\circ}C$ 时的电导 $G_s(\mu S)$ 或电阻 $R_s(\Omega)$,根据公式 3-7 即可得出水样的电导率 $\gamma(\mu S/cm)$。

注意事项:①应根据水样的电导率范围正确选用电极:若被测溶液的电导率 $<10\mu S/cm$,使用光亮铂电极;被测溶液电导率在 $10 \sim 40\mu S/cm$ 范围时,则用铂黑电极;②铂黑电极

在使用前后最好浸在水中,防止铂黑的惰化。测量时电极表面不得有气泡。如果发现镀有铂黑的电极失灵,可浸入 10% 的 HNO_3 或 HCl 溶液中 2 分钟,用水洗净后使用;③电导率随温度升高而增大,温度每升高 1℃,电导率增加 2%~2.5%。通常规定 25℃ 为测定电导率的标准温度。因此,在测定时必须先测定水样的温度,然后用仪器校正或用公式校正为 25℃ 时的测定值。校正公式如下:

$$K_S = \frac{K_t}{1 + 0.022(t - 25)} \tag{3-9}$$

式中,K_S 为标准温度(25℃)下的电导率;K_t 为测定温度下的电导率;T 为测定时的水温;0.022 为各种离子电导率的平均温度系数;25 为标准温度(℃)或者,测定前将氯化钾标准溶液与水样注入试管,放入 25℃ ±1℃ 恒温水浴中,加热 30 分钟后再进行测定;④测定氯化钾标准溶液与水样时,要分别用两种溶液充分冲洗好电极再进行测定,防止有干扰;⑤如测定过程中温度变化 ≥0.2℃,要重新测量;⑥水中溶解的电解质性质、浓度和水温等均对测定结果的精密度和准确度有影响,应控制实验条件和电导仪电极的选择与安装。

第七节　pH

一、概述

水体的 pH 是评价水质的一个重要参数,反映水中弱酸和弱碱的离解程度,对水质的变化、生物繁殖消长、腐蚀性、水处理效果等均有影响。水的 pH 与水中二氧化碳的含量有密切的关系,由于水中二氧化碳含量不稳定,所以在水样采集时应现场测定水的 pH。

水体的 pH 与土壤性质、气候和降水量等因素有关。天然水中经常含有碱土金属等,因而多呈弱碱性;如含有大量 CO_2、有机酸则偏酸性。我国除黑龙江、福建、江西、浙江等地区有 pH<6.5 的水源和新疆、西藏、甘肃、陕西等地区有 pH>8.5 的水源外,一般地表水的 pH 都在 6.5~8.5 之间。水体的酸碱污染主要来源于冶金、电镀、轧钢、金属加工、人造纤维、造纸、制碱、制革、炼油等工业废水,酸性矿山排水和酸雨水也是水环境中酸污染的重要来源。水体受酸碱污染后,水中微生物生长受到一定的抑制,使得水体自净能力受到障碍并可能腐蚀船舶和水中设施;若水体长期受酸碱污染,对生态平衡产生不良影响,使水生生物的种群逐渐变化,鱼类减少,甚至绝迹。

pH 过低,可腐蚀供水管道,影响水质,并使水中大部分金属盐长时间处于溶解状态;pH 过高又可析出溶解性盐类,使水的感官性状恶化,也不利于消毒。

我国生活饮用水卫生标准规定 pH 为 6.5~8.5。

二、测定方法

pH 的测定方法通常有玻璃电极法和标准缓冲溶液比色法两种。玻璃电极法准确,干扰少,应用广泛,适于复杂水样的测定。标准缓冲溶液比色法设备简单、操作方便,在仪器设备有限或使用受限的情况下经常采用,但精密度差,干扰因素多。

1. 玻璃电极法　适用于生活饮用水及其水源水的 pH 测定,不受水的颜色、浑浊度、含盐量、胶体物、游离氯及各种氧化剂或还原剂的干扰,但在较强的碱性溶液中,当存在大量的

Na$^+$时会产生误差,使结果偏低。

以玻璃电极为指示电极,饱和甘汞电极为参比电极,插入溶液中组成原电池。当氢离子浓度发生变化时,玻璃电极和甘汞电极之间的电动势也随着变化,在25℃时,每单位pH标度相当于59.1mV电动势变化值,在仪器上直接以pH的读数表示。温度差异在仪器上有补偿装置。

玻璃电极法采用标准比较法测定水样pH,在相同条件下分别测定pH标准缓冲液和与水样所组成电池的电动势,即以pH标准缓冲溶液为基准,通过比较求出水样的pH。首先根据说明书进行仪器校正,然后用标准缓冲溶液对仪器进行定位。再用纯水将两个电极淋洗后测定水样,即可在仪器上读出水样的pH。

2. 标准缓冲溶液比色法　适用于色度和浑浊度较低的生活饮用水及其水源水的测定。本法可准确到0.1pH单位。

不同的酸碱指示剂在一定的pH范围内显示出不同颜色。在一系列已知pH的标准缓冲溶液及水样中加入相同的指示剂,显色后即可测得水样的pH。

首先分别配制0.10mol/L邻苯二甲酸氢钾,0.10mol/LKH$_2$PO$_4$,0.10mol/LHBO$_3$-KCl和0.1000mol/L NaOH等四种不同pH的溶液或混合溶液,氯酚红、溴百里酚蓝、酚红、百里酚蓝和酚酞等五种酸碱指示剂。然后按一定比例配制不同pH的标准缓冲溶液,根据pH加相应的指示剂,做成标准色列。测定时,吸取10ml澄清水样,加入0.5ml指示剂(指示剂种类与标准系列相同),混匀后与标准管比色确定其pH,颜色与水样相近似的标准管的pH,即为该水样的pH。

注意事项:①水中二氧化碳含量增高可降低水样的pH,所以,应于采样后立即测定;②玻璃电极在使用前应在蒸馏水中活化24小时以上,测定结束后,应用蒸馏水洗净,浸泡在水中。玻璃电极测水样pH,校准仪器时选用与水样pH接近的标准缓冲溶液定位;③水样中的油或酯可污染电极,应预先除去。如电极受到污染,可先用CCl$_4$或丙酮除去油污(不能用无水乙醇),再用稀盐酸溶解无机盐,用水洗净,在水中浸泡>24小时后再使用;④玻璃电极和甘汞电极在使用时,必须注意内电极与球泡之间及内电极和陶瓷滤芯之间是否有气泡,若有则必须除掉,以防止断路;⑤甘汞电极在使用时,应将上端加液孔的橡皮塞拔去,甘汞电极的内充液为饱和氯化钾溶液,因此氯化钾溶液中应有少量氯化钾晶体;⑥温度对测定pH有重要影响,电极本身的电位随着温度而改变,水样的电离作用也受温度影响,因此在报告结果时应注明测定时的温度,测定结果只表示在测定温度时的实际pH;⑦pH>9时应使用高碱玻璃电极测定pH。

第八节　总　硬　度

一、概述

总硬度(total hardness),主要是指溶于水中的钙盐、镁盐类的含量。水的硬度可分为暂时硬度和永久硬度。暂时硬度又称为碳酸盐硬度,主要由重碳酸钙或重碳酸镁形成,可能还有少量碳酸盐,暂时硬度加热煮沸可生成沉淀从水中去除。永久硬度又称为非碳酸盐硬度,由钙、镁的硫酸盐或氯化物等形成,经煮沸不能去除。水的硬度以CaCO$_3$mg/L表示,大致可分为以下几类(表3-2)。

表 3-2 水的硬度分类

CaCO$_3$ 含量(mg/L)	分类
0 ~ 75	极软水
75 ~ 150	软水
150 ~ 300	中硬水
300 ~ 45	硬水
450 ~ 700	高硬水
700 ~ 1000	超高硬水
>1000	特硬水

水中含 CO$_2$ 较多时可促进钙、镁的溶解。天然水的硬度因地质条件不同存在很大的差异。地下水的硬度一般都高于地表水,因为地下水在渗透过程中吸收了土壤中有机物分解释放出的 CO$_2$,可使地层中的碳酸钙、碳酸镁溶解,使地下水硬度增高。而地表水仅与河床、湖底及地表接触,且水中 CO$_2$ 含量低,故地表水硬度较低。但也有相反的情况,如西北有的地表水硬度可高达 2000mg/L 以上,而四川某地 200m 深的地下水却是软水。当地表水受到硬度较高的工矿废水污染时,或排入水中的有机污染物分解释放出 CO$_2$ 时,也会使水的硬度增高。我国水源水硬度,大致是北方高,南方低。

一般认为总硬度 <400mg/L 时,对人体没有多大影响。硬度过高的水,特别是镁盐含量高,对健康有一定的影响,不宜饮用。偶尔饮用高硬度的水可引起胃肠功能暂时紊乱,出现肠鸣腹胀、腹痛或腹泻等症状,一般在短期内即能适应。长期饮用硬度过高的水可引发结石类疾病,但硬度过低对人体也有不良影响,据美、英、加拿大等国家报道,饮用水硬度过低会使血压和胆固醇含量显著升高,心血管疾病发病率及死亡率明显升高;此外,硬度高对生活、卫生及工业应用都有不良作用。如洗衣物时钙、镁离子可与肥皂产生沉淀,消耗过多的肥皂;烧开水时,钙、镁离子会生成氧化物沉积在水壶和锅炉上,影响水壶、锅炉的使用寿命及导热性能,消耗更多的能量,严重者会造成管道堵塞、锅炉爆炸。因此,生活用水、工业用水的总硬度有一定的规定,必要时需做软化处理。

我国生活饮用水标准规定,饮用水的硬度(以 CaCO$_3$ 计)不超过 450mg/L。

二、测定方法

总硬度的国家标准检验方法为乙二胺四乙酸二钠(Na$_2$EDTA)配位滴定法,该法适用于生活饮用水及其水源水总硬度的测定。若取 50ml 水样,该方法最低检测质量浓度为 1.0mg/L。

水样经 NH$_3$-NH$_4$Cl 缓冲液调节至 pH10,向水样中加入少量铬黑 T 指示剂,铬黑 T 与水样中钙、镁离子形成铬黑 T-钙、铬黑 T-镁的配合物,水样呈紫红色。但这些配合物的稳定常数较乙二胺四乙酸-钙和乙二胺四乙酸-镁的配合物的稳定常数小,当用 Na$_2$EDTA 标准溶液滴定水样时,Na$_2$EDTA 先与水样中游离的钙、镁离子生成无色的乙二胺四乙酸-钙和乙二胺四乙酸-镁,然后夺取铬黑 T-钙、铬黑 T-镁中的钙、镁离子,使铬黑 T 指示剂游离出来,溶液由紫红色变为天蓝色,即为滴定终点。根据 Na$_2$EDTA 标准溶液的用量,可计算出水中钙、镁等离子的总量。

注意事项:①水样中共存的 Fe、Mn、Al、Cu、Ni、Co 等金属离子使滴定终点不明显,加

KCN 可掩蔽重金属的干扰,盐酸羟胺可使高铁离子及高价锰离子还原为低价离子而消除其干扰。若水样中含有金属干扰离子,使滴定终点延迟或颜色发暗,可另取水样,加入 0.5ml 盐酸羟胺及 1ml 硫化钠溶液或氰化钾溶液 0.5ml 再滴定;②水样镁含量很少时,需要加入已知量镁盐,以使滴定终点颜色转变清晰,在计算结果时,再减去加入的镁盐量,或者在缓冲溶液中加入少量 MgEDTA,以保证明显的终点;③以铬黑 T 为指示剂,用 Na_2EDTA 滴定钙、镁离子时,在 pH9.7 ~ 11 范围内,溶液愈偏碱性,滴定终点愈敏锐。但可使碳酸钙和氢氧化镁沉淀,从而造成滴定误差。因此滴定 pH 以 10 为宜;④水样中钙、镁含量较大时,要预先酸化水样,并加热除去二氧化碳,以防碱化后生成碳酸盐沉淀,滴定时不易转化;⑤水样中含悬浮性或胶体有机物可影响终点的观察,可预先将水样蒸干并于 550℃ 灰化,用纯水溶解残渣后再进行滴定;⑥测定大批水样时,应逐个加入缓冲溶液并立即滴定。

第九节 放射性指标

一、概述

某些元素的原子核能够在其核衰变过程中释放出 α、β、γ 射线,这种性质称为放射性。放射性活度(activity),即放射性的强度,是指放射性核素每秒衰变的原子数。放射性活度的国际单位制(SI)单位为贝克勒尔(becquerel),简称贝克(Bq),1Bq = 1 个衰变/s。饮用水的指导水平用每一升的放射性核素的活度表示,称为活度浓度,用活度每升(Bq/L)表示。

环境中的放射性污染来源于天然放射源和人类活动产生的放射源。水体中的天然放射性物质主要来自地球形成时结合到底层中的放射性元素及其衰变产物,地下水在其形成过程中,会溶入一定量的天然放射性物质,因此对于同一地区来说,井水、泉水等地下水的总放射性水平要高于水库、河水等地表水水中总放射性含量。人类活动产生的放射性物质对水体造成的污染主要来自核试验、核动力、核工业和核医学等产生的废水、废渣和废气。

人体接触放射性污染的水可造成外照射,通过摄入放射性污染的水或食物可造成内照射。放射性污染物进入人体后可分布于全身各组织,有的也会相对集中于部分器官(如 ^{131}I 主要集中在甲状腺,^{222}Rn 主要集中在肺,^{235}U 主要集中在肾脏),可引起恶性肿瘤等疾病,还会对人类的遗传产生不良影响。

识别单个放射性核素以及测定它们的浓度需要采用复杂的技术方法和昂贵的分析手段,而且大多数情况下饮用水中放射性核素的浓度很低,因此可行性较低。一个较实用的方法是使用一种筛查的程序,因为水体中存在的放射性核素主要是发射 α、β 射线的放射源,所以首先测定以 α 放射性和 β 放射性形式表示的总放射性水平,而不需要知道这些特定放射性核素的性质。

二、总 α 放射性

(一) 概述

α 粒子即氦原子核,由两个质子及两个中子组成,不带任何电子。α 射线是放射性物质所放出的 α 粒子流。由于 α 射线质量较大,穿透能力差,在空气中的射程只有几厘米,只要一张纸或健康的皮肤就能挡住,但其电离能力很强。水中 α 放射性活度主要来自于 U、Th、Ra 等。α 射线的放射源主要在自然界中天然存在。

我国生活饮用水卫生标准规定生活饮用水中的总 α 放射性值为 0.5Bq/L。

（二）测定方法

我国生活饮用水标准检测方法中规定了厚样法、比较测量法和标准曲线法三种方法测定总 α 放射性体积活度,适用于测定生活饮用水及其水源水中放射性核素的总 α 放射性体积活度。在典型条件下探测限为 1.6×10^{-2}Bq/L。

将水样酸化、蒸发浓缩后转化为硫酸盐,于 350℃ 灼烧,将残渣转移至样品盘中制成样品源,在低本底 α、β 测量系统的 α 道测量 α 计数。三种测定总 α 放射性体积活度方法可任选其一进行检测。

样品的采集与储存:按每 1L 水样加 20ml ± 1ml 硝酸的比例将相应量的硝酸加入聚乙酸扁桶中再采集水样。记录水样采集日期。水样宜低温下储存并尽快分析。

1. 样品的制备

1) 蒸发:取能产生固体残渣量 10~30Amg(A 为样品源面积,cm²)的确定体积水样,分次加入 2000ml 烧杯中,使水样体积不超过烧杯容积的一半,在电热板上加热微沸直至全部水样蒸发浓缩至大约 100ml。将浓缩液转移至 250ml 烧杯中,用少量硝酸分次洗涤 2000ml 烧杯,合并洗涤液于 250ml 烧杯中,在电热板上加热微沸蒸发浓缩至大约 50ml。冷却后将浓缩液转移至已预先在 350℃ 下恒重的瓷蒸发皿,用少量水分次仔细洗涤烧杯,洗涤液并入瓷蒸发皿中。

2) 硫酸盐化:将 1ml 硫酸沿器壁缓慢加入瓷蒸发皿,与浓缩液充分混合后,置于红外灯下小心加热、蒸干。待硫酸冒烟后,将蒸发皿移置电热板上继续加热蒸干(控制电热板温度不高于 350℃),直至无烟雾产生。

3) 灼烧:将蒸发皿放入高温炉在 350℃ ±10℃ 下灼烧 1 小时,取出,置于干燥器中冷却至室温。记录从高温炉取出样品的日期和时间。准确称量蒸发皿连同固体残渣的质量,用差减法计算灼烧后固体残渣的质量。

4) 样品源制备:用不锈钢样品勺将灼烧后的固体残渣刮下,在瓷蒸发皿内用玻璃棒研细并混匀。取 7~9Amg 残渣放入已称量的样品盘,借助压样器和丙酮将固体粉末铺设均匀、平整。在红外灯下烘干,置于干燥器中冷却至室温,准确称量。

选择厚样法、标准曲线法和比较测量法中的一种方法,在低本底 α、β 测量系统的 α 道进行 α 计数测量。

2. 测定

(1) 厚样法:厚样法是指用电镀源测定测量系统的仪器计数效率,再用实验测定有效厚度的方法。

1) 电镀源:电镀源活性区面积与样品源面积相同,表面 α 粒子发射率为 2~20 粒子数/s (2π 方向),此源用于测定测量装置的计数效率和监督测量装置稳定性。

2) 仪器计数效率的测定:在低本底 α、β 测量系统的 α 道,测量已知表面发射率 α 电镀源的计数率,按式(3-10)计算仪器计数效率:

$$\varepsilon_i = \frac{n_x - n_0}{q_{2\pi}} \tag{3-10}$$

式中, ε_i 为测量系统 α 道在 2π 方向的计数效率; n_x 为 α 电镀源的计数率,计数/s; n_0 为测量系统的 α 本底计数率,计数/s; $q_{2\pi}$ 为电镀源在 2π 方向的 α 粒子表面发射率,粒子数/s。

3) 有效厚度测定:取灼烧后至少产生 30Amg 固体残渣的待分析水样,分次加入 2000ml

烧杯(水样体积不超过烧杯容积的一半)。准确吸取 5ml 体积活度为 10.0Bq/ml 的天然铀标准溶液,注入同一烧杯,如水样预处理进行操作。

分别称取 0.5、1、2、3、4、5、7、10、20、30Amg 的固体残渣粉末制备成一系列质量厚度不等的测量源,在低本底 α、β 测量系统的 α 道及与测定仪器技术效率相同的几何条件下,分别测量这一系列源的 α 净计数率。以 α 净计数率对测量源的质量厚度作图,绘制 α 自吸收曲线。分别延长自吸收曲线的斜线段和水平线段,其交会点所对应的测量源的质量厚度即为由同一水样制备的样品源的有效厚度 δ。由于样品源的有效厚度与组成它的物质的性质有关,因此当水样性质发生变化时,其样品源的有效厚度应重新测定。若使用上述实验方法测定 δ 值有困难,可直接引用经验值,即 δ=4mg/cm²。

4)样品源测量:将样品源在相同的几何条件下进行 α 计数测量,测量时间按测量精度的要求确定(式 3-11)。记录测量的起、止日期和时间。样品源测定时,在每测量 2～3 个样品源后,应插入本底测量,以确认计数系统本底计数率稳定。

样品源测量时间的控制:若已知样品源的计数率 n_x 和本底计数率 n_0,及要求控制的相对标准偏差 E,样品源的测量时间按式(3-11)计算:

$$t_x = (n_x + \sqrt{n_x n_0})/[(n_x - n_0)^2 E^2] \tag{3-11}$$

式中,t_x 为样品源的测量时间,s;E 为测定结果相对标准偏差的控制值,它应由权威机构根据水样体积活度分布及所带来的相对标准偏差情况确定。当 E 的控制值尚未确定时,可先给出试值。

5)本底测量:用一清洁的空白样品盘测量计数系统的 α 本底计数率 n_0,测量时间应足够长,以保证测定结果具有足够的精度。

6)计算:按式(3-12)计算水中总 α 放射性体积活度

$$A_{V\alpha} = \frac{4W(n_x - n_0) \times 2 \times 1.02}{F\varepsilon_i V\delta S} \tag{3-12}$$

式中,$A_{V\alpha}$ 为水中总 α 放射性体积活度,Bq/L;W 为水样蒸干后的残渣质量,mg;n_x 为样品源计数率,计数/s;F 为 α 放射性回收率;ε_i 为测量系统的仪器计数效率;V 为水样体积,L;δ 为样品源的有效厚度,mg/cm²;S 为样品源的活性区面积,cm²;1.02 为每 1L 水样加入 20ml 硝酸的体积修正系数;2 为将仪器计数效率 ε_i 从 2π 方向校正成 4π 方向的校正系数;4 为样品源 2π 方向表面逸出的 α 粒子数等于有效厚度内 α 衰变数的 1/4 的校正系数。

(2)比较测量法:比较测量法是指待测水样与含有标准放射性物质的水样按相同步骤浓集,分别制成样品源和标准源,按相同的几何条件进行比较测量,并计算水样总 α 放射性体积活度的方法。由于使用比较测量法计算公式的前提是样品源和标准源的有效厚度必须相同,因此要求制备标准源所用的水样必须与制备样品源所用水样相同。

1)标准源制备:准确吸取 1ml 天然铀标准溶液注入 2000ml 烧杯中,加入与样品源相同体积的酸化水样,按制备样品源的操作,制成标准源。将制备好的标准源置于低本底 α、β 测量系统,用 α 道计数。测量时间由测量精度要求确定(式 3-11)。记录测量起、止日期和时间。

2)进行样品源测量(同厚样法)

3)本底测量(同厚样法)

4)计算:水样总 α 放射性体积活度按式(3-13)计算

$$A_{V\alpha} = \frac{A_{Vs} V_S W_X (n_x - n_0)}{V W_S (n_s - n_x)} \times 1.02 \tag{3-13}$$

式中，A_{V_s}为水样总 α 放射性体积活度，Bq/L；A_{V_s}为铀标准溶液体积活度，Bq/ml；V_s 为铀标准溶液体积，ml；n_s 为标准源 α 计数率，计数/s；n_x 为样品源 α 计数率，计数/s；n_0 为计数系统 α 本底计数率，计数/s；W_s 为由含铀标准物质水样制得的固体残渣质量，mg；W_x 为由待测水样制得的固体残渣质量，mg；V 为待测水样的体积，L；1.02 为每 1L 水样加入 20ml 硝酸的体积修正系数。

（3）标准曲线法：用已知质量活度的^{241}Am 或天然铀标准物质粉末，制备成一系列不同质量厚度的标准源，在低本底 α、β 测量系统用 α 道测量 α 计数，由 α 净计数率和构成标准源的标准物质粉末的活度，计算出测量系统的 α 计数效率 ε_α，将 ε_α 与标准源质量厚度 D 的对应关系绘制 α 计数效率曲线。样品测量时，由样品源的质量厚度查出对应的 α 计数效率，计算样品的 α 放射性体积活度。

1）标准源制备：分别称取 2、5、10、15、20Amg 的天然铀标准物质粉末置于样品盘中，按照样品源的制备过程制成一系列标准源。

2）标准源测量：将制备好的一系列标准源，分别置于低本底 α、β 测量系统，用 α 道测量，测量时间由精度要求确定，记录测量起、止日期和时间，并按式（3-14）计算 α 计数效率。对系列标准源进行测量的同时，以同样的方法、在相同几何条件下测量电镀源，以检验测量系统的稳定性。

$$\varepsilon_\alpha = \frac{n_s - n_0}{A} \tag{3-14}$$

式中，ε_α 为计数系统的 α 计数效率；n_s 为标准源 α 计数率，计数/s；n_0 为测量系统 α 本底计数率，计数/s；A 为样品盘中标准物质粉末的 α 放射性活度（由标准物质粉末的质量活度与样品盘中标准物质粉末的质量相乘给出），Bq。

以计数系统对标准源的计数效率 ε_α 为纵坐标，对应的标准源的质量厚度 D（mg/cm^2）为横坐标作图，绘制出测量系统的 α 计数效率曲线。

3）样品源测量（同厚样法）

4）本底测量（同厚样法）

5）计算

$$A_{V_\alpha} = \frac{(n_x - n_0)W}{\varepsilon_\alpha FmV} \times 1.02 \tag{3-15}$$

式中，A_{V_α}为水样总 α 放射性体积活度，Bq/L；n_x 为样品源 α 计数率，计数/s；n_0 为测量系统 α 本底计数率，计数/s；W 为水样残渣总质量，mg；ε_α 为计数系统的 α 计数效率；F 为 α 放射性回收率；m 为样品盘中制备样品源的水残渣质量，mg；V 为水样体积，L；1.02 为每 1L 水样加入 20ml 硝酸的体积修正系数。

三、总 β 放射性

（一）概述

β 粒子是指放射性物质发生 β 衰变时所释放出的高能量正电子或负电子。β 粒子是高速的电子，其速度可达光速的 90%。其体积比 α 粒子小得多，质量仅为 α 粒子的 1/8000，穿透能力则比 α 粒子强，需要一块几毫米厚的铝片才可以阻挡它。β 射线比 α 射线更具有穿透力，一些 β 射线能穿透皮肤，引起放射性伤害，一旦进入体内引起的危害更大。水中 β 放射性核素主要来源于^{40}K、^{90}Sr、^{137}Cs 和^{131}I 等。β 射线放射源主要与人类活动有关，如核试验、核动力、核工业和核医学等产生的废水、废渣和废气对水体造成的污染。

我国生活饮用水卫生标准规定生活饮用水中的总 β 放射性值为 1Bq/L。

（二）测定方法

总 β 放射性的国家标准检验方法为薄样法,适用于生活饮用水及其水源水中 β 放射性核素的总 β 放射性体积活度的测定。本法的探测限为 2.8×10^{-2}Bq/L。

将水样酸化、蒸发浓缩,转化为硫酸盐,蒸发至硫酸冒烟完毕,于 350℃ 灼烧,然后将残渣转移到样品盘中制成样品源,在低本底 α、β 测量系统的 β 道作 β 计数测量。用已知 β 质量活度的标准物质粉末制备成一系列不同质量厚度的标准源,测量标准源的计数效率与质量厚度关系,绘制 β 计数效率曲线。由水样残渣制成的样品源在相同几何条件下作相对测量,由样品源的质量厚度在计数效率曲线上查出对应的计数效率值,计算出水样的总 β 放射性体积活度。

检测中需要的标准源:检验源:任何一种半衰期足够长的 β 放射性核素电镀源,其活性区面积不大于探测器灵敏区,2π 方向 β 粒子表面发射率为 5~50 粒子数/s。

^{40}K 标准物质:已准确标定 KCl 含量的优质纯 KCl,^{40}K 的质量活度为 14.4Bq/g。

采集水样,对水样进行处理制备成样品源(同总 α 放射性检测中处理方法)。

计数效率曲线的测定:称取质量分别为 5、10、15、20、25、30、40、50A mg(A 为样品源面积,cm^2)的干燥 KCl 标准物质粉末,置于样品盘中,按样品源的制备方法制备成一系列标准源,并由各标准源的质量计算其所含 ^{40}K 的放射性活度。将制备好的一系列标准源分别置于低本底 α、β 测量系统,用 β 道作计数测量,计算计数系统的计数效率 ε_β 并绘制出测量系统的 β 计数效率曲线(参照总 α 放射性检测中标准曲线法)。

样品源测量:将被测水样残渣制成的样品源置于低本底 α、β 测量系统,在相同几何条件下进行 β 计数测量,测量时间按测量精度要求确定。记录测量的起止日期和时间。

本底测量:将清洁的空白样品盘置于低本底 α、β 测量系统用 β 道测量计数系统的 β 本底计数率 n_0。

计算:按式(3-16)计算水中总 α 放射性体积活度。

$$A_{V\beta} = \frac{(n_x - n_0)W \times 1.02}{F\varepsilon_\beta mV}$$ (3-16)

式中,$A_{V\beta}$ 为水中总 β 放射性体积活度,Bq/L;n_x 为样品源 β 计数率,计数/s;n_0 为测量系统的 β 本底计数率,计数/s;W 为水样的残渣质量,mg;F 为 β 放射性回收率;ε_β 为计数系统的 β 计数效率;m 为制备样品源的水样残渣的质量,mg;V 为水样体积,L;1.02 为每 1L 水样加入 20ml 硝酸的体积修正系数;

注意事项:①应使用符合国家标准或专业标准的分析试剂和蒸馏水(或同等纯度的水)。所有试剂的放射性本底计数与仪器的本底计数比较,不应有显著差异;②制备样品源过程中尽量减小水样处理过程中的误差,减少残渣的损失。由于饮用水中放射性活度低,接近或略高于本底水平,测量时必须先将水样进行繁琐的处理。水样的无机盐含量可通过预试验测定,如果水中无机盐含量很低,为满足产生 10Amg 残渣量,须增加蒸干水样体积,实际操作有困难,可适当减少分析水样体积,但所产生残渣量不得少于 5Amg;③硫酸盐化过程中,硫酸的加入可以避免高温灼烧后的残渣吸潮而影响铺样和最终测量,所以对样品进行硫酸盐化是非常必要的,若根据预试验测定结果固体残渣量超过 1g,应相应增加硫酸用量;④本底测量要准确:生活饮用水的放射性测量是弱放射性测量,放射性活度接近或略高于本底水平,因此本底测量的准确性至关重要。首先,测量本底值时,必须将空白样品盘装盘进行测量。其次,测量过程中所使用试剂的放射性本底计数与仪器的本底计数不应有显著差异。同时,应定期对仪器进行期间核查,测量仪器的本底和计数效率,绘制控制图;⑤样品源和标准源的要求:放射性测量中一般采用与样品源中放射性核素的有效能量相接近的标准源作比较测量。因为粉末源比电镀源更能接近实际,故尽量用粉末源作为标准源。且由于标准源的厚度严重影响粒子的计数率,所以要用与样品源相同质量的标准源来刻度探测系统。在样品源的制备过程中,首先样品残渣一定要研细混匀,其次铺样一定要均匀紧实,且不能超过样品盘边缘。一般可采用压样器压样和甲醇 + 丙酮(1 + 1)铺样两种方法;⑥测量的要求:制好的源在放进仪器测量前必须认真检查样品盘边缘有无污染物,避免污染仪器探头。将测量盘送入探测室时应轻推,取出时应慢拉。另外,尽量缩短灼烧后固体残渣及制成样品源的放置时间来减少对放射性的干扰。

(潘洪志　张艳男)

本 章 小 结

　　本章主要阐述了水质的主要感官性状指标和物理指标以及各项指标的检验方法。水质的感官性状和物理指标主要包括水温、臭和味、色度、浑浊度、溶解性总固体、电导率、pH、总硬度和放射性指标,其中放射性指标包括总 α 放射性和总 β 放射性,针对这些指标的定义、污染原因、对水质的影响、规定范围和常见的检测方法进行了阐述,并对各种检测方法的原理、步骤及注意事项等进行了讲解;本章为水质的感官性状和物理指标的检测方法及应用标准提供了一定的理论依据。

思考题

1. 测定水温的意义是什么?
2. 定性描述法测定水样臭和味应注意什么问题?
3. 何为色度,为何要检测水的色度?
4. 何谓真色和表色? 怎样根据水质污染情况选择适宜的测定颜色的方法? 为什么?
5. 如何理解浑浊度这一概念? 影响浑浊度的因素有哪些?
6. 在测定水样溶解性总固体时,为何要严格控制烘烤的温度和时间?
7. 何谓电导率? 测定的基本原理是什么?
8. 水样的电导率和其含盐量有何关系?
9. 测定水样 pH 应注意哪些问题?
10. 什么叫硬度? 如何测定水样的硬度?
11. 为何要测定水的放射性? 放射性指标有哪些?
12. 说明在测定水样放射性活度的过程中如何处理水样,并应该注意什么?
13. 说明测定水体臭和味、色度、浑浊度、电导率等指标的意义,怎样测定?
14. 解释 pH、暂时硬度、永久硬度、放射性活度等术语的含义。

第四章 无机非金属指标

第一节 氟

一、概述

氟(fluorine)是最活泼的非金属元素,常温下几乎能与所有的金属和非金属元素化合,与水可发生剧烈的反应,在自然界以稳定的氟化物形式存在。含氟化合物的天然矿石有萤石(CaF_2)、氟磷灰石[$CaF_2 \cdot 3Ca_3(PO_4)_2$]和冰晶石($3NaF \cdot A1F_3$)等。多数氟化物有良好的水溶性,20℃时,氟化钠(NaF)的溶解度高达40g/L,$CaF_2 \cdot 3Ca_3(PO_4)_2$ 为 0.2~0.5g/L,CaF_2 的溶解度也达 0.04g/L。氟离子是良好的配位体,能与多种金属离子形成稳定的配位离子。

水体中氟的来源可分为天然来源和人为污染两类。由于氟广泛存在于自然界中而且氟化物有较高的溶解度,雨水、地表水、地下水流经含氟土壤和岩石,可从中淋溶出部分氟,因此各类水体中都含有一定量的氟化物。雨水中氟含量比较低,约为 0.05~0.1mg/L,地表水一般为 0.2~0.5mg/L,地下水含氟由微量至 10mg/L 以上,流经含氟矿层的地下水可达 2~5mg/L,温泉水含氟量都比较高,通常为 10mg/L,有的可高达 300mg/L。氟矿石是重要的化工原料,广泛应用于电解铝、磷肥、陶瓷、硫酸、冶金、玻璃、航空燃料、电子、农药等工业,这些工业废水中氟含量较高,工业废水和矿物燃料是水中氟的主要污染源。氟在水中主要为离子状态,若有铝、铁等金属离子共存,则主要为稳定的配离子,它们均为溶解态,易随水流而迁移;有钙离子共存时,水中的氟则可发生从水层到沉积物的迁移。一些水生植物和动物可吸收水中的氟并富集于体内,其富集系数可高达两个数量级。

氟是人体必需微量元素之一,对牙齿和骨骼的形成和结构均有重要作用,氟缺乏或过多均可产生不良影响。人体摄入氟不足,可诱发龋齿,特别是婴幼儿,但过量摄入则会发生氟斑牙,严重时会发生氟骨症。成人每天需摄入 2.3mg 氟,其中 50% 通过饮水摄入,为保证人群的氟摄入,供水工程常要进行加氟或脱氟处理,因而氟是水质理化检验中常规项目之一。一般认为,饮用水氟的适宜含量为 0.5~1.0mg/L,在我国生活饮用水卫生标准只规定了氟的上限值,即不超过 1.0mg/L。

二、样品处理

测定氟化物有时会遇到共存离子或色度干扰的问题,此时要对水样进行预处理。一般采样蒸馏方法,主要有水蒸气蒸馏和直接蒸馏法两种。直接蒸馏法的蒸馏效率较高,但温度控制较难,排除干扰效果差,在蒸馏时易发生暴沸,不安全。水蒸气蒸馏法温度控制较严格,排除干扰效果好,不易发生暴沸,比较安全。

1. 水蒸气蒸馏 水样中氟化物在含高氯酸(或硫酸)的溶液中,通入水蒸气,以氟硅酸或氢氟酸形式被蒸出。水蒸气蒸馏装置如图4-1所示。

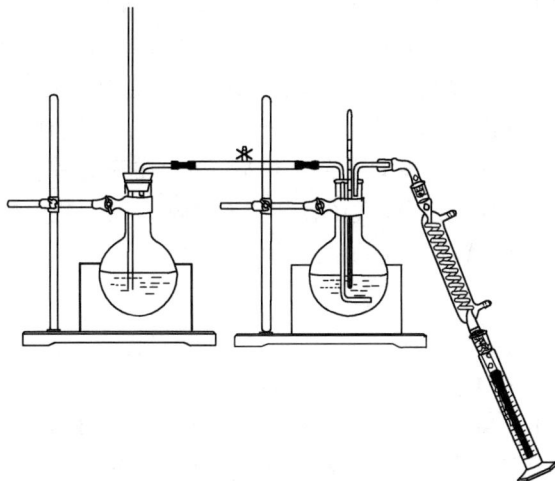

图4-1 氟化物水蒸气蒸馏装置图

取50ml水样(氟浓度高于2.5mg/L时,可分取少量样品,用水稀释到50ml)于蒸馏瓶中,加10ml高氯酸,混匀,按图连接好装置,加热,待蒸馏瓶内溶液温度升到约130℃时,开始通入蒸汽,并维持温度在130~140℃,蒸馏速度约为5~6ml/min,待接收瓶中馏出液体积约为200ml时,停止蒸馏,并用水稀释到200ml,供测定用。蒸馏有机物含量高的水样时,为避免有机物与高氯酸作用而爆炸,可用硫酸代替高氯酸,控制温度在145℃±5℃。

2. 直接蒸馏法 在沸点较高的酸溶液中,氟化物以氟硅酸或氢氟酸形式被蒸出。蒸馏装置如图4-2所示。

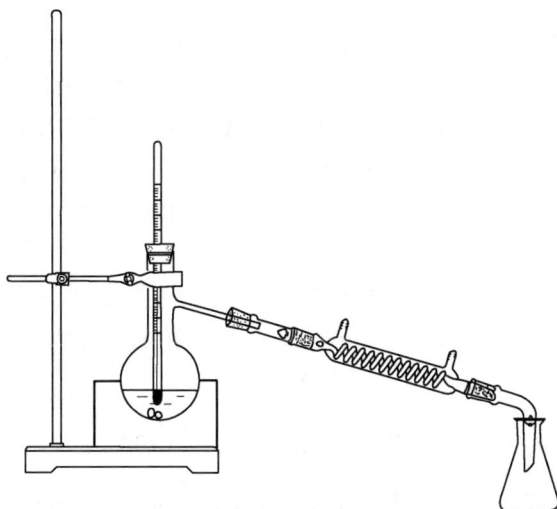

图4-2 氟化物直接蒸馏装置图

进行样品蒸馏时应按下列操作先除去蒸馏装置和酸溶液中可能存在的氟化物:取

400ml 蒸馏水于 1000ml 蒸馏瓶中,在不断摇动下缓慢加入 200ml 硫酸,混匀。放入 5～10 粒玻璃珠,按图 4-2 连接好蒸馏装置。开始时缓慢升温,然后逐渐加快升温速度,至温度达 180℃时停止加热,弃去接收瓶中馏出液。此时蒸馏瓶中酸与水的比例应为 1:2。待蒸馏瓶内的溶液冷至 120℃以下,加入 250ml 水样,混匀。按上述加热方式加热至 180℃时为止,应控制温度不超过 180℃,以防蒸出硫酸,干扰测定。收集馏出液约 250ml,用水稀释至 250ml,混匀,备用。当样品中氯化物含量过高,可于蒸馏前按每毫克氯化物加 5mg 硫酸银的比例加入固体硫酸银,再进行蒸馏。如需连续蒸馏几个水样,可待蒸馏瓶内硫酸冷却至 120℃以后,再加入另一份水样。如蒸馏含氟量高的水样后,必须在蒸馏另一样品之前加入 250ml 纯水,同蒸馏水样一样蒸馏,以清洗可能残留在装置中的氟。蒸馏瓶中酸液可重复使用至变黑为止。随时注意检查蒸馏装置连接处的密封性。

三、测定方法

水中氟化物的测定方法有离子选择电极法,氟试剂分光光度法,茜素磺酸锆光度法,离子色谱法和硝酸钍滴定法等。离子选择电极法具有选择性好、操作简便快速和适用范围宽的特点,适于测定氟含量为 0.05～1900mg/L 的水样;氟试剂分光光度法属于增色法,稳定性较好,测定范围为 0.05～1.8mg/L;茜素磺酸锆光度法属于褪色法,准确度相对较差,适于目视比色,测定范围为 0.05～2.5mg/L;离子色谱法简便快速,相对干扰较少,已被国内外普遍使用,测定范围是 0.06～10mg/L;氟化物含量 >5mg/L 时可以用硝酸钍滴定法。

1. 离子选择电极法 氟离子选择电极的氟化镧晶体膜对氟离子具有选择性响应,在一定条件下,被测试液中氟电极与饱和甘汞电极的电位差可随溶液中氟离子活度的变化而变化,电位变化规律符合能斯特方程式:

$$E_M = K - \frac{2.303RT}{nF} \lg \alpha_{F^-} \tag{4-1}$$

其中,E_M 为电池电动势,mV;K 为常数;R 为摩尔气体常数,8.3145J/mol·K;T 为绝对温度;F 为法拉第常数,96485C/mol;n 为电子转移数。

氟离子选择电极法有标准曲线法和标准加入法两种定量方式。标准曲线法适用于批量样品的测定,对于成分复杂或成分不明的样品,用标准加入法能够减小基体影响。

(1)标准曲线法:配制系列氟化物标准溶液,各加入与水样相同的离子强度缓冲液,由低浓度到高浓度的顺序测定其电位,以电位值(mV)为纵坐标,氟化物的活度为横坐标,在半对数纸上绘制标准曲线。按照相同条件和步骤测定水样的电位值,在标准曲线上查得水样中氟化物的浓度。

(2)标准加入法:取一定量水样,加入离子强度缓冲液,插入氟离子选择电极和饱和甘汞电极,待平衡后读取电位值(E_1,mV),再加入一小体积的氟化物标准液,待平衡后再读取电位值(E_2,mV)。依下式求得水样中氟化物含量:

$$氟化物含量(以 F^-,mg/L) = \frac{V_2 c}{V_1} (10^{\Delta E/S} - 1)^{-1} \tag{4-2}$$

式中,V_1 为水样体积,ml;V_2 为加入氟化物标准贮备液体积,ml;c 为加入氟化物标准贮备液浓度,mg/L;$\Delta E = E_2 - E_1$;S 为测定水样温度 t℃时的斜率,其值为 0.1985 × (273 + t)。

测定时,电池的电动势受溶液的 pH、离子强度或氟离子活度和温度的影响,应严格控制这些条件。酸度会影响电极对氟离子的响应。当被测溶液中含有大量 OH⁻ 时,由于 OH⁻ 与

F^-的离子半径相近,会产生明显干扰。同时氟化镧单晶会在碱性溶液中溶解释放出F^-,使测定结果偏高。而酸性介质中,H^+与F^-反应生成HF或HF_2^-降低F^-活度,使测定结果偏低。氟化物含量越低,其适宜pH范围越窄。一般认为,当氟含量为10^{-5}mol/L时,有效的pH范围为4~8;氟含量为10^{-3}mol/L时,pH范围为4~9;理想的pH范围为5~6之间。

温度不仅影响电极的斜率,也影响电极电位及水样的离解程度,所以样品与标准应在相同温度下进行测定。

在测定的时候,通常要向溶液中加入总离子强度缓冲液(total ion strength adjustment buffer,TISAB)。总离子强度缓冲液主要的作用是:①维持相同离子活度。离子选择电极响应的是离子活度,而非浓度。活度与浓度之间的差别与离子强度有关。离子强度决定了待测离子的活度系数。加入离子强度缓冲液,能使标准溶液和样品溶液在离子活度基本相同的条件下进行测量;②维持适宜pH范围。因离子强度缓冲溶液中含有乙酸盐缓冲液,可维持适宜的pH范围(5.5~6.5),防止OH^-对测定的干扰;③掩蔽作用。离子强度缓冲溶液中的柠檬酸可掩蔽某些阳离子,如Al^{3+}、Fe^{3+}等的干扰;④加快反应速度,缩短达到平衡所需时间,如10^{-6}mol/L的F^-在纯水中平衡时间约为1小时,而加入离子强度缓冲液后,10分钟内即可达平衡。

当采用标准加入法时,为了保证测定有足够的精度,加入氟标准贮备液的体积以不超过试液总体积的1/50为好,且加入F^-量应使E_2与E_1的差值在30~40mV以内。

要注意电极的维护,保护氟电极的晶片,避免与硬物擦碰。如沾上油污,可用脱脂棉依次以酒精、丙酮轻轻擦洗,再用水洗净。为保护电极,测定浓度一般不超过40mg/L,测定时应按先低后高的浓度顺序进行,测定前,电极在水中的电位值应当在-340mV以下,并用0.5mg/L的氟标准溶液浸泡30分钟进行活化,以水冲洗后再测定样品。

2. 氟试剂分光光度法　该方法又称为茜素配合酮分光光度法,一般用来测定生活饮用水及其水源水中可溶性氟化物。方法的最低检测质量为2.5μg,灵敏度较高,若取25ml水样,则最低检出质量浓度为0.1mg/L。

方法的基本原理是氟化物与茜素配合酮(氟试剂)和硝酸镧反应,生成蓝色的三元配合物,颜色深浅与氟离子浓度在一定范围内成正比。反应式如下:

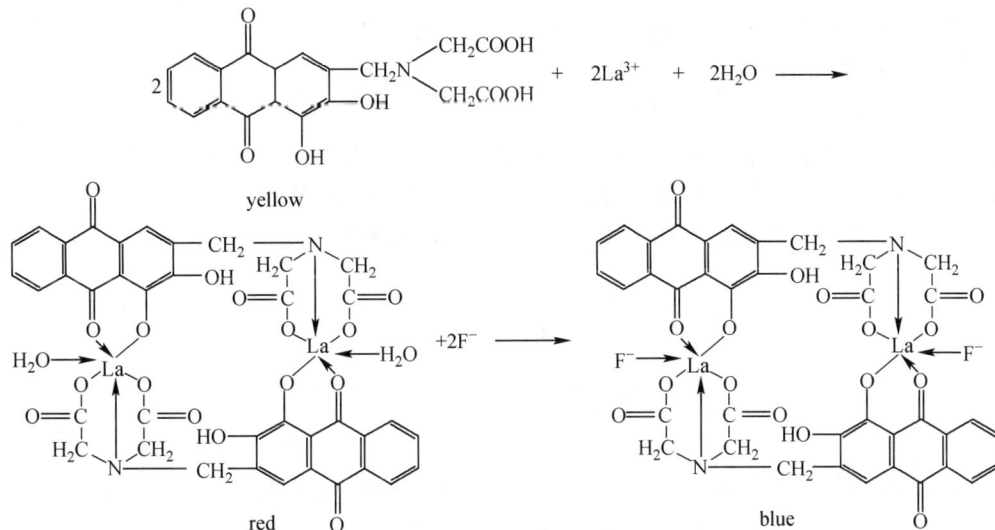

测定时,移取 25.0ml 澄清水样或水样蒸馏液于 50ml 比色管中。另取数只 50ml 比色管,分别加入不同量的氟化物标准液,加去离子水定容至 25ml,配制标准系列。在上述各比色管中,加入茜素配合酮溶液 5ml 及 pH4.5 乙酸盐缓冲液 2ml,混匀,缓缓加入硝酸镧溶液 5ml,摇匀,再加入丙酮 10ml。加纯水至 50ml,混匀。放置 60 分钟,以纯水作参比,在 620nm 波长下测定吸光度,绘制标准曲线,从曲线上查出氟化物的含量。

氟试剂即茜素配合酮,化学名称为 1,2-二羟基蒽醌-3-甲基-N,N-二乙酸,其结构式为

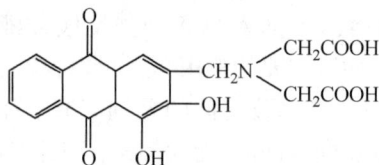

氟试剂为橙色固体粉末,微溶于水,水溶液颜色随 pH 改变。pH4.3 为黄色,pH6～10 为红色,pH＞13 为蓝色。氟试剂与 La^{3+}、F^- 形成蓝色三元配合物,组成为 1:1:1,配合物颜色随 pH 的增高而变深。实验表明,显色 pH 以 4.0～4.6 为好,测试时选择 pH 为 4.1 的缓冲溶液,加入丙酮后,溶液 pH 将升高 0.1～0.3。在水溶液中,此蓝色配合物不稳定,且灵敏度较低。加入丙酮、乙醇、乙腈等能与水混溶的有机溶剂,可提高方法的灵敏度和增加显色后配合物的稳定性。例如在 1+4(V/V) 丙酮-水介质中,三元配合物的最大吸收波长从 610nm 移至 620nm,灵敏度提高 20%,呈色可稳定 24 小时以上。

凡对此三元配合物中任何一组分存在竞争反应的离子,均干扰氟离子的测定。干扰金属离子有 Al^{3+}、Fe^{3+}、Pb^{2+}、Cu^{2+}、Zn^{2+}、Ni^{2+}、Be^{3+}、Zr^{4+} 等;阴离子有 Cl^-、SO_4^{2-}、PO_4^{3-} 等。加入 KCN 可掩蔽 Cu^{2+}、Co^{2+}、Ni^{2+} 的干扰。加入 EDTA 和乙酰丙酮可掩蔽 Fe^{3+}、Ni^{2+}、Cu^{2+} 的干扰。由于大量的阴离子存在也干扰本法的测定,故此法要求对水样进行蒸馏预处理。

本法要求水样和标准系列溶液的 pH 必须一致,必要时可用 0.1% 酚酞溶液作指示剂,调节溶液至中性后,再加入乙酸盐缓冲液,维持 pH4.1～4.6 之间。

3. 茜素磺酸锆比色法 在酸性溶液中,茜素磺酸钠与锆盐形成红色配合物。当有氟离子存在时,锆与氟离子形成无色的 ZrF_6^{2-},使溶液褪色,释放出黄色的茜素红。根据由红至黄的色调不同,进行目视比色测定。方法的最低检出质量为 5μg。若取 50ml 水样,则最低检出质量浓度为 0.1mg/L。

测试时,取 50ml 澄清水样或水样蒸馏液于 50ml 比色管中。另取数只 50ml 比色管,分别加入不同量的氟化物标准液,加水至 50ml,配制成标准系列。分别向水样和标准系列管中加入 2.5ml 茜素磺酸锆酸性溶液,混匀,放置 1 小时,目视比色。

茜素磺酸钠又名茜素红 S,化学名称为 1,2-二羟基蒽醌-3-磺酸钠（$C_{14}H_7O_7SNa$）,结构式为:

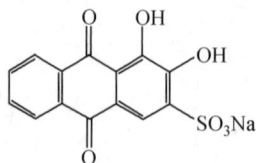

茜素磺酸钠为橙黄色粉末,易溶于水,水溶液呈浅褐色,pH3.7 时呈黄色,pH5.2 时呈紫色。在适当的 pH 范围内,茜素磺酸钠能与多种金属离子形成与染料本身不同颜色的物质,与锆形成的红色物质为内配合物,比其他金属离子形成的配合物更为稳定。

茜素锆盐与氟离子作用过程受多种因素的影响,颜色的形成在 6 ~ 7 小时后仍不能达到稳定,因此必须严格控制水样、空白和标准系列加入试剂的量及反应温度和放置时间。

水样中的一些物质会干扰测定结果,因此该方法仅适用于较洁净和干扰物质较少的水样。例如,硫酸盐、磷酸盐、铁、锰的存在使测定结果偏高;氯化物、铝的存在阻止了氟离子的作用,使测定结果偏低;氧化剂如余氯、二氧化锰等都能对生成的有色配合物起漂白作用,会使测定结果偏高。当水样中氯化物浓度超过 500mg/L、硫酸盐浓度超过 200mg/L、铝浓度超过 0.1mg/L、磷酸盐浓度超过 1.0mg/L 或铁浓度超过 2.0mg/L 时,应将水样进行蒸馏预处理。

4. **离子色谱法** 离子色谱法是最早应用的色谱技术之一,广泛应用于环保、化工、地质和医药卫生领域。该方法不仅能够检测生活饮用水及水源水中可溶性氟化物,还可同时测定 Cl^-、NO_2^-、NO_3^-、PO_4^{3-}、SO_4^{2-} 的浓度,是美国国家环境保护局(EPA)测定饮用水和废水中阴离子的标准方法。方法最低检出浓度取决于进样量和检测器灵敏度,一般情况下,进样 $50\mu l$,电导检测器量程为 $10\mu S$ 时,适宜的检测范围为 0.1 ~ 0.5mg/L。

水样注入碳酸盐-碳酸氢盐溶液并流经系列的离子交换树脂,基于被测阴离子对低容量强碱性阴离子交换树脂(分离柱)的相对亲和力不同而彼此分开。被分开的阴离子在流经强酸性阳离子交换树脂(抑制柱)时,被转换为高电导的酸型,碳酸盐-碳酸氢盐则转变成弱电导的碳酸(清除背景电导)。用电导检测器测量被转变为相应酸型的阴离子,与标准进行比较,根据保留时间定性,峰高或峰面积定量。

水样采集后,经 $0.22\mu m$ 微孔滤膜过滤,测定前将水样按比例与碳酸钠-碳酸氢钠淋洗液混合,按照仪器说明书设定淋洗液和再生液流速,使仪器达到平衡,并指示稳定的基线,进样后经电导检测器检测。

水样中存在较高浓度的低分子量有机酸(如甲酸、乙酸、草酸等)时,由于其保留时间与被测组分相似而干扰测定,用加标后测量可以帮助鉴别此类干扰。水样中某一阴离子(如 Cl^-)含量过高时,将影响其他被测离子(如 Br^-,NO_2^-、NO_3^- 等)的分析,将样品稀释可以改善此类干扰。

由于进样量很小,操作中必须严格防止纯水、器皿以及水样预处理过程中的污染,以确保分析的准确性。

为了防止保护柱和分离柱系统堵塞,样品须经过 $0.22\mu m$ 滤膜过滤。为了防止高浓度钙、镁离子在碳酸盐淋洗液中沉淀,可将水样先经过强酸性阳离子交换树脂柱,然后再经过 $0.22\mu m$ 滤膜过滤。

第二节　氰　化　物

一、概述

氰化物(cyanide)是含有氰基($-C\equiv N$)的一类物质,对人体有剧毒。天然水中一般不含氰化物,地表水中氰化物主要来自含氰工业废水的排放,如电镀、焦化、造气、选矿、洗印、石油化工、有机玻璃制造、农药等。此外,当废水中同时存在铵离子、甲醛类、次氯酸盐,并在碱性情况下,亦可生成氰离子。氰化物与酸性物质(如溶于水的 CO_2)作用,可产生气态氰化氢(HCN),造成大气污染。氰化物可被黏土吸附,但吸附力很弱。受污染土壤中的氰化物易转入地下水,使地下水受到污染。中国《生活饮用水卫生标准》(GB5749—2006)规定水中的氰化物浓度不得超过为 0.05mg/L。

氰化物包括无机氰化物和有机氰化物,无机氰化物又可分为简单氰化物和金属-氰配合物。简单氰化物主要为碱金属氰化物和金属氰化物。最常见有氰化氢、氰化钠和氰化钾,均易溶于水,在体内极易解离出游离氰离子,对人体有剧毒。在碱金属氰化物的水溶液中,氰基以氰离子和氢氰酸分子的形式存在,两者之比取决于水体 pH。大多数天然水体中,HCN 占优势。氰根离子是良好的配位体,可以与很多金属形成配位离子。由于金属氰配离子的解离度小,不易形成游离氰离子,故其毒性较简单氰化物低。

游离氰化物与金属氰配合物之间存在平衡:

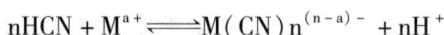

$$nHCN + M^{a+} \rightleftharpoons M(CN)n^{(n-a)-} + nH^+$$

式中,M^{a+} 表示金属离子。

从上式可看出金属氰配合物的解离与金属氰配合物的性质有关,并受到水体 pH 的影响。在 pH 较低时,更易分解成游离氰化氢。如在 pH5,温度约为 40℃时,锌的氰配合物可完全分解成游离氰化氢,镍氰配合物可以分解30%左右。亚铁和高铁的氰配合物在天然水中不易分解,但在日光照射和加热时,亚铁氰配合物首先被氧化为高铁氰配合物,然后再转化为氢氧化铁、简单的氰化物和氰化氢,其化学反应方程式如下:

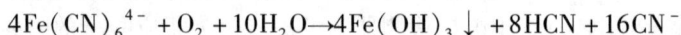

$$4Fe(CN)_6^{4-} + O_2 + 10H_2O \rightarrow 4Fe(OH)_3\downarrow + 8HCN + 16CN^-$$

丙烯腈、乙腈及氰酸酯类和异氰酸酯类等为有机氰化物,目前常见的有丙烯腈。这类化合物有特殊臭味,可溶于水。与酸、碱共沸时,可被水解生成相应羧酸和氨。丙烯腈与氧化剂共存时,经紫外线照射一定时间后,几乎全部转化为游离氰基,因此毒性也较大。

此外,还有其他形式的氰化物,如在使用碱性氯化法处理含氰化物的工业废水时,可产生氯化氰(CNCl),它是一种溶解度有限但毒性很大的气体,其毒性超过同等浓度的其他氰化物。在碱性时,CNCl 水解为毒性不大的氰酸盐离子(CNO^-)。但经过酸化,CNO^- 分解为氨,分子氨和金属-氨配合物的毒性都很大。硫氰酸盐(CNS^-)本身对水生生物毒性较低,但经氯化会产生有毒的 CNCl,因而采用氯化消毒的水应该检测其 CNS^- 含量。

氰化物虽然有剧毒,但在水体中很容易挥发、分解。氰化物在水体中的自净速度与始浓度、曝气状况、沟渠特点、生物因素、温度、日照及 pH 等多种因素有关。在地表水中,pH 越低,水温越高,氰化物降解越快。所以地表水中的氰化物,夏天比冬天分解快。水中氰化物主要通过挥发和氧化两个途径净化。

1. 氰化物的挥发作用 氰化物与溶于水中的二氧化碳反应产生氰化氢,向空中逸出,其化学反应方程式如下:

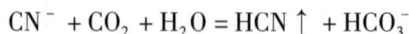

$$CN^- + CO_2 + H_2O = HCN\uparrow + HCO_3^-$$

在一般水体、缺少微生物净化作用及 pH 较低的条件下,该途径可占到总自净量的90%左右。

2. 氰化物的生物氧化分解 氰化物在游离氧的氧化作用下可形成 NH_4^+ 和 CO_3^{2-},其化学反应方程式如下:

$$2CN^- + O_2 = 2CNO^-$$

$$CNO^- + 2H_2O = NH_4^+ + CO_3^{2-}$$

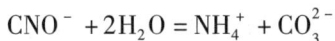

该分解过程只能在天然水体中进行,在蒸馏水中不发生上述反应,这可能是天然水体中微生物参与了反应。生物膜对氰具有较好的去除效果,氰化物被生物膜同化,而生物膜本身的氰基含量并不因净化作用而蓄积,也无表面吸附作用。此外,氰化物在植物体内也可转化为氰糖苷,解除氰的毒害作用,并转化为植物体所需的成分。生物降解氰化物在总净化量中所占的比例可在 10%~90% 之间变化,一般在 30% 左右。

氰化物是一种快速剧毒物质,对人体健康的危害主要表现为急、慢性中毒,一般人只要误服 0.1g 左右的氰化钠就会死亡。氰化物可以通过消化道、呼吸道和皮肤等途径进入人体。进入机体的氰化物产生或代谢出氰离子,氰离子能够对机体内多种酶产生抑制,其中以细胞色素氧化酶最为敏感。氰离子能快速与体内氧化型细胞色素氧化酶的三价铁结合,从而抑制细胞色素氧化酶的正常活性,使组织细胞不能及时得到足够的氧,以致中断生物氧化作用,造成所谓"细胞内窒息"。氰化物的慢性中毒主要是由于体内的硫氰酸盐增加,抑制甲状腺的聚碘功能,引起甲状腺功能低下的症状。氰化物可使地表水具有异臭,0.1~0.64mg/L 的氰化钾,使地面水具有苦杏仁臭,可抑制有机物的生物氧化和硝化过程,并可使鱼类中毒死亡。氰化物浓度大于 1mg/L 时,呈现出令人不愉快的麻醉性臭味,有机物的生化耗氧过程受阻。

二、水样的采集和处理

1. 采集和保存 采样时,要用所采水样冲洗样品瓶,样品瓶为无氰水清洗并干燥后的聚乙烯塑料瓶或硬质玻璃瓶。样品采集后必须立即加氢氧化钠固定,一般每升水样加 0.5g 固体氢氧化钠。当水样酸度较高时,应增加固体氢氧化钠的加入量,使样品的 pH 大于 12。采集的水样应及时测定,否则,必须存放于约 4℃ 的暗处,并在采样后 24 小时内完成样品测定。

当水样中含有大量硫化物时,应先加碳酸镉或碳酸铅固体粉末,除去硫化物后,再加氢氧化钠固定。否则,在碱性条件下,氰离子与硫离子作用而形成硫氰酸根离子,干扰测定。水样如含余氯氧化剂可破坏氰化物,可使结果偏低,应在采样时,加入一定量的亚硫酸钠溶液或少量的硫代硫酸钠,以除去干扰。

2. 样品的预处理 测定氰化物时,一般都要将各种形式的氰化物转变为简单氰化物的形式加以测定。测定氰化物指标分别是总氰化物(total cyanide)和易释放氰化物(easily liberatable cyanide)。总氰化物指全部简单氰化物(如多为碱金属和碱土金属的氰化物、铵的氰化物)和绝大部分配合氰化物(如锌氰配合物、铁氰配合物、镍氰配合物、铜氰配合物等),但不包括钴氰配合物。易释放氰化物指全部简单氰化物(如碱金属和碱土金属的氰化物)和锌氰配合物(不包括铁氰化物、亚铁氰化物、铜氰配合物、镍氰配合物、钴氰配合物)。游离氰化物在酸性介质中主要以氰化氢的形式存在,通过蒸馏从杂质中分离出来。简单氰化物和绝大多数配合物氰化物要选择不同的酸体系和配合剂,分别进行蒸馏,制备成易释放氰化物和总氰化物。

(1)易释放氰化物的预蒸馏方法:向水样中加入酒石酸和乙酸锌(或其他锌盐),在 pH 为 4 的条件下,加热蒸馏,利用 Zn^{2+} 可与其他金属氰配合物形成沉淀而有效的抑制其他金属氰配合物的离解,将所有简单氰化物和部分配合氰化物转变为氰化氢蒸出,用 NaOH 溶液吸收。

在乙酸锌-酒石酸蒸馏体系中,只有 $Zn(CN)_4^{2-}$ 中的 CN^- 才能被蒸出,而铁、镍和钴的氰化物中的 CN^- 几乎不被蒸出。该体系馏出液中只含有游离氰化氢和锌氰配合物的氰,所以当测定以简单氰化物为主的易释放氰化物时应采用乙酸锌-酒石酸蒸馏体系。

(2)总氰化物的预蒸馏方法:向水样中加入磷酸和 EDTA,在 pH 小于 2 的条件下,加热蒸馏,利用金属离子与 EDTA 配合能力比与氰离子配合能力强的特点,使金属氰配合物离解出氰离子,并在磷酸酸化的情况下以氰化氢形式被蒸馏出,用氢氧化钠溶液吸收。除了难以离解的 $Co(CN)_6^{4-}$ 配合物外,其他氰配合物都可被定量蒸出,而水体中以 $Co(CN)_6^{4-}$ 形式存在的氰化物含量甚微,所以该体系馏出液中的氰与总氰非常接近。因此,测定总氰时,一般都采用磷酸-EDTA 蒸馏体系蒸馏水样。

蒸馏速度和馏出液体积对氰配合物的馏出率也有较大影响。一般情况下,蒸馏速度都控制为 2~3ml/min。馏出液收集量的多少与原水样体积有关,通常取 250ml 水样进行蒸馏,收集 100ml 蒸馏液,可完全回收各种氰配合物。

3. 干扰去除

(1)氧化性物质干扰:若水样中存在活性氯等氧化剂,蒸馏时氰化物会被分解,使结果偏低。可量取两份体积相同的样品,向其中一份样品投入淀粉-碘化钾试纸 1~3 片,加硫酸酸化,用亚硫酸钠溶液滴定至淀粉-碘化钾试纸由蓝色变至无色,记下用量;另一份水样,不加试纸和硫酸,仅加上述同量的亚硫酸钠溶液,然后再进行蒸馏。

(2)亚硝酸根干扰:若水样中含有大量亚硝酸根离子,将干扰测定,可加入适量的氨基磺酸使之分解。通常每毫克亚硝酸根离子需要加 2.5mg 氨基磺酸。

(3)硫化物干扰:若水样中含有少量硫化物(S^{2-} < 1mg/L),可在蒸馏前加入 2ml 0.02mol/L 硝酸银溶液。当大量硫化物存在时,需调节水样 pH>11,加入碳酸镉粉末,与硫离子生成黄色硫化镉沉淀。反复操作,直至除尽硫离子(取 1 滴处理后的溶液,放在乙酸铅试纸上,不再变色)。将此溶液过滤,沉淀物用 0.1mol/L 氢氧化钠溶液以倾泻法洗涤。合并滤液与洗涤液,供蒸馏用,要防止碳酸镉用量过多,沉淀处理时间不可超过 1 小时,以免沉淀物吸附氰化物或配合氰化物。

(4)还原性物质干扰:若水样含有其他还原性物质,取 200ml 废水样,以酚酞作指示剂,用(1+1)乙酸中和,然后滴加高锰酸钾溶液至生成二氧化锰棕色沉淀时,过量滴加高锰酸钾溶液 1ml。再进行蒸馏,收集馏出液,待测定。所加高锰酸钾溶液的浓度不可超过 0.5mol/L。水样虽经蒸馏分离,仍有无机或有机还原性物质馏出而干扰测定时,可对馏出液重蒸馏分离。

(5)含高浓度碳酸盐:对煤气站废水、水泥废水、洗气水等含高浓度碳酸盐的废水,在加酸蒸馏时会放出大量的二氧化碳影响蒸馏,同时也会使吸收液中的氢氧化钠含量降低。采集此类废水后,在搅拌下,慢慢加入氢氧化钙,使其 pH 提高到 12~12.5。沉淀后,倾出上清液进行蒸馏处理。

(6)油类:共存的油类在酸性蒸馏时亦可被蒸出,从而在碱性条件下滴定时,发生皂化反应使滴定终点模糊。少量油类对测定无影响,中性油或酸性油大于 40mg/L 时干扰测定,可加入水样体积 20% 量的正己烷,在中性条件下短时间萃取,分离出正己烷,水相用于蒸馏测定。

三、测定方法

水中氰化物的测定方法通常有容量法、分光光度法、催化法、离子选择性电极法和流动注射在线蒸馏法等。地表水、工业废水和生活污水中的氰化物根据中国环境保护标准《水质　氰化物的测定》(HJ484—2009)规定容量法和分光光度法测定水中氰化物,中国《生活饮用水标准检验方法》(GB/T5750.5—2006)和《饮用天然矿泉水检验方法》(GB/T8538—2008)采用分光光度法测定氰化物。氰化物含量大于 1mg/L 的高浓度废水样和氰化物标准溶液浓度的标定通常采用容量法。氰化物含量小于 1mg/L 的水样通常采用分光光度法。分光光度法灵敏度高,应用比较广泛。氰离子选择性电极法,不受颜色和浊度的影响,具有较大的测定范围,但由于电极本身不稳定,灵敏度较低,且电极易受硫化物的腐蚀,所以目前较少使用。

1. 硝酸银滴定法　经蒸馏得到的碱性试样,用稀硝酸银标准溶液滴定,氰离子与硝酸银作用生成可溶性的银氰配合离子 $[Ag(CN)_2]^-$,反应完全后,过量的银离子即与黄色试银灵指示剂反应生成橙红色化合物而显示终点,根据消耗的硝酸银溶液的体积,即可求出氰化物的含量。其反应式如下:

$$Ag^+ + 2CN^- \rightarrow [Ag(CN)_2]^-$$

（黄色）　　　　　　　　　　　　　　　　　　（橙红色）

容量法是测定氰化物的经典方法,但易受卤素化合物、硫化物、油类等物质的干扰,因此需要做前处理去除干扰。地表水、工业废水和生活污水中的氰化物采用硝酸银滴定法检出限为 0.25mg/L,测定下限为 1.00mg/L,测定上限为 100mg/L。因为容量法的检测限较高,为了提高准确度,水样体积应取足够量,一般消耗 0.02mol/L $AgNO_3$ 滴定液的体积为 2~10ml。当 CN^- 浓度为 5mg/L 时,至少需取 400ml 水样,并将全部蒸馏液供滴定。

用硝酸银标准溶液滴定试样前,应以 pH 试纸检查试样的 pH。必要时,用氢氧化钠溶液将试样 pH 调节至 11 以上。

2. 分光光度法　利用氯胺 T 将氰化物衍生为氯化氰,再与吡啶-巴比妥酸、异烟酸巴比妥酸或异烟酸-吡唑啉酮反应后生成有色染料,采用分光光度计进行检测。其具体反应过程可大致分为三个步骤:①形成卤化氰:氰化物与某些含卤素元素的氧化剂作用,生成卤化氰,常用的氧化剂有溴和氯胺 T 等。卤化氰的形成与酸度有关,在酸性条件下,卤化氰不稳定,易分解;在碱性条件下活性氯或溴形成的次氯酸或次溴酸能分解氰化物,因此应将水样控制在 pH7 左右。当用溴水作氧化剂时,为了防止过量的溴氧化显色剂,需加硫酸肼等溶液以除去过量的溴;②形成含戊烯二醛基本结构的产物:卤化氰与吡啶及其衍生物(如异烟酸)反应,生成戊烯二醛或其衍生物;③形成有色化合物:前一步形成的戊烯二醛的反应活性很高,很容易与一些有机试剂发生分子间脱水反应,缩合成有色化合物,常用的试剂有联苯胺、巴比妥酸和吡唑啉酮等。若以吡啶-巴比妥酸法为代表,其反应式可表述如下:

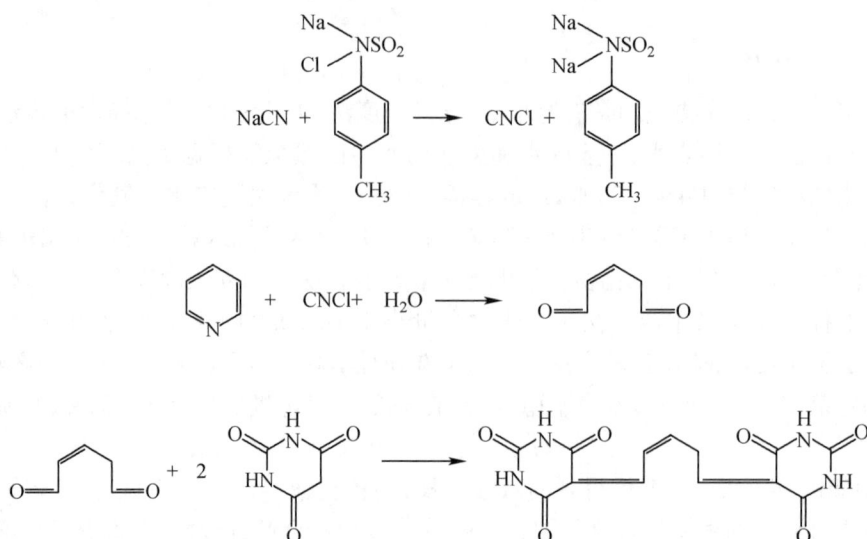

根据使用试剂的不同,分光光度法可具体分为吡啶-巴比妥酸法、异烟酸-吡唑啉酮法和异烟酸-巴比妥酸法数种。各种光度法的特点见表4-1。

表4-1 方法特点比较

	吡啶-巴比妥酸法	异烟酸-吡唑啉酮法	异烟酸-巴比妥酸法
氧化剂	氯胺T	氯胺T	氯胺T
显色剂	吡啶、巴比妥酸	异烟酸、吡唑啉酮	异烟酸、巴比妥酸
显色条件	40℃,20分钟	25~40℃,40分钟	室温,20分钟
测定波长(nm)	580	638	600
最低检出限(μg)	0.1	0.1	0.1
特点	灵敏度高,但温度影响较大,吡啶有恶臭	灵敏度较高,稳定性较好,试剂危害小,但需严格控制pH,氯胺T质量要求高	灵敏度较高,显色时间较短,试剂危害小,但温度影响较大

第三节 硫 化 物

一、概述

硫化物(sulfide)指电正性较高的金属元素或非金属元素与硫形成的化合物,包括溶解性的 H_2S、HS^-、S^{2-},存在于悬浮物中的可溶性硫化物、酸可溶性金属硫化物,以及未电离的有机、无机类硫化物,但硫酸和硫酸盐除外。硫化物是广泛存在于环境中的重要物质之一。水体中硫化物的来源主要有两个方面,一是自然界中硫酸盐还原,二是人类活动向环境中排放的硫化物。地下水,特别是一些温泉水中含有硫化物,是在厌氧条件下,由于细菌的作用,使硫酸盐还原或由含硫有机物的分解而产生。人类活动是造成自然界水体硫化物污染的主要原因,造纸、石油、印染、制革、炼焦、煤气等工业废水以及生活污水中常含有硫化物。中国《生活饮用水卫生标准》(GB5749—2006)规定硫化物含量不得超过0.02mg/L。

水中硫化物存在的形态视水体的 pH、氧化还原状态和共存组分而定。在低 pH 及还原状态下，水中的硫化物主要以 H_2S 形式存在，而在高 pH 及还原状态时，则主要为 S^{2-}；在氧化状态时，可能会转化成硫酸盐；与汞、铜、银等金属离子共存时主要为不溶性金属硫化物，与锌、镉等金属离子共存时则主要为酸溶性金属硫化物。水中硫化物可以总硫化物和溶解性硫化物的形式检出，结合水样的 pH，还可计算出水中的游离 H_2S。总硫化物是指包括溶解的 H_2S、HS^-、S^{2-} 和以悬浮状态存在的酸溶性金属硫化物及不溶于酸的金属硫化物如 CuS；溶解的硫化物是指在混凝或沉淀除去悬浮物后剩余的硫化物。

水中含有硫化物时，因硫化氢气体逸散到空气中而造成感官指标恶化，它也可大量消耗水中溶解氧而使水生生物死亡。硫化物对水生生物的危害常常是局部和暂时的，未离解的硫化氢含量为 2.0μg/L 的水体，对鱼类和水生生物是无害的，但超过此浓度时可造成慢性危害。硫化氢为强烈的神经毒物，对黏膜有明显的刺激作用。硫化物对人体的毒性在于它与氧化型细胞色素的高价铁离子结合，使酶失去活性，影响细胞氧化过程，造成组织缺氧，危及人的生命。

二、水样的采集和预处理

测定硫化物的水样应单独采样，采样过程中应尽量减少样品与空气接触，因为水中的硫化物不稳定，易被氧化，易逸出。因此在采集时加入一定量的乙酸锌溶液和适量氢氧化钠溶液，使水样呈碱性并生成硫化锌沉淀。硫化物含量高时，可酌情多加直到沉淀完全为止。水样采集后应立即密闭保存在棕色瓶中。

废水和地表水中常见的干扰物质有呈色物、悬浮物、亚硫酸盐、硫代硫酸盐、硫醇、硫醚以及一些还原性物质。若水样中存在上述干扰物质，必须根据检测分析的不同方法，对水样进行预处理。常用的预处理方法有沉淀法或吹气分离法、离子交换法等。

沉淀法是硫化物最常用的样品保存方法。其原理是利用 Zn^{2+}、Cd^{2+} 等离子将 S^{2-} 转化成 ZnS、CdS 沉淀，再利用过滤或离心分离出沉淀，从而使待测成分与样品基体分离而消除干扰。常用的沉淀剂有 $Zn(NO_3)_2$-$ZnCO_3$、$ZnSO_4$-$ZnCO_3$、$Zn(Ac)_2$-NaOH 等。采用沉淀法应注意的是水样中的有色物、悬浮物、还原物等干扰物，可与硫化物共沉淀，干扰测定。为了取得更好的纯化效果，可将分离出的硫化物沉淀于酸性条件下用气体吹出 H_2S，以碱溶液吸收后再测定。

吹气法是利用硫化物在酸性溶液中不稳定，极易转化成硫化氢气体逸出而实现待测成分与样品基体分离的目的。影响本法的因素主要包括酸溶液、载气的种类和纯度、载气流速和吹气时间、吸收液、反应装置以及吸收装置等。如用碘量法测定，吹气法不能消除可在酸性环境中挥发的还原性物质（如亚硫酸盐）的干扰。

三、测定方法

分光光度法、离子色谱法、间接原子吸收分光光度法、气相分子吸收法、离子选择电极法、极谱法等均可用于硫化物的测定，这些测定法同样会受到硫化氢易挥发和硫化物不稳定的影响。对于含量较高的样品，习惯上仍采用碘量法，对硫化物标准进行标定也需用碘量法。目前测定硫化物最常用的方法仍首推亚甲蓝光度法，它有灵敏度高、选择性好等优点。

1. 碘量法　酸性条件下，硫化物与过量的碘作用，剩余的碘用硫代硫酸钠滴定，以碘化钾-淀粉溶液为指示剂，当溶液从蓝色变为无色时为滴定终点。反应式如下：

$$H_2S + I_2 \rightarrow S + 2H^+ + 2I^-$$

$$S^{2-} + 4I_2 + 8OH^- \rightarrow SO_4^{2-} + 8I^- + 4H_2O$$

$$I_2(过量) + Na_2S_2O_3 \rightarrow NaI + Na_2S_2O_4$$

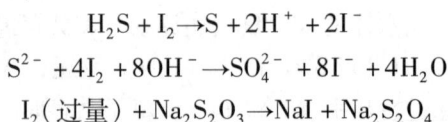

碘量法适用于生活饮用水及其水源水中浓度高于 1mg/L 的硫化物测定,方法的检出限是 1mg/L。使用本方法时应注意:①此反应必须用回滴定法,如直接用碘滴定,在酸性介质中造成 H_2S 的挥发而使测定结果偏低;反应中生成的单质硫可对碘产生包裹而使测定结果偏高;中和碱性吸收液时,中和反应产生的热可能使溶液温度升高而造成碘的挥发损失,故应采取有效的冷却措施;②在碱性介质中,空气中的氧可将 S^{2-} 氧化,故在处理含 S^{2-} 的碱性吸收液时,应尽量减少与空气接触;盐酸或浓硫酸如果存在氧化性物质,可将 I^- 氧化成 I_2,使测定结果偏低,可用加 KI 和淀粉溶液是否变蓝色的方法进行检查。③样品中的还原性物质干扰测定时,可通过样品预处理消除;如水样只含 SO_3^{2-} 干扰时,也可加甲醛溶液掩蔽,其反应式为:

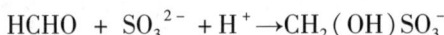

$$HCHO + SO_3^{2-} + H^+ \rightarrow CH_2(OH)SO_3^-$$

试样中含有硫代硫酸盐、亚硫酸盐等能与碘反应的还原性物质产生正干扰,悬浮物、色度、浊度及部分重金属离子也干扰测定;④硫化物含量为 2.00mg/L 时,样品中干扰物的最高容许含量分别为:SO_3^{2-} 30mg/L、NO_2^- 2mg/L、SCN^- 80mg/L、Cu^{2+} 2mg/L、Pb^{2+} 5mg/L 和 Hg^{2+} 1mg/L;⑤经酸化-吹气-吸收预处理后,悬浮物、色度、浊度不干扰测定,但 SO_3^{2-} 分离不完全,会产生干扰。采用硫化锌沉淀过滤分离 SO_3^{2-},可有效消除 30mg/L SO_3^{2-} 的干扰。

2. 亚甲基蓝分光光度法　硫化物与 N,N-二甲基对苯二胺的酸性溶液混合,加入 Fe^{3+} 后溶液先变成红色继而生成蓝色的亚甲蓝(MB)染料,通过分光光度法可测定 S^{2-} 的含量。其反应式为:

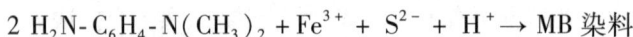

$$2\ H_2N\text{-}C_6H_4\text{-}N(CH_3)_2 + Fe^{3+} + S^{2-} + H^+ \rightarrow MB\ 染料$$

亚甲蓝(MB)染料的结构式如下(式中 A^- 为阴离子):

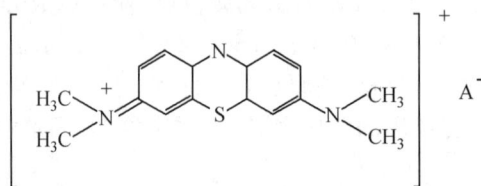

中国《生活饮用水标准检测方法》(GBT5750.5—2006)中采用 N,N-二乙基对苯二胺,也可发生相似的反应,得到类似于亚甲蓝的蓝色染料,称为亚乙蓝,通过分光光度计定量,也可测定 S^{2-} 的含量。

亚甲蓝分光光度法适用于生活饮用水、地表水、地下水、生活污水和工业废水中浓度低于 1mg/L 硫化物的测定,最低检测质量为 1.0μg。使用本方法时应注意:①实验用水应不含 Cu^{2+}、Hg^{2+} 等重金属离子,否则可与硫离子生成酸不溶性硫化物,从而影响 MB 产率,产生负干扰;②N,N-二甲基对苯二胺存放较久时呈棕黑色,用它配制的溶液呈淡棕色,空白值较高,此时应对试剂进行纯化:用加石油醚的苯溶液进行重结晶,得到白色晶体;③应严格控制酸度、温度、反应容器等条件。应严格按顺序加试剂,否则会使测定结果偏低或甚至不显色。20℃下 15 分钟可显色完全,在避免光线照射下有色物可稳定近 20 小时;④干扰测定的物质有 SO_3^{2-}、$S_2O_3^{2-}$、SCN^-、NO_2^-、CN^- 和部分重金属离子。硫化物含量为 0.50mg/L 时,样品中干扰物质的最高允许含量分别为 SO_3^{2-} 20mg/L、$S_2O_3^{2-}$ 240mg/L、SCN^- 400mg/L、NO_2^- 65mg/L、NO_3^- 200mg/L、I^- 400mg/L、CN^- 5mg/L、Cu^{2+} 2mg/L、Pb^{2+} 25mg/L 和 Hg^{2+} 4mg/L。$Zn(Ac)_2$-NaAc 吸收液中的痕量重金属也干扰测定,可在充分振摇下滴加新制备的 0.05mol/L Na_2S 溶液,1000ml 吸收液约加 1ml Na_2S 溶液,放置过夜,用定量滤纸过滤,弃去初滤液(因初滤液中可能含有滤纸上的杂质),保留滤液。

3. 间接火焰原子吸收法　将水样中的硫化物酸化后转化成硫化氢,用氮气吹出,被含有定量且过量铜离子吸收液吸收。分离沉淀后,通过测定上清液中剩余的铜离子,对硫化物进行间接定量。

应用本法测定时,在反应中加适量的乙酸-乙酸钠缓冲溶液,以调节吸收液的酸度;加适量乙醇调节吸收液表面张力,改善吸收液中气泡的均匀性,可以提高该方法的回收率。

对地下水、饮用水等基体成分比较简单的水样,可不用吹气,直接采用间接法测定。由于方法实际上是测定铜的浓度,而火焰原子吸收测定铜有较强的抗干扰能力,故本方法无明显干扰。

4. 气相分子吸收光谱法　水中硫化物可被 5%~10% 的磷酸酸化溶解,生成挥发性的 H_2S 气体,用空气将其载入气相分子吸收光谱仪的吸光管中,在 200nm 附近测定吸光度快速测定水和污水中硫化物。该法简便、快速、测定结果准确、重现性好。本法的最低检出浓度为 0.005mg/L,测定上限 10mg/L。

测定硫化物的吸光管、干燥管和输送硫化氢的聚氯乙烯管一定要和测定亚硝酸盐氮、硝酸盐氮、汞等项目的分开使用。用磷酸溶解硫化锌沉淀需要一定时间,若室温低于 25℃,溶解时间应超过 2 分钟。硫化物国家二级标样含有稳定剂,溶解时间要更长些,否则结果偏低。若水样基体复杂,干扰成分多,则采用快速沉淀过滤与吹气分离的双重去除干扰手段来处理样品。在磷酸介质中,NO_2^-、SO_3^{2-}、$S_2O_3^{2-}$ 等的分解产物对紫外光也有吸收,产生正干扰,只要在反应瓶中加入过氧化氢,再加入磷酸,即可消除 200mg NO_2^-、35mg SO_3^{2-} 及 45mg $S_2O_3^{2-}$ 对 $10\mu g$ S^{2-} 的影响。水样含 I^- 及可产生吸收的挥发性有机物,产生正干扰,CNS^- 产生负干扰。为消除这些干扰,须采用碳酸锌沉淀分离后,再加入过氧化氢和磷酸进行处理。

(齐燕飞)

第四节　磷和磷酸盐

一、概述

磷在地壳中的丰度为 0.09%,有多种同位素,其中 ^{31}P 最稳定,因其易被氧化,自然界不存在单质磷,而是以多种磷酸盐的形式存在于矿物中。主要的矿物有磷灰石矿[含 $Ca_5F(PO_4)_3$]和磷酸钙矿[含 $Ca_3(PO_4)_2$]等,它们是制造磷肥和磷化合物的原料。

水中的磷主要来源于含磷矿石的风化、工业废水、生活污水和农业排水。化肥、农药、食品加工、发酵、洗涤剂以及冶炼、电镀等工业排出大量含磷废水;曾经大量使用过的含磷洗涤剂及人体代谢产物,通过城市排水系统进入河道;农田中施用的磷肥除一部分直接被农作物吸收利用外,其余被土壤吸附、残留,或通过水土流失、地面径流进入水体,农村饲养的家畜家禽,其排泄物含有大量磷,也会被雨水冲刷进入水体;底泥或新生沉积物中所含的磷,在一定条件下又可溶入水中,造成二次污染。

水环境中的磷既可存在于溶液和悬浮物中,又可存在于沉积物中。水中的磷几乎以各种形式的磷酸盐存在,分别是正磷酸盐(PO_4^{3-})、缩合磷酸盐(焦磷酸盐 $P_2O_7^{4-}$、偏磷酸盐 $(PO_3)_3^{3-}$ 和多磷酸盐)及有机磷化合物。沉积物中的磷,主要是无机态的正磷酸盐,以钙、镁、铝、铁等难溶盐形式存在,溶解氧含量高有利于难溶盐的溶出。

磷是生物生长必需的营养元素之一,参与生物体中氨基酸、蛋白质、碳水化合物等的合成和运输。植物生长需要大量磷,磷肥成为农业生产中与氮肥、钾肥并列的三大肥料之一。磷是骨骼、牙齿的重要组成材料,同时又是核酸、酶等基本成分,此外,还参与神经传导和调控细胞代谢及酸碱平衡,可以说人体中的一切活动几乎都离不开磷。摄入过多的磷,会妨碍钙的吸收,导致骨质疏松,甚至可造成神经中枢蓄积大量乙酰胆碱酯酶,引起中毒,严重者可能引起死亡。磷含量过高会对水生物造成危害,当磷含量 >0.2mg/L 时,水体富营养化,海藻大量增殖,海藻腐烂后分解过程消耗大量水中的溶解氧,能导致鱼类等水生物缺氧甚至窒息死亡。

天然水及未受污染的地下水中磷通常 <0.1mg/L。中国《地表水环境质量标准》(GB3838—2002)规定Ⅰ类用水,总磷含量不得超过 0.02mg/L;Ⅱ类用水,总磷含量不得超过 0.1mg/L(以 P 计)。

二、样品处理

1. **样品的保存** 样品可以采集在硬质玻璃或聚乙烯瓶(若含磷量较少,不能用聚乙烯瓶采样)中。磷在水样中的存在形式不同,一定条件下可发生转化,所以采样后应尽量立即测定,否则,可按每升水样加 40mg 氯化高汞或 1ml 浓硫酸的比例进行防腐,以棕色瓶盛装,于冰箱中 4℃保存,不超过 7 天。若只分析总磷,则不需防腐处理。

2. **样品处理** 水中的磷化合物按照存在的物理状态,可分为可滤性(溶解性)和不可滤性(颗粒状)磷酸盐;按照处理方法可分为总磷、活性磷、酸性可水解磷酸盐和有机磷。

(1)可滤性和不可滤性磷酸盐:相当于溶解性和颗粒状的磷酸盐,两者的界限是人为规定的,与所用滤膜孔径有关。一般用 0.45μm 滤膜过滤,水样通过滤膜的滤液测出的磷酸盐为可滤性磷酸盐,被滤膜截留的部分测出的磷酸盐为不可滤过性磷酸盐。

(2)活性磷:水样未经预水解或氧化消解所测出的正磷酸盐。但严格讲其中还包括少量缩合磷酸盐,因为测定过程中,少许缩合磷酸盐不可避免地被水解成正磷酸盐。

(3)酸性可水解的磷酸盐:水样加酸煮沸水解后所测出的磷酸盐。在此条件下,各种缩合磷酸盐均水解成正磷酸盐;有机磷化合物也可释放出少量正磷酸盐,但可通过控制水解酸度、温度和时间,予以降低。

(4)有机磷:水样中有机物被氧化消解后测出的正磷酸盐,称为有机磷或有机结合磷。

(5)总磷:包括正磷酸盐、缩合磷酸盐和有机磷化合物,既包括溶解性的磷酸盐,又包括颗粒状的磷酸盐。

水样在不过滤的情况下消解,有机磷化合物及各种形式的磷酸盐均转变成正磷酸盐,此时测出的正磷酸盐为总磷;水样先过滤,滤液消解后测出的正磷酸盐为溶解性总磷。

三、测定方法

目前经常检测的项目为溶解性总磷和总磷。水样中磷酸盐的测定方法有分光光度法、离子色谱法、电感耦合等离子体质谱法等。分光光度法测定的是正磷酸盐;离子色谱法可在适当的条件下对某些形式的可溶性磷酸盐分别测定;电感耦合等离子体质谱法是对磷元素进行测定,方法灵敏度高,但所用仪器过于复杂昂贵。

应用最多的是分光光度法,根据所用试剂或技术,分光光度法又可分为钼酸铵分光光度法、钒酸铵分光光度法和流动注射分光光度法及连续流动分光光度法等数种。钒酸铵分光光度法选择性好,干扰少,但灵敏度比较低,多用于高含量磷的分析;目前常用的是钼酸铵分光光度法,它分为钼蓝分光光度法和钼锑抗分光光度法,两者区别主要在于使用的还原剂不同,前者以 $SnCl_2$ 为还原剂,由于 $SnCl_2$ 的还原能力强,反应过程中剩余的 $SnCl_2$ 尚能还原钼酸铵,造成显色不稳定;后者是以抗坏血酸为还原剂,在锑盐(酒石酸锑钾)存在下发生反应,由于抗坏血酸是中等强度还原剂,克服了 $SnCl_2$ 的缺点,显色更加稳定。

1. 分光光度法

(1)钼酸铵分光光度法(钼蓝光度法):水中的正磷酸盐在酸性条件下,与钼酸铵反应生成淡黄色的磷钼杂多酸,再用还原剂 $SnCl_2$ 还原,生成深蓝色配合物(钼蓝),一定浓度范围内,其颜色深浅与正磷酸盐含量成正比,于700nm 波长测定吸光度,与标准比较定量。

本方法适用于生活饮用水及其水源水或生活污水中总磷的测定,其最低检测质量浓度(以 PO_4^{3-} 计)为 0.1mg/L,若取 50ml 水样测定,则最低检测质量为 5μg,测定上限为 10mg/L。

移取一定体积消解液于比色管中,依次加入钼酸铵-硫酸溶液和氯化亚锡溶液,混合均匀,10 分钟后,测其吸光度,标准曲线法定量。

注意事项:①生活饮用水和其水源水组成简单,测定溶解性总磷时,经 0.45μm 滤膜或中速滤纸过滤的滤液无需消解,可直接测定。②钼酸铵浓度、还原剂含量、反应温度及时间均对显色产生影响;温度升高 1℃,色泽增加 1%,因此水样和标准溶液的显色温度应一致,如室温变动明显,需重新制作标准曲线。温度升高可以加快显色反应的速度,因此,可根据室温调整反应时间。③所用玻璃器皿,用不含磷酸盐的洗涤剂刷洗后,需用稀盐酸或稀硝酸浸泡。④吸收池用后应以稀硝酸或铬酸洗液浸泡片刻,以除去吸附的钼蓝配合物。⑤直接测定的滤液若有明显色度或浊度,可用活性炭吸附后中等密度干滤纸过滤除去,也可用空白溶液做补偿校正:取滤液和钼酸铵溶液(体积分别与测定时相同)混匀,作为空白溶液,以蒸馏水为参比,测定空白溶液和水样的吸光度,分别为 A1 和 A2,将水样吸光度扣除空白值就是钼蓝配合物的吸光度(A2-A1),或以所配空白溶液作参比,直接测定水样即可。⑥卤素离子含量 >0.15%、Cu^{2+} >1mg/L 均使显色减弱,SO_4^{2-} >1% 时使显色增强,砷酸可与磷酸一样显色,其色度为磷酸的 1/20;具有氧化作用的 Fe^{3+}、高锰酸盐、六价铬含量高时影响显色,此时可用适量亚硫酸钠使之还原,再经酸性条件下煮沸除去剩余的亚硫酸根。

(2)钼酸铵分光光度法(钼锑抗光度法):在酸性条件下,正磷酸盐与钼酸铵、酒石酸锑钾反应,生成磷钼杂多酸,再用抗坏血酸还原,生成蓝色配合物(磷钼蓝),颜色深浅与正磷酸盐浓度成正比,在 700nm 处测定吸光度。

本法的最低检测质量浓度为 0.01mg/L(以 PO_4^{3-} 计),测定上限为 0.6mg/L,适用于地表水、地下水、生活污水和工业废水中总磷的分析。

向一定体积消解液中,加入抗坏血酸溶液,混匀,30 秒后再加钼酸盐溶液,摇匀,室温下放置 15 分钟后,在 700nm 波长处,以水作参比测其吸光度,标准曲线法定量。

注意事项:①温度低于 13℃时,显色太慢,可在 20～30℃水浴中显色 15 分钟。②砷含量 >2mg/L 时有干扰,可用硫代硫酸钠消除;硫化物含量 >2mg/L 时有干扰,可在酸性条件下通氮气除去;Cr(VI) >50mg/L 时有干扰,用亚硫酸钠消除;亚硝酸盐 >1mg/L 产生的干扰,用氧化消解或加氨基磺酸铵消除;铁浓度为 20mg/L 时,使结果偏低 5%,铜浓度达 10mg/L 仍不干扰;海水中大多数离子对显色的影响可忽略。其余注意事项与钼蓝法的①～⑤相同。

(3)流动注射-钼酸铵分光光度法:在封闭的管道中,向连续流动的载液中,断续地注入一定体积的水样,水样和试剂在化学反应模块中按特定的顺序和比例混合、反应,在非完全反应的条件下,进入流动检测池进行光度检测。流动注射分光光度法测定总磷,是在酸性条件下,水样中各种形态的磷经 125℃高温高压水解后,与过硫酸钾溶液混合,进行紫外消解,全部被氧化成正磷酸盐,在锑盐催化下,正磷酸盐与钼酸铵反应生成磷钼杂多酸,该化合物被抗坏血酸还原成蓝色络合物,于波长 880nm 处测量吸光度,标准曲线法定量。

该方法适用于地表水、地下水、生活污水和工业废水中总磷的测定。检测池光程为 10mm 时,检出限为 0.005mg/L(以 P 计),测定范围为 0.020～1.00mg/L。

注意事项:①所用玻璃器皿均需用稀盐酸或稀硝酸浸泡;②仪器管径细小,不适用于测定含悬浮颗粒物较多或粒径大于 250μm 的样品;③试剂应澄清,必要时过滤,以减小基线噪音;④分析完毕,及时将流动检测池中的滤光片取下,放入干燥器中,防尘防潮;⑤温度影响结果,因试剂大多在冰箱内 4℃保存,使用时试剂需达室温 20℃±5℃后使用,且测定过程,温度波动不超过 ±2℃;⑥气泡干扰测定,除标准溶液之外的所有溶液须除气,可用氦气除气 1 分钟或超声除气 30 分钟;⑦预处理盒加热器加热温度接近 80℃时,应保证加热器的管路中有液体流动。

(4)连续流动-钼酸铵分光光度法:水样与试剂在蠕动泵的推动下进入化学反应模块,在密闭的管路中连续流动,被气泡按一定间隔规律地隔开,并按特定的顺序和比例混合、反应,显色完全后进入流动检测池进行光度检测。

测定正磷酸盐:在酸性介质中,水样中的正磷酸盐在锑盐存在下,与钼酸铵反应生成磷钼杂多酸,该化合物立即被抗坏血酸还原成蓝色络合物,于波长 880nm 处测量吸光度,标准曲线法定量。

总磷的测定:水样中加入过硫酸钾溶液,经紫外消解和 107℃±1℃下酸性水解,各种形态的磷全部氧化成正磷酸盐,然后按正磷酸盐的测定方法测定。

该方法可测定地表水、地下水、生活污水和工业废水中正磷酸盐和总磷的含量。检测光程为 50mm 时,测定正磷酸盐的检出限为 0.01mg/L,测定范围 0.04～1.00mg/L;测定总磷的检出限为 0.01mg/L,测定范围 0.04～5.00mg/L。

注意事项:①所有试剂需温度达室温 20℃±5℃后使用,测定过程温度波动不超过 ±5℃;②样品中固体颗粒或悬浮物较多时,应摇匀后取样,并酌情稀释,再通过匀质化预处理后进样;③所有流路用清水洗 30 分钟,每周用 1.3% 的次氯酸钠溶液清洗管路后,再用水清洗 30 分钟;④为避免透析膜因干燥而破裂,分析完毕后清洗系统时,于每升清洗水中加入 1 滴十二烷基硫酸盐二苯氧钠溶液;⑤样品浊度或色度的影响,通过透析单元消除;⑥砷、铬、硫对测定产生的干扰可参照钼酸铵分光光度法消除;⑦样品中高浓度的有机物消耗太多过氧化钾,使总磷结果偏低,可稀释水样消除影响;⑧玻璃器皿、试剂和滤光片的处理以及浓硫酸的使用与流动注射法相同。

2. **离子色谱法** 样品的正磷酸盐($H_2PO_4^-$、HPO_4^{2-} 和 PO_4^{3-}),随强碱性淋洗液,进入阴离子色谱柱,以磷酸根(PO_4^{3-})形式分离出来,用电导检测器检测,根据保留时间定性,外标法定量。该法可以同时测定水样中多种阴离子。

本方法适用于地表水、地下水、生活污水和工业废水中总磷的测定。当进样体积为 50μl 时,检出限为 0.007mg/L,测定下限为 0.028mg/L(以 PO_4^{3-} 计)。

色谱柱为阴离子分离柱和阴离子保护柱(高容量烷醇季胺基团阴离子交换柱)。淋洗液为 KOH 溶液,采用梯度洗脱,电导检测器检测,标准曲线法定量。

注意事项:①有重金属干扰的水样,测定前用阳离子交换柱(H 型)分离;②水样中若含有机物,可先经 C_{18} 柱分离,C_{18} 柱使用前依次用甲醇和去离子水活化;③实验用水是经 0.45μm 滤膜过滤,且电导率 <0.5μS/cm 的去离子水或同等纯度的水;由于进样量很少,需避免纯水、器皿及水样处理过程中的污染;④水样中某些离子含量过高时可能产生干扰,适当稀释水样,能降低干扰;⑤整个系统不能进气泡,否则会降低分离效果。

3. **电感耦合等离子体质谱(ICP-MS)法** 样品被载气带入雾化系统后,以气溶胶形式进入等离子体的轴向通道,被等离子体的高温充分蒸发、解离、原子化和电离,转化成的正离子经离子采集系统进入质谱仪,质谱仪根据离子的质荷比(即元素的质量数)分离,用元素的质谱图或特征离子进行定性,在一定浓度范围内,元素质量数处所对应的信号响应值与其浓度呈正比,该法可同时测定多种元素。

该方法适用于地表水、地下水、生活污水和工业废水中总磷的测定。检出限为 19.6μg/L,测定下限为 78.4μg/L(以 P 计)。

向适量消解液中加入 Ge 内标液,用盐酸稀释至一定体积,纯氩气作载气,采用 ICP-MS 检测,测定 P 和 Ge 质量数(分别为 31 和 74)处的响应值之比,标准曲线法定量。

注意事项:①消解液和标准溶液中内标元素的加入量必须相等,且浓度应远高于水样自身所含内标元素的浓度,一般达到 5~50μg/L;每次分析中必须监测内标的强度,试样中内标的响应值介于标准曲线响应值的 70%~130%;内标液的加入,也可采用仪器的蠕动泵管在线加入;②若消解液中存在不溶物,可静置过夜或离心处理,若仍有悬浮物,则可过滤,但要避免产生污染;③有机物含量较高的样品,消解时可酌情加入适量过氧化氢;④所用器皿使用前须用硝酸溶液(1+1)浸泡至少 12 小时,再用去离子水冲洗干净后方可使用;⑤溶解性总磷测定,只需将水样采集后立即用 0.45μm 滤膜过滤,滤液用硝酸溶液调至 pH<2,采用 ICP-MS 直接测定即可。

第五节 硫 酸 盐

一、概述

硫酸盐是一类在自然界中广泛存在的物质,以多种矿物存在,如石膏矿(含硫酸钙)、芒硝矿(含硫酸钠)、明矾石(含硫酸铝钾)、重晶石(含硫酸钡)等。广泛用于工业材料、建筑材料和硫酸、造纸、化肥、油漆、洗涤剂、制革等工业生产以及医药、食品添加剂等领域。

天然水中硫酸盐浓度差别很大,范围能从几 mg/L 到数千 mg/L。

地表及地下水中的硫酸盐主要来自于矿物的风化、溶解和海水倒灌;近年来生产、生活中硫酸及硫酸盐的大量使用,使工业废水和生活污水中硫酸盐含量显著增加;很多化肥是硫酸盐,施用后,除部分被农作物利用外,剩余部分被土壤吸附或雨水冲刷,进入水系;硫酸盐是硫的最高氧化形式且非常稳定,冶金等工业废水中的硫代硫酸盐在充分曝气的地表水中也会被氧化成硫酸盐;另外,造纸、印染和食品添加剂等使用的亚硫酸盐排入水体后,会被溶解氧氧化,最终转变成硫酸盐。

溶解氧含量极低甚至被耗尽的水体中,厌氧微生物可将少量硫酸盐转变成硫化物。

由于硫酸盐的稳定性高,且大多溶于水,易在环境中迁移。

水中硫酸盐超过 250mg/L 时,会造成胃肠道紊乱、腹泻甚至脱水,医学上常用硫酸镁作为泻药。超过 400mg/L 的水会让人感到涩苦味,无法饮用。

我国《生活饮用水标准》规定,集中式供水,硫酸盐(以 SO_4^{2-} 计)含量不得超过 250mg/L;小型集中式供水和分散式供水,硫酸盐含量不得超过 300mg/L。

二、测定

水样可以采集在硬质玻璃或聚乙烯瓶中。为了不使水样中可能存在的硫化物、亚硫酸盐或硫代硫酸盐被空气氧化,容器必须用水样完全充满。分析可溶性硫酸盐时,水样应采集后立即在现场(或尽可能快地)用 0.45μm 微孔滤膜过滤,滤液留待分析。需要测定硫酸盐总量时,无需过滤,不加保护剂,4℃下可保存 28 天,分析时,将水样摇匀后移取,适当处理后测定。

硫酸盐的测定方法很多,有硫酸钡烧灼称量法、铬酸钡容量法、硫酸钡比浊法、铬酸钡分光光度法(热法和冷法)、间接原子吸收分光光度法、离子色谱法等。硫酸钡烧灼称量法准确度高但操作繁琐,耗时;硫酸钡比浊法操作简单,但对操作者的技能要求较高;间接原子吸收分光光度法、离子色谱法灵敏度高,适用于低浓度硫酸盐的水样;比较而言,铬酸钡容量法和铬酸钡分光光度法,灵敏度较高,所用仪器简单,应用更普遍。

1. 硫酸钡比浊法 水中硫酸盐与钡离子生成细微的硫酸钡晶体使水溶液浑浊,浑浊程度与水样中硫酸根含量成正比,可用目视比色法或比浊计、分光光度计以及光电比色计测定。

采用分光光度计测定时,该方法最低检测质量浓度为 5.0mg/L,若取水样 50ml 测定,则最低检测质量为 0.25mg。适用于硫酸盐浓度低于 40mg/L 的生活饮用水及其水源水中可溶性硫酸盐的测定。

移取澄清水样于锥形瓶,加入稳定剂,用电磁搅拌器搅拌,待搅拌速度稳定后,加入0.2g 氯化钡晶体,立即计时,搅拌 60 秒 ±5 秒;放置正好 10 分钟(从加入氯化钡算起),以纯水为参比,于 420nm 波长测吸光度(或用浊度仪测定浑浊度),标准曲线法定量。

注意事项:①硫酸钡晶体的形成及悬浮质点大小和均匀性与许多因素有关,如溶液温度、酸度、氯化钡的溶解速度及局部浓度、水样离子强度和试剂的加入方式等,测定时应严格控制操作条件的一致;②稳定剂含有 NaCl、蒸馏水、盐酸、甘油和乙醇;③氯化钡晶体($BaCl_2 \cdot 2H_2O$),20 ~ 30 目;④搅拌速度以溶液不外溅,且能将 0.2g 氯化钡晶体在 10 ~ 30秒的时间内溶解为准,固定转速,在整批测定中不能改变。

2. 铬酸钡分光光度法

(1)铬酸钡分光光度法(热法):铬酸钡溶于稀盐酸,将其加入水样,可与水样中硫酸盐生成硫酸钡沉淀,同时释放出铬酸,中和该反应体系,使过量的铬酸钡析出,硫酸钡和铬酸钡可一并滤出,滤液中含有被硫酸根所置换出的铬酸根,在碱性条件下,铬酸根呈现柠檬黄色,测定吸光度,与标准比较定量。

本法的最低检测质量浓度为 5mg/L,若取 50ml 水样测定,最低检测质量为 0.25mg,适用于硫酸盐浓度为 5~200mg/L 的水样,可用于饮用水或地表水、地下水中可溶性硫酸盐的测定。

移取一定体积水样于锥形瓶中,加少量盐酸,煮沸约 5 分钟;取下后加入铬酸钡悬浊液,再煮沸 5 分钟左右;稍冷后,逐滴加入氨水,至呈柠檬黄色;待溶液冷却后,转入具塞比色管,纯水稀释至刻度,摇匀;用干的慢速定量滤纸过滤,弃去最初的 5ml 滤液,收集滤液于干燥比色管中,以纯水做参比,于 420nm 波长,测定吸光度,标准曲线法定量。

注意事项:①碳酸根也可与钡离子形成沉淀,但在加入铬酸钡悬浊液之前,样品酸化、煮沸时已经除去;②加入铬酸钡悬浊液后充分煮沸,减少沉淀的吸附作用;③酸度对结果影响较大,溶液中橙色的重铬酸根与柠檬黄色的铬酸根存在平衡,pH 大于 9.5 时,以铬酸根形式存在的比例超过 99%;④也可采用 440nm 波长测定;⑤本法所用玻璃仪器不能用重铬酸钾洗液清洗,可用(1+1)盐酸处理后,用自来水和纯水淋洗干净。

(2)铬酸钡分光光度法(冷):与热法原理大致相同,不同的是用乙醇来降低硫酸钡和铬酸钡在水中的溶解度。

本法的最低检测质量为 0.05mg,若取 10ml 水样测定,最低检测质量浓度为 5mg/L,适用于硫酸盐浓度为 5~100mg/L 的水样,可用于饮用水或一般的地表水、地下水中硫酸盐含量较低时测定。

准确移取一定体积水样于 25ml 比色管中,加铬酸钡悬浊液,充分混匀,静置 3 分钟,再分别加入钙氨溶液和乙醇,密塞,猛烈振摇 1 分钟,用干的慢速定量滤纸过滤,弃去最初的 10ml 滤液,收集滤液于干燥比色管中,以纯水作参比,于 420nm 波长测定吸光度,标准曲线法定量。

注意事项:①钙氨溶液用以消除碳酸盐的干扰;②用来降低溶解度的乙醇已加入铬酸钡悬浊液中。

3. 硫酸钡烧灼称量法　在盐酸溶液中,水样中的硫酸盐与加入的氯化钡反应形成硫酸钡沉淀。沉淀反应在 80~90℃温度下进行,并经陈化一段时间之后过滤,用水洗到无氯离子,灼烧沉淀,称硫酸钡的重量,换算成硫酸盐(SO_4^{2-})含量。

本法适用于地下水、地面水、含盐水、生活污水及工业废水中硫酸盐含量为 10~5000mg/L 的水样。

准确移取一定体积水样于烧杯中,加少量盐酸,加热、过滤除去 SiO_2 等不溶物;不断搅拌下,趁热向滤液中加入热氯化钡溶液,以沉淀硫酸盐;陈化后,向沉淀中加少量无灰滤纸浆,用慢速定量滤纸过滤,洗去氯化物;滤纸和沉淀一起,置于已在 800℃灼烧恒重后的瓷坩埚里,电炉上缓慢炭化,移入高温炉内,于 800℃灼烧 1 小时,放入干燥器内冷却,称重,重新灼烧直至恒重,坩埚增加的重量即为硫酸钡量,由此计算出 SO_4^{2-} 含量(mg/L)。

注意事项:①某些离子的干扰上限(mg)分别为:PO_4^{3-} 10、CrO_4^{2-} 10、NO_3^- 1000、SiO_2 2.5、Ca^{2+} 2000、Fe^{3+} 5.0;②水样在浓缩前酸化可防止碳酸钡和磷酸钡沉淀,磷酸钡在酸性溶液中溶解,碳酸钡酸化后加热可分解为二氧化碳除去;该过程也可将硫化物和亚硫酸盐以硫化氢和二氧化硫形式除去,若废水中硫化物和亚硫酸盐含量过高,生成单质硫,过滤除去;

③氯化钡加入必须缓慢,并充分搅拌,否则沉淀中会包裹杂质;④陈化是为了得到更加纯净且易于过滤的大颗粒沉淀,不能省略此过程;⑤为确保氯化物除净,可用试管接取少量滤液用硝酸银溶液鉴定;⑥灰化时滤纸不能燃烧,只能慢慢炭化,且保证空气充分,否则沉淀易被滤纸烧成的炭还原($BaSO_4 + 4C \rightarrow BaS + 4CO \uparrow$),产生负误差;⑦少量不溶性二氧化硅可用过滤的方法除去,但超过 25mg/L 硅酸盐可与钡离子生成硅酸钡白色沉淀,在酸性时形成硅酸胶状沉淀,干扰严重,此时水样应先在铂皿中蒸干,加 1ml 浓盐酸,充分接触后继续蒸干,于 180℃ 烘箱中烘干,再加 2ml 浓盐酸和热水溶解,过滤,滤液用于测定硫酸盐;⑧样品中阳离子总量超过 250mg/L,或重金属离子浓度大于 10mg/L 时,应先用阳离子交换树脂柱,除去阳离子。

4. 铬酸钡容量法　铬酸钡溶于稀盐酸中,将其加入水样,水样中硫酸盐可生成硫酸钡沉淀,同时释放出铬酸,中和该反应体系,使过量的铬酸钡析出,硫酸钡和铬酸钡可一并滤出,滤液中含有被硫酸根所置换出的铬酸根离子,此时加入碘化钾和盐酸,生成单质碘,然后用硫代硫酸钠标准溶液滴定。反应式如下:

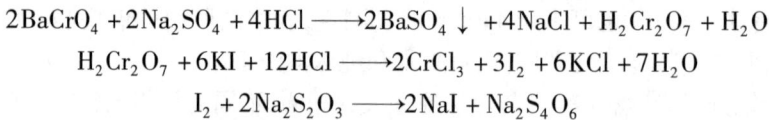

$$2BaCrO_4 + 2Na_2SO_4 + 4HCl \longrightarrow 2BaSO_4 \downarrow + 4NaCl + H_2Cr_2O_7 + H_2O$$
$$H_2Cr_2O_7 + 6KI + 12HCl \longrightarrow 2CrCl_3 + 3I_2 + 6KCl + 7H_2O$$
$$I_2 + 2Na_2S_2O_3 \longrightarrow 2NaI + Na_2S_4O_6$$

本方法的最低检出浓度为 20mg/L,若取水样 200ml 测定,则最低检出质量 4mg,适用于地表水、地下水及生活污水中可溶性硫酸盐的测定。

移取水样于锥形瓶中,加入盐酸,煮沸 5 分钟左右;加入铬酸钡悬浮液(或分析纯铬酸钡)及少量盐酸,再煮沸约 5 分钟;缓慢加入氨水中和;转移至容量瓶内定容;过滤,弃去最初的 20ml 滤液;移取一定体积滤液于碘量瓶内,加入碘化钾溶液及盐酸,振荡,置于暗处 20 分钟;取出后用硫代硫酸钠标准溶液滴定,变成淡黄色时,加入 1ml 淀粉溶液作指示剂,继续滴定至蓝色刚褪去为止,记录消耗硫代硫酸钠体积,计算 SO_4^{2-} 含量。

注意事项:①为避免 I^- 被空气氧化成 I_2,反应要在弱酸性溶液中进行,日光可加速 I^- 的氧化,应避免日光直射;②为避免 I_2 挥发损失,滴定时室温不可过高,并应在碘量瓶中进行反应,且在析出 I_2 的反应完成后,立即滴定;③摇动碘量瓶的操作也应缓慢,既避免 I_2 的挥发,又减少了 I^- 与空气的接触;④淀粉指示剂要在接近终点时加入,不能加入过早,以免碘被淀粉吸附,不能立即与硫代硫酸钠反应,使终点产生误差。

5. 间接火焰原子吸收法　在水-乙醇的氨性介质中,硫酸盐与铬酸钡悬浊液反应,置换出等量铬酸根,用 0.45μm 滤膜滤出生成的硫酸钡和剩余的铬酸钡,滤液含有反应释放的铬酸根,用原子吸收法测定滤液中的铬,即可间接算出硫酸盐的含量。反应式如下:

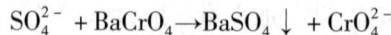

$$SO_4^{2-} + BaCrO_4 \rightarrow BaSO_4 \downarrow + CrO_4^{2-}$$

本法的最低检出浓度为 0.4mg/L,取 10ml 水样,测定上限 30mg/L,适当稀释时,测定上限浓度还可增大,适用于地表水、地下水及饮用水中可溶性硫酸盐的测定。

于比色管中依次加入水样、铬酸钡悬浊液、氨水、钙溶液及无水乙醇,定容,混匀;放置 30 分钟,抽滤(隔有 0.45μm 滤膜),滤液用干燥比色管接取,采用火焰原子吸收分光光度计,在波长 359.3nm 处测定吸光度,标准曲线法定量。

注意事项:①Pb^{2+}、PO_4^{3-} 对测定有干扰,但允许 10μg 以下的 Pb^{2+} 或 PO_4^{3-} 存在;②接取滤液时,将干燥比色管口接在漏斗下端,可借助细线将比色管悬于吸滤瓶内。

6. 离子色谱法　常用双柱离子色谱法分析,水中待测阴离子随淋洗液进入离子交换柱

（由保护柱和分离柱组成），分离柱是阴离子交换柱，根据其对阴离子的不同亲和度将待测阴离子分离，分离后的阴离子进入抑制柱（阳离子交换柱），转变成具有高电导率的强酸，淋洗液则转变成弱电导率的碳酸（弱酸），由电导检测器检测，用相对保留时间定性，测定峰高或峰面积，外标法定量。

本法适用于饮用水、地表水、地下水及城市废水中可溶性硫酸盐的测定，其最低检出质量浓度取决于进样量和检测器灵敏度，当进样量为 50μl，电导检测器量程为 10μS 时，适宜的硫酸盐检测浓度范围为 0.75～12mg/L。该法可以同时测定水样中多种阴离子。

将水样经 0.45μm 滤膜过滤，注入离子色谱仪进样系统，以 $NaHCO_3$-Na_2CO_3 混合液淋洗，电导检测器检测，标准曲线法定量。

注意事项：①为防止高浓度的钙、镁离子在碳酸盐淋洗液中沉淀，可将水样先用磺化聚苯乙烯强酸性阳离子交换树脂柱分离；②水样中若含有机物，可先经 C_{18} 柱分离；③低分子量有机酸的保留时间与被测组分相似，浓度高时可能干扰测定，可用加标法鉴别被测离子；④某些离子含量过高时可能产生干扰，采用适当稀释水样的方法，可降低干扰，或用梯度洗脱的方式消除干扰。

以上方法都可用于硫酸盐总量的测定，只需测定前将水样进行如下处理：

取一定体积水样，加盐酸调至酸性，煮沸以除去硫化物及亚硫酸盐，冷却后过滤，收集滤液，残渣连同滤纸移至铂蒸发皿中蒸干，灰化滤纸后，加入 Na_2CO_3 固体混匀，900℃加热使混合物熔融，放冷，用水将熔融混合物溶解，过滤，两次滤液合并，得待测液。

按可溶性硫酸盐的各种测定方法测定待测液，即可得到水样中硫酸盐总量。

注意事项：硫代硫酸盐对测定产生干扰。

（彭　茵）

第六节　氨　氮

一、概述

氨氮（NH_3-N，ammonia nitrogen）以游离氨（NH_3，也称非离子氨）或铵盐（NH_4^+）的形式普遍存在于地下水及地面水中，其存在形式取决于水体的酸碱度。未受污染的地下水和地表水中氨氮含量一般低于 0.2mg/L。用氯胺消毒的饮水可产生微量氨氮。由于生活污水中含氮有机物受微生物作用可产生大量氨氮，人畜粪便和某些工业废水中尿素和氨的含量很高，所以水体受生活污水、人畜粪便以及某些工业废水污染后，氨氮浓度将明显增加。除此之外，水中的亚硝酸盐在氧气不足的条件下亦可受微生物作用还原成氨，水中尿素也可转变成氨氮，致使某些厌氧环境下的自然水体氨氮高至 3mg/L。结合水中氨氮、亚硝酸盐氮和硝酸盐氮的含量，有助于评价水体受污染情况，了解水体自净能力，并正确评价水质卫生。若水体中含有较高浓度的氨氮，说明水体最近受到了污染；若主要含亚硝酸盐氮，则表明不久前受到污染；如主要含有硝酸盐氮，说明水体受到污染已经有较长时间，自净过程已基本完成；如水体中氨氮、亚硝酸盐氮和硝酸盐氮浓度均较高，则说明水体受到连续污染。

水中氨氮含量过高时，对鱼类等水生生物有毒害作用。中国《渔业水质标准》《地表水环境质量标准》规定Ⅰ～Ⅲ类水中游离氨的浓度不得超过 0.02mg/L，Ⅳ～Ⅴ类水不得超过

0.2mg/L。中国《生活饮用水卫生标准》中非常规指标规定氨氮(以 N 计)不得超过 0.5mg/L,世界卫生组织考虑到氨氮对人体健康的影响较小并未制定限量,只提示高浓度氨氮可能带来饮用水臭和味的改变。

用于氨氮检测的水样需用聚乙烯瓶或玻璃瓶采集。水中氨氮的稳定性差,一般要求采样后立即测定。如不能立即测定,须在每升水样加入 0.8ml 浓硫酸调 pH 小于 2,于 4℃冰箱保存,酸化样品应注意防止空气中氨的污染。对于含有余氯水样,采样后,应立即加入硫代硫酸钠脱氯,否则余氯可与氨反应生成一氯胺、二氯胺或三氯胺,使测定结果偏低。

当水样有色或浑浊以及含有其他干扰物质而影响氨氮测定时,需对水样进行预处理。对较清洁的水样,可采用絮凝沉淀法处理,即于水样中加入适量硫酸锌溶液,并加氢氧化钠溶液使呈碱性,生成氢氧化锌絮状沉淀,再经过滤除去颜色和浑浊。对污染严重的水样或工业废水,则需用蒸馏法消除干扰,蒸馏时需加入磷酸盐缓冲液调水样 pH7.4 左右,以利于氨的馏出。

二、测定方法

水中氨氮测定方法较多。纳氏(Nessler)试剂光度法是最经典的测定方法,也是中国《地表水环境质量标准》和《生活饮用水标准检验方法》规定的分析方法之一。该法操作简便、灵敏度较高,适应范围广,但该法需使用有毒试剂四碘汞钾和强碱,对操作人员和环境影响大,现在使用得较多的是酚盐光度法和水杨酸光度法。酚盐法也是氨氮测定的经典方法,它利用氨与次氯酸盐和苯酚在适宜条件下反应生成蓝色化合物而比色定量,方法灵敏度较高、稳定性好。水杨酸光度法采用水杨酸代替苯酚作显色剂,因水杨酸与苯酚有相似的化学结构,且在苯环上引入了羧基,增加了显色产物在水中的溶解度,所以该法较酚盐光度法灵敏度高,并避免了苯酚对环境的污染,国际标准化组织(ISO)和我国已分别将水杨酸光度法列为推荐方法和标准方法。

此外,水中氨氮测定方法还有氨电极法、离子色谱法、蒸馏-滴定法和氨氮在线自动检测法等。

1. 纳氏试剂分光光度法 水中氨与纳氏试剂(K_2HgI_4)在强碱性介质中反应生成黄棕色化合物(NH_2Hg_2OI),10 分钟后显色完全,比色定量。

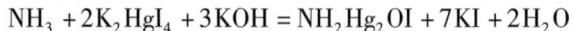

$$NH_3 + 2K_2HgI_4 + 3KOH = NH_2Hg_2OI + 7KI + 2H_2O$$

测定时,取 50ml 水样或一定量水样加纯水至 50ml,分别加入酒石酸钾钠溶液和纳氏试剂,混匀后放置 10 分钟后,于 420nm 比色测定,标准曲线法定量。

本法最低检测量为 1.0μg 氨氮,若取 50ml 水样测定则最低检测浓度为 0.02mg/L。适用于清洁水及受污染水中氨氮含量的测定。

水中常见的钙、镁、铁等离子在强碱性条件下易生成沉淀干扰测定,可加入酒石酸钾钠掩蔽。水中硫化物、铜、硅等可引起溶液浑浊;脂肪胺、芳香胺、亚铁等可与纳氏试剂产生颜色;水样本身有色等干扰均可采用蒸馏法去除。水中悬浮物可用絮凝沉淀法除去。

实验用水应为无氨水,无氨水应临用时制备,不宜贮存。如无超纯水制备装置,可用离子交换法或蒸馏法自制,离子交换法可用强酸型阳离子交换树脂;蒸馏法制备无氨水时,可在 1 升水中加 1~2ml 浓硫酸并滴加 5% 高锰酸钾溶液至呈深紫红色,再行蒸馏。

纳氏试剂中碘化汞与碘化钾的比例对显色反应的灵敏度有较大影响。试剂中过量的碘离子将影响有色络合物的生成,使结果偏低。贮存过久的纳氏试剂,使用前应先检查其质量,除达到原显色灵敏度外,加入试剂后 2 小时内不得出现浑浊,否则应重新配制。

如水样含有色物质、浑浊或有干扰物质时,需要对水样进行预处理:①蒸馏法,取 200ml 纯水于全玻璃蒸馏器中,加入 5ml 硼酸盐缓冲液及数粒玻璃珠,加热蒸馏,直至馏出液用纳氏试剂检不出氨为止,稍冷后倾出并弃去蒸馏瓶中残液,量取 200ml 水样(或取适量,加纯水稀释至 200ml)于蒸馏瓶中,根据水中余氯含量,计算并加入适量硫代硫酸钠溶液脱氯。用氢氧化钠溶液调节水样至呈中性。加入 5ml 硼酸盐缓冲液,加热蒸馏。用 200ml 容量瓶为接收瓶,内装 20ml 硼酸溶液作为吸收液。蒸馏器的冷凝管末端要插入吸收液中。待蒸出 150ml 左右,使冷凝管末端离开液面,继续蒸馏以清洗冷凝管。最后用纯水稀释至刻度,摇匀,供比色用。若水中含钙量超过 250mg/L,将与磷酸盐缓冲液反应生成磷酸钙沉淀,并释放出氢离子,使溶液的 pH 降低,而影响氨的蒸馏,因此高硬度水样应增加磷酸盐缓冲溶液用量,并需用酸或碱调节 pH 至 7.4 后,再进行蒸馏;对于加酸保存水样,应先用氢氧化钠溶液中和后,再加磷酸盐缓冲溶液。注意不能调水样 pH 过高,否则水样中蛋白质和氨基酸在加热过程中分解,使氨氮含量偏高。②混凝沉淀,取 200ml 水样,加入 2ml 硫酸锌溶液混匀。加入 0.8 ~ 1ml 氢氧化钠溶液,使 pH 为 10.5,静置数分钟,倾出上清液供比色用。经硫酸锌和氢氧化钠沉淀的水样,静置后一般均能澄清。如必须过滤时,应注意滤纸中的铵盐对水样的污染,必须预先将滤纸用无氨纯水反复淋洗,至用纳氏试剂检查不出氨后再使用。

2. 水杨酸盐分光光度法　在亚硝基铁氰化钠(俗称硝普钠)催化下,氨与次氯酸盐反应生成一氯胺,一氯胺与水杨酸盐反应生成蓝色化合物,比色定量。反应式:

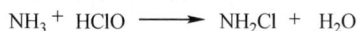

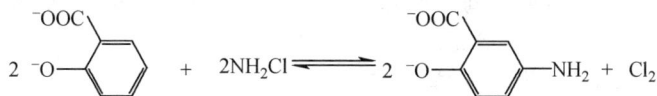

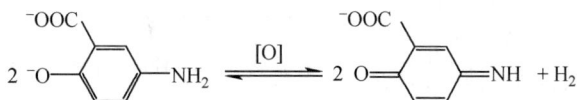

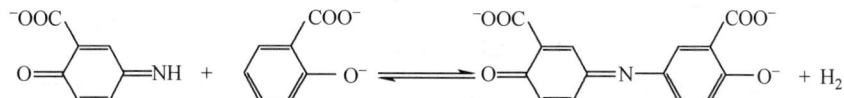

测定时,取一定量水样于 10ml 具塞比色管中,加纯水至刻度。分别加入水杨酸-柠檬酸盐显色液、硝普钠溶液和次氯酸钠溶液,混匀。静置 60 分钟后,于 697nm 波长比色定量。

本法的最低检测质量为 0.25μg,若取 10.0ml 水样,测定则最低检出浓度为 0.025mg/L。适用于生活饮用水及其水源水中氨氮的测定。

苯胺和乙醇胺对本法有干扰。pH 过高或过低会干扰显色化合物的生成。当水样中盐含量过高、颜色较深,或因钙镁及氯化物浓度过高而产生干扰时,应用蒸馏法预处理样品。

显色液酸碱度对本法有重要影响。其最佳显色 pH 范围为 11.5 ~ 11.7。pH 过低生成的一氯胺会分解,pH 过高时,氯胺的生成受到抑制。

亚硝基铁氰化钠溶液易变质,配制好的溶液应储于冰箱保存,如发现空白值增高,应重配。

如用酚代替水杨酸作显色剂(酚盐法),则所需显色时间 20℃时为 20 分钟。

3. 氨气敏电极法　氨气敏电极由 pH 玻璃电极与银-氯化银电极组成,安装在充有氯化铵-氯化钠内充电解液的套管中,套管底部装有一选择性透气膜,使内电解液与被测试样隔

开。在碱性条件下,试样中释放出来的氨通过疏水性选择性透气膜渗入电解液层,发生如下反应:

$$NH_3 + H_2O \rightarrow NH_4^+ + OH^-$$

由于电解液的 NH_4^+ 浓度较上述反应形成的浓度高,故产生的 NH_4^+ 可忽略不计;而电解液层的 pH 则随生成的 OH^- 增加而升高,该变化由 pH 玻璃电极测得。在一定离子强度下,电极电动势与试样中氨氮浓度的对数呈线性关系。因此,由测得试样的电位值可以确定试样中氨氮的含量。

氨气敏电极只对水样中的 NH_3 有响应,因此测定时需用氢氧化钠调节水样 pH11～12,使 NH_4^+ 定量转化为 NH_3。

应用氨气敏电极时,要保持透气膜良好的透气性能,试液中不能有胶状物和沉淀物。水样浑浊时,须过滤或离心除去。如用滤纸过滤水样,则需注意滤纸可能含有微量铵。水样中某些金属离子在加入氢氧化钠溶液后易生成沉淀,故应加入 EDTA 掩蔽。水中共存的汞离子和银离子能与氨生成配合物,使氨的有效浓度降低而引起负误差,可加入碘化钾掩蔽。

电极电位受温度影响较大,因此测定水样和标准系列时的温度应尽可能保持一致。测定过程中搅拌速度不要太快。操作应在无氨环境中进行。

4. 氨氮自动分析仪　氨氮自动分析仪广泛应用于自来水厂的入口和出口水质、污水处理厂水质、工业废水、河水和天然水资源等的在线监测。根据工作原理的不同,氨氮自动分析仪可分为多种类型,常见的有滴定型、光度型和电极型。

滴定型氨氮自动分析仪的基本原理是样品在一定的条件下,经加热蒸馏,释放出的氨冷却后被吸收于硼酸溶液中,再用 HCl 标准溶液滴定,当电极电位滴定至终点时停止滴定,根据所消耗的 HCl 标准溶液的体积,计算出水中氨氮的含量。水样在进入仪器前需进行预处理,可采用过滤或沉降的方法,以除去水样中较大的悬浮物。图 4-3 为滴定型氨氮自动分析仪的基本原理方框图。

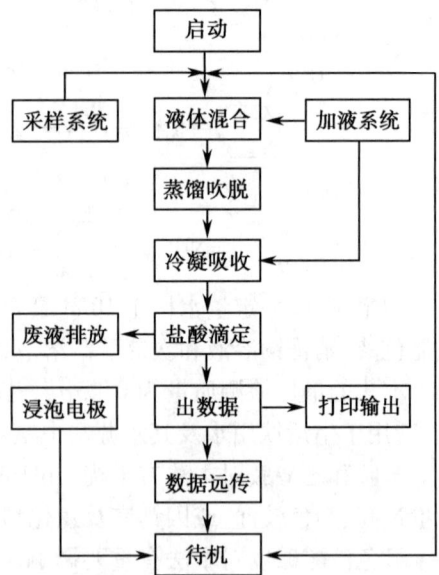

图 4-3　滴定型氨氮自动分析仪原理方框图

光度型氨氮自动分析仪的基本原理(图 4-4)是将废水导入样品池,与定量的氢氧化钠溶液混合,样品中所有的铵盐转换成为气态氨,气态氨扩散到一个装有定量指示剂(水杨酸-次氯酸)的测量池中,氨气再被溶解,生成 NH_4^+,NH_4^+ 在强碱性介质中,与水杨酸盐和次氯酸离子反应,在硝普钠催化下,生成水溶性的蓝色化合物,仪器内置双光束、双滤光片光度计,测量溶液颜色的改变,从而得到氨氮的浓度。钙镁等阳离子干扰测定,可加入酒石酸钾掩蔽除。通过参比光束的测量,消除了样品的浊度、电源的波动等因素对测量结果的干扰,提高了测量精度。可使用标准溶液定期自动校正仪器,标准溶液和指示剂消耗量少。但含有悬浮物的样品在进入仪器前,需经过滤处理。

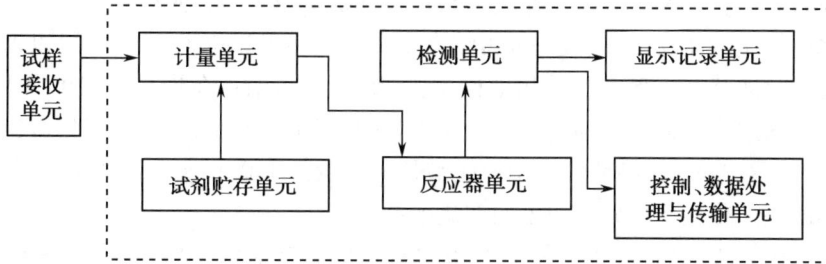

图 4-4 光度型氨氮在线监测仪原理方框图

电极型氨氮自动检测仪有两种形式,一种基于氨气敏电极,另一种采用铵离子选择性电极。

基于氨气敏电极的氨氮自动检测仪的工作原理是水样经过滤系统进入仪器,仪器通过蠕动泵将水样和 EDTA、NaOH 试剂定量加入到测量室中,EDTA 用于防止重金属在强碱性溶液中水解生成沉淀阻塞透气膜,加入 NaOH 可调节水样 pH12 左右。此时水样中的铵离子转化为气态氨,气态氨通过渗透膜进入到电极内,使电极内部平衡反应($NH_4^+ \rightarrow NH_3 + H^+$)发生变化,由 pH 玻璃电极测得其变化,并产生与样品中铵离子浓度有关的输出电压,其输出符合能斯特方程,由此得到相应的氨氮浓度。其原理方框图见图 4-5。

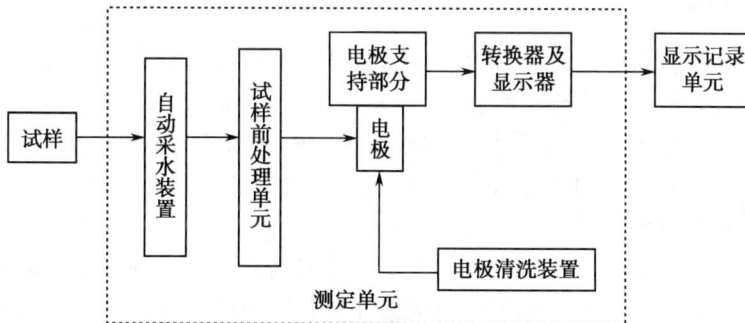

图 4-5 电极法氨氮在线监测仪原理方框图

基于铵离子选择电极的氨氮自动检测仪的原理是利用铵离子选择性电极和参比电极之间的电势差与样品氨氮浓度之间存在能斯特方程关系而定量。

滴定型氨氮自动分析仪适宜于测定氨氮浓度较高的水样,水中挥发性胺类使测定结果偏高,且由于使用酸碱等试剂,易对仪器造成腐蚀,维修成本较大。电极型仪器结构简单,氨气敏电极法抗干扰能力强,但由于使用了气体渗透膜,易出现气孔堵塞等现象。铵离子选择性电极法有可能受高浓度一价阳离子的干扰。水杨酸盐比色法氨氮自动分析仪运行成本低,无二次污染,但故障率较高。

第七节 亚硝酸盐氮

一、概述

亚硝酸盐氮($NO_2^- - N$, Nitrite nitrogen)是含氮有机物受细菌作用分解的氮循环中间产物,在水中不稳定,在氧和微生物的作用下易被氧化成硝酸盐,在缺氧条件下也可被还原为氨。根据水中亚硝酸盐氮的存在水平,再结合水中氨氮和硝酸盐氮的含量,可以评价水体受污染的程度及自净状况。如水中检出亚硝酸盐氮,说明污染正在进行。水中 $NO_2^- - N$ 的来源主要为生活污水中含氮有机物的分解和化肥、酸洗等工业废水,此外农田排水也可引入较高浓度的 $NO_2^- - N$。未受污染地面水中亚硝酸盐氮一般低于 0.1mg/L,某些地下水可能会由于地层结构的还原作用出现较高浓度的亚硝酸盐氮。

亚硝酸盐进入人体后,可将低铁血红蛋白氧化成高铁血红蛋白,使之失去输送氧的能力。在酸性介质中亚硝酸盐可与二级胺类形成致癌物亚硝胺。一般饮水中亚硝酸盐氮含量很低,不会对人体健康产生影响。中国《生活饮用水卫生标准》未对 $NO_2^- - N$ 做出限量要求。中国《地面水环境质量标准》(GB3838—2002)规定 I 类水中亚硝酸盐氮含量不超过 0.06mg/L,II 类水不超过 0.1mg/L,III 类水不超过 0.15mg/L,IV ~ V 类水不超过 1.0mg/L。世界卫生组织(WHO)规定婴幼儿饮水不超过 3mg/L,长期接触的临时限量不超过 0.2mg/L。

水样采集可用玻璃瓶或聚乙烯塑料瓶,采样后应尽快测定,以避免细菌将亚硝酸盐还原成氨。若不能立即测定,可于每升水样中加入 40mg 氯化汞抑菌,并置 4℃冰箱避光保存,可稳定 1~2 天。

二、测定方法

水中亚硝酸盐氮的测定方法主要有光度法、离子色谱法和示波极谱法等。而应用最广泛的是重氮化偶合光度法,又称格氏(Griess)试剂法,该法简便快速,灵敏度高,但色度和浊度对测定有干扰。该法是我国水质检验标准方法。离子色谱法简便快速,可同时测定包括亚硝酸根、硝酸根、硫酸根、氯离子和氟离子等多种阴离子。示波极谱法简便快速,灵敏度高,水样色度和浊度对测定基本无干扰。

1. 重氮化偶合分光光度法 在 pH1.7 以下,水中亚硝酸盐与对氨基苯磺酰胺反应生成重氮盐,再与 N-(1-萘基)-乙二胺偶合生成紫红色偶氮染料,比色定量。反应式:

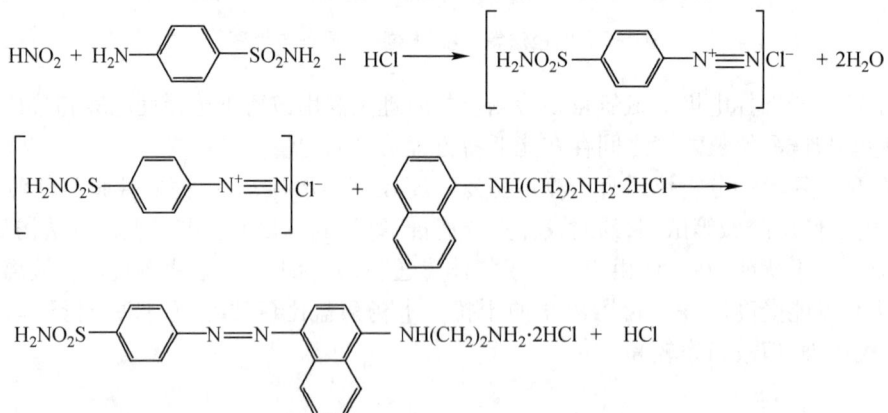

测定水样时,吸取一定量水样于比色管中,用酸或碱将水样调节至近中性后定容至50ml,加入 1.0ml 对氨基苯磺酸胺溶液,摇匀后放置 2~8 分钟,加入 1.0ml N-(1-萘基)-乙二胺混合溶液,立即摇匀,于 540nm 波长处比色定量。

本法不经稀释直接测定的适宜浓度范围为 0.002~0.25mg/L 亚硝酸盐氮,适用于较清洁水中亚硝酸盐氮含量的测定。如亚硝酸盐氮浓度过高,也不易显色,需稀释后测定。水样如含有悬浮物或有色时,对测定有干扰,可用氢氧化铝悬浮液吸附后过滤或离心除去。但需注意氢氧化铝试剂不能带入亚硝酸盐氮。

溶液酸度对显色影响较大,如水样偏酸或偏碱,则需用氢氧化钠溶液或磷酸溶液调水样pH至中性后再加显色试剂,否则对测定结果带来误差。

显色溶液需保存在密闭的棕色瓶中,4℃冰箱中可稳定至少1个月。注意防止空气中氧化氮对试剂的污染。实验用水不能含有亚硝酸盐氮,实验用水可通过加碱重蒸馏去离子水制备或使用超纯水。

2. 示波极谱法　水样中的亚硝酸盐氮在弱酸性介质中与对氨基苯磺酰胺反应生成重氮盐,再与 N-(1-萘基)-乙二胺偶合生成紫红色偶氮化合物,该偶氮化合物在 pH11.0 ~ 11.7 的氨碱性介质中,可在示波极谱仪的滴汞电极上于 - 0.63V($vs.$ SCE)处产生吸附还原峰,峰电流在一定范围内与试液中的亚硝酸盐氮浓度成正比,标准曲线法定量。

测定水样时,取一定量样液于 10ml 具塞比色管中,加入一定量 0.1mol/L HCl 使试液pH 为 1.8 ~ 2.5,再分别加入氨基苯磺酰胺和 N-(1-萘基)-乙二胺溶液,混匀,室温下放置20 分钟后,再加 1 + 1 氨水 1.0ml,加纯水定容、混匀后用示波极谱法测定。测试条件:三电极系统、二阶导数挡、原点电位 - 0.30V。

示波极谱法可检出水样中 0.001mg/L 亚硝酸盐氮。水样有颜色,或浑浊等对测定基本无影响。本法中所用的对氨基苯磺酰胺和 N-(1-萘基)-乙二胺二盐酸可分别用对氨基苯磺酸和 8-羟基喹啉取代,产生的偶氮染料在氨碱性条件下均可产生吸附还原峰,但灵敏度稍低。

第八节　硝酸盐氮

一、概述

硝酸盐氮($NO_3^- - N$,nitrate nitrogen)是含氮有机化合物的在水体中的最终氧化产物。环境水体中硝酸盐的污染来源除硝酸盐类化肥使用和生活污水、生活垃圾、生产含氮废弃物与人畜粪便等的自然降解过程外,空气中氧化氮污染物经降水淋溶后形成的硝酸盐也是重要的污染来源。如果水样中仅含有硝酸盐氮,而有机氮、氨氮及亚硝酸盐氮都不存在,则表明污染物中有机物已被细菌分解完全,水体完成自净过程。否则,说明水体正在遭受连续污染或正在自净过程中。一般饮水中硝酸盐氮均可检出,中国《生活饮用水卫生标准》规定其含量不得超过 10mg/L,地下水源限制时为 20mg/L。地面水中硝酸盐氮含量一般较低,但某些地下水中含量很高。饮水中硝酸盐氮含量过高时,对人健康的影响与亚硝酸盐氮一样,因为进入体内的硝酸盐氮也可被还原为亚硝酸盐氮,婴幼儿的还原能力更强,因此世界卫生组织(WHO)针对婴幼儿饮用水中规定硝酸盐不超过 50mg/L(相当于 11mg/L 硝酸盐氮)。亚硝酸盐氮与人体血液作用,形成高铁血红蛋白,从而使血液失去携氧功能,另外可与二级胺类形成致癌物亚硝胺。

用于硝酸盐氮测定的水样需用玻璃瓶或聚乙烯瓶采集,采样后应尽快测定。如不能及时测定,为了抑制微生物活动对氮平衡的影响,须于每升水样中加入 0.8ml 浓硫酸,并于0 ~ 4℃保存,24 小时内完成测定。

二、测定方法

水中硝酸盐氮的测定方法较多,如紫外光度法、离子选择性电极法、光度法、离子色谱法和示波极谱法等。紫外分光光度法操作简便,但干扰因素较多,适合清洁水样中硝酸盐氮的测定;离子选择性电极法操作简便快速,线性范围宽,但亚硝酸氮对测定有干扰。光度法中应用较广的有麝香草酚光度法和二磺酸酚光度法,麝香草酚法灵敏度高,操作简便,线性范围较宽,但亚硝酸盐氮有正干扰。二磺酸酚法是经典方法,但灵敏度较低,操作繁琐,氯离子干扰严重。镉柱还原法实际上也属光度法,通过镉柱将硝酸盐氮还原成亚硝酸盐氮后进行光度测定,灵敏度可低至 0.01mg/L。离子色谱法可同时测定多种阴离子,灵敏度和准确度高。中国《生活饮用水标准检验方法》规定的标准检验方法为麝香草酚分光光度法、镉柱还原法、紫外光度法和离子色谱法。

1. 二磺酸酚分光光度法　在浓硫酸存在下,硝酸根离子和二磺酸酚作用,生成硝基二磺酸酚,在碱溶液中发生分子重排,生成黄色化合物,比色定量。化学反应式为:

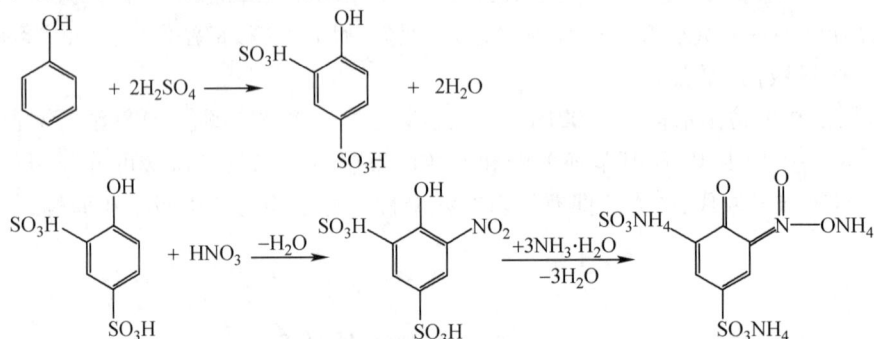

样品测定时,吸取适量水样或经过预处理的澄清水样,置于 100ml 蒸发皿中,调溶液至接近中性,于水浴上蒸干。加入二磺酸酚试剂,用玻棒研磨,使试剂与蒸发皿内残渣充分接触,静置 10 分钟后,加入 10ml 纯水,然后在搅拌下滴加浓氨水,使溶液的黄色达到最深。如出现沉淀可过滤,或加乙二胺四乙酸二钠溶液至沉淀溶解。将溶液定容后于 420nm 波长测定吸光度值,同时作标准系列和空白对照。

本法最低检测质量为 1μg 硝酸盐氮。若取 25ml 水样测定,则最低检测质量浓度为 0.04mg/L。本法可用于较清洁水样中硝酸盐氮含量的测定。水中浊度、颜色、氯化物、亚硝酸盐和铵等均可产生干扰,故需对水样作预处理。

水样预处理方法:①去除浊度,可用 0.45μm 孔径的滤膜过滤或离心除去;②去除颜色,可加入氢氧化铝悬浮液,充分振摇后静置数分钟,过滤,注意弃去最初滤液;③去除氯化物:于水样中加入相当量的硫酸银溶液(水样中氯化物含量超过 100mg/L 时,可加入相当量的固体硫酸银(1mgCl⁻ 相当 4.397mg Ag₂SO₄),在 80℃ 左右的热水浴中,用力振摇,使氯化银沉淀凝聚,冷却后用慢速滤纸或 0.45μm 滤膜过滤或离心除去沉淀后使用;④去除亚硝酸盐:可采用将其氧化成硝酸盐氮后测定,同时测定亚硝酸盐氮,最后在结果计算时,将亚硝酸盐氮扣除。氧化剂可选过氧化氢溶液或稀硫酸-高锰酸钾溶液。

2. 镉柱还原分光光度法　在一定条件下,水中的硝酸盐氮经镉柱还原为亚硝酸盐氮,亚硝酸盐氮与对氨基苯磺酰胺反应生成重氮盐,再与 N-(1-萘基)-乙二胺偶合生成玫瑰红色偶氮染料,于 540nm 比色定量。扣除未经还原水样中的亚硝酸盐氮,即可得出水样中硝酸盐氮含量。

测定水样时,吸取一定量水样于 250ml 容量瓶中,加 5ml 氯化铵-乙二胺四乙酸二钠溶液,加纯水至刻度,混匀。使该溶液通过镉还原柱,控制流速为 7～10ml/min,收集流出液。取一定量流出液,立即加入对氨基苯磺酰胺溶液,摇匀。在 2～8 分钟内加入 N-(1-萘基)-乙二胺溶液,放置 10 分钟后,在 540nm 波长测量吸光度,2 小时内完成比色测定。

溶液酸度对显色的影响,参见本章第七节亚硝酸盐氮的测定(重氮化偶合光度法)。水样与镉还原柱应有充分的接触时间,流出速度不能太快,以保证硝酸盐被定量还原。试样中加入氯化铵,可与镉离子络合,以减少镉盐在柱内沉淀,并可抑制对亚硝酸盐的进一步还原作用。加入乙二胺四乙酸二钠消除铁、铜或其他金属的干扰。溶液的 pH 值对镉柱的还原效率有影响,须控制溶液 pH 值在 3.3～9.6 范围内。

常见的镉还原剂有海绵状镉、汞-镉颗粒和铜-镉颗粒。①海绵状镉:如无市售品,可用下法制备。投入足够的锌片(或锌棒)于 500ml20% 硫酸镉溶液中,3～4 小时后将置换出来的海绵状镉用玻棒轻轻刮下,捣碎至 20～40 目,用纯水冲洗后置 0.5% 氯化铵溶液中保存;②汞-镉颗粒:取 40～60 目的金属镉粒(用过的也可重复使用)约 50g,置于烧杯中,先用 1+1 盐酸溶液洗涤,弃去溶液后用纯水冲洗镉粒数次,再加入 1% 氯化汞溶液 100ml,搅拌 3 分钟,倾去溶液,用纯水冲洗汞-镉颗粒数遍,然后用 1+99 硝酸溶液很快冲洗一下,再用 1+99 盐酸溶液洗数次,用纯水洗至水中不含亚硝酸根为止。置 0.5% 氯化铵溶液中保存;③铜-镉颗粒:取 40～60 目的金属镉粒(用过的也可重复使用)约 50g,置于烧杯中。先用 1+1 盐酸洗涤,弃去溶液后用纯水冲洗数次,再加入 2% 硫酸铜溶液 100ml,摇动 5 分钟或至溶液蓝色变浅。倾去溶液,再加入新的硫酸铜溶液,重复处理,直到在镉粒上出现褐色胶体沉淀为止。用纯水洗涤铜-镉粒至少 10 次,以去除所有沉淀,置于 0.5% 氯化铵溶液中保存。

镉还原柱的填装与老化:放入一小团玻璃棉于还原柱的底部,加满纯水,再分次加入镉填料至 30cm 高度(加填料时应注意避免在填料中间引入空气泡)。在 200ml 纯水中加入 2ml 氯化铵-EDTA 溶液,用活塞控制流速为每分钟 7～10ml,让其流过新制备的镉填料,再用每升含 0.1% 硝酸盐氮、8ml 氯化铵-EDTA 溶液的水溶液 200ml 流过柱子,使镉填料老化。新镉填料还原能力较强,可将亚硝酸盐氮进一步还原为氮,必须用硝酸盐氮溶液处理,使镉柱适当老化。

镉柱还原率的检查:为了检查镉柱的还原率,可在每天样品分析前,将 0.1～0.2mg/L 的硝酸盐氮标准溶液经柱还原、显色,用 1cm 比色皿测吸光度,与相同浓度的亚硝酸盐标准溶液显色测得的吸光度相比较,可确定还原柱的还原率。当选用汞-镉颗粒和铜-镉颗粒作填料时,随使用时间延长,其还原效率会逐渐降低,应分别按上述方法重新活化。

水样浑浊或有悬浮固体物时,易将镉还原柱堵塞。如水样浊度不高,可离心或过滤除去固体物;高浊度的水样,在过滤前可加硫酸锌和氢氧化钠生成絮状氢氧化锌助滤。含油和脂的水样用三氯甲烷萃取除去干扰。

本法最低检测质量为 0.05μg 硝酸盐氮,若取 5ml 水样测定,最低检测质量浓度为 0.01mg/L 硝酸盐氮。

3. 麝香草酚分光光度法　硝酸盐和麝香草酚在浓硫酸溶液中形成硝基酚化合物,在碱性溶液中发生分子重排,生成黄色化合物。比色测定。反应式与二磺酸酚光度法近似。

测定水样时,取 1.00ml 水样于干燥的 50ml 比色管中,加入氨基磺酸铵溶液,摇匀后放置 5 分钟。由比色管中央直接滴加麝香草酚乙醇溶液。摇匀后加入 2ml 10g/L 硫酸银硫酸溶液,混匀后放置 5 分钟。加 8ml 纯水,混匀后滴加氨水至溶液黄色到达最深。并使氯化银沉淀溶解为止。加纯水定容至25ml,混匀。于415nm波长,2cm吸收池,测量吸光度。标准曲线法定量。

本法的最低检测质量为0.5μg硝酸盐氮,若取1.00ml水样测定,则最低检测质量浓度为0.5mg/L硝酸盐氮。

亚硝酸盐产生正干扰,可用氨基磺酸铵除去;氯化物产生负干扰,加入硫酸银硫酸溶液后可基本消除干扰。

4. 紫外分光光度法　利用硝酸盐在220nm波长具有紫外吸收、而在275nm波长不具吸收的性质进行测定,于275nm波长测出有机物的吸收值对测定结果进行校正。因为溶解性有机物在220nm处也有吸收,故根据实践经验,引入经验校正值。该校正值是在275nm处测得吸光度值的2倍。在220nm处的吸光度减去经验校正值即为硝酸根离子的吸光度。

测定时,对水样进行必要的预处理,然后加盐酸溶液酸化试样,紫外分光光度计用纯水调零,分别在220nm和275nm波长处测量吸光度。

本法适用于清洁地表水和未受明显污染的地下水中硝酸盐氮的测定,最低检测质量为10μg,若取50ml水样测定,最低检测质量浓度为0.2mg/L。对含有机物、表面活性剂、亚硝酸盐、六价铬、溴化物、碳酸氢盐和碳酸盐的水样,需进行预处理。如用氢氧化铝絮凝共沉淀和大孔中性吸附树脂可除去浊度、高价铁、六价铬和大部分常见有机物。

5. 离子色谱法　水样中待测阴离子随碳酸盐-重碳酸盐或氢氧化钾淋洗液进入离子交换柱系统(由保护柱和分离柱组成),根据分离柱对各阴离子的不同的亲和度进行分离,已分离的阴离子流经阳离子交换柱或抑制器系统转换成具高电导度的强酸,淋洗液则转变为弱电导度的碳酸。由电导检测器测量各阴离子组分的电导率,以相对保留时间和峰高或面积定性和定量。本法可同时测定NO_3^-,NO_2^-,F^-,Cl^-和SO_4^{2-}等阴离子。

测定参考条件:分离柱AS4A,抑制柱ASRS-ULTRA,电导检测器;淋洗液为0.0035mol/L Na_2CO_3-0.001mol/L $NaHCO_3$;流速1.2ml/min。在此条件下,出峰顺序为Cl^-,F^-,NO_2^-,NO_3^-,SO_4^{2-},13分钟内完成分离测定。

本法最低检测质量浓度取决于进样量和检测器灵敏度,一般情况下,进样50μl,电导检测器量程为10μS时适宜的检测范围为0.15~2.5mg/L NO_3^--N。

水样中存在较高浓度的低分子量有机酸时,由于其保留时间与被测组分相似而干扰测定,水样中某一阴离子含量过高时,将影响其他被测离子的分析,稀释样品可改善或消除此类干扰。为防止保护柱和分离柱系统堵塞,水样需经0.22μm滤膜过滤或超速离心后测定。为了防止高浓度钙、镁离子在碳酸盐淋洗液中沉淀,可将水样先经过强酸性阳离子交换树脂柱除去这些干扰离子。

第九节　高氯酸盐

一、概述

高氯酸盐(ClO_4^-,Perchlorate)是一种普遍存在的潜在有害污染物,既有天然的,又可人工合成。天然存在的高氯酸盐常用作化肥的原料,人工合成的则广泛应用于诸如皮革加工、橡胶制造、涂料生产、润滑油添加剂等领域,并且是固体火箭推进剂的主要成分。环境中高氯酸盐污染主要来源于发射卫星、航天火箭、焰火和导弹等的固体推进剂中的氧化剂高氯酸铵,一些硝酸钾农药中也含有一定量的高氯酸盐。

环境中的 ClO_4^- 主要来自于固体高氯酸盐(铵盐、钾盐、钠盐和镁盐)的溶解。高氯酸盐易溶于水,容易在环境中迁移,污染地下水、地面水和饮用水源。由于其性质稳定,不易分解,可在正常环境条件下存在数十年。高氯酸盐可以经土壤、水等途径被植物吸收、积累,通过食物链进入人体或由被污染的饮用水源直接进入人体。美国环保署自 1997 年以来对高氯酸盐污染问题展开了一系列研究并制定相关的法规和标准,将高氯酸盐列为一级监测指标和饮用水污染物候补名单。美国研究人员认为,无论在世界任何地方,只要军事或民用机构使用火箭或卫星,都可能造成高氯酸盐污染。

高氯酸盐可以有效抑制人体对碘离子的摄取,造成碘缺乏,从而导致甲状腺激素分泌的减少,而甲状腺激素分泌不足会抑制人体正常的新陈代谢和生长发育。它对婴儿的影响最为严重,可以造成胎儿和儿童精神发育迟缓。

美国公共卫生署(U. S. Public Health Service,PHS)将高氯酸盐定为未规范化化合物,需要长期进行监测。未规范化化合物是指缺乏联邦饮用水标准或最高污染物水平的污染物。为了指导高氯酸盐的研究,PHS 制订了一个参考性的"现行标准",高氯酸盐的现行标准是 0.018mg/L。饮用水的现行标准,是基于该浓度下污染物不会对日常饮用者身体造成危害的浓度水平所制订的。

美国环保署依据服用高氯酸盐的人体毒理实验,发现不会产生可观察到副作用剂量(NOEL)为 0.007mg/(kg·day),并确定饮用水中高氯酸盐的安全浓度范围为 0.004 ~ 0.018mg/L。EPA 已经制定了水中高氯酸盐含量的初期公共健康目标为 1μg/L。

二、测定方法

水体中高氯酸盐的测定主要采用仪器分析方法,如离子色谱(IC)法、质谱法和离子色谱-质谱(IC-MS)联用技术,也有采用化学发光、分光光度和流动注射在线萃取荧光法等光学法测定的报道。离子色谱法和离子色谱-质谱联用均具有灵敏度高、准确性好的优点,但对基体复杂的样品,前者的分析灵敏度降低,后者具有更高的灵敏度和准确度,不过所需仪器尚难普及。

1. 离子色谱法 美国环保局将离子色谱法作为测定水样中高氯酸盐的标准方法(标准方法号 314.0)。该法采用 IonPac AS16 色谱柱,50mmol/L NaOH 为淋洗液,ASRS-Ultra 阴离子抑制器,采用外加水模式,电导检测。进样量为 1000μl 时,ClO_4^- 的检出限为 0.53μg/L。各种条件下的平均回收率为 108%。样品的干扰实验表明,25μg/L 的 ClO_4^- 不受基体中高浓度(1000mg/L)干扰离子 Cl^-、CO_3^{2-} 和 SO_4^{2-} 的影响。该方法可用于各种复杂基体中高于 1μg/L ClO_4^- 含量水平的测定。

2. 离子色谱-质谱联用技术(IC-ICP-MS) 离子色谱法用电导检测器检测饮用水和废水中的高氯酸盐含量,在约 1 ~ 5μg/L 范围内能获得可靠结果,但随着基质复杂性的增加,ClO_4^- 含量水平低于 1μg/L 时其灵敏度明显下降,离子色谱法-电导检测的方法难以准确对水样中的高氯酸盐进行定性和定量。此时采用质谱检测(ICP-MS)可以进行很好的定性和定量。若采用不经分离 ICP-MS 直接分析高氯酸盐时,样品中的高氯酸盐没有经过分离,干扰离子影响检测使灵敏度不够。因此,采用离子色谱分离结合质谱检测的离子色谱-质谱联用技术可消除基体干扰,提高分析灵敏度。该法回收率在 90%~105%,方法检出限 < 0.1μg/L。干扰实验表明,1μg/L 的 ClO_4^- 不受基体中 1000mg/L Cl^-、CO_3^{2-} 和 SO_4^{2-} 的影响。

(郑 波)

本章小结

本章重点介绍了水质检测中无机非金属指标氟、氰化物、硫化物、磷和磷酸盐、高氯酸盐、氨氮、亚硝酸盐和硝酸盐氮等的水样采集、保存、预处理和测定方法,以及测定时需要注意的事项。此外,简要介绍了现行国家标准中无机非金属指标的限量要求,同一检测指标的不同测定方法的比较,测定方法的适用范围等内容。

思考题

1. 水中氟化物的测定方法有哪些? 其原理分别是什么?

2. 水中氰化物的主要净化途径是什么?

3. 如何分别测定水中不同形式的氰化物? 在进行氰化物水样的预处理时,如何进行干扰去除?

4. 分光光度法测定水中的氰化物的基本原理是什么? 分为哪几个步骤?

5. 硫化物在水环境中的主要存在形式和测定方法是什么?

6. 简述亚甲基蓝比色法测定硫化物的原理。采用亚甲基蓝分光光度法测定水中硫化物应该注意哪些问题?

7. 简述甲基蓝比色法测定硫化物时水样预处理的方法。

8. 磷在水体中有哪些主要的存在形式? 测定水中磷酸盐的方法各有什么特点? 如何分别测定不同形态的磷酸盐?

9. 水中硫酸盐含量超标有哪些害处? 水中硫酸盐的测定方法有哪些?

10. 电感耦合等离子体质谱法为什么需加内标物?

11. 为什么可以用原子吸收光谱法测定某些非金属离子?

12. 硫酸钡比浊法可以采用何种仪器测定?

13. 简述纳氏试剂分光光度法测定氨氮的原理。

14. 格氏(Griess)试剂法测定亚硝酸盐氮的反应方程式。

15. 硝酸盐的镉柱还原如何实施? 如何评价镉柱还原的效率?

16. 试设计一个同时测定三氮的快速监测系统,并画出框图。

第五章 金属指标

近年来,随着工业发展和人口增长,水体中的金属污染现象已经十分普遍。这些金属污染物主要来源于地质风化、矿物冶炼、金属及其制品的生产和使用、矿物燃料的燃烧等几个方面,其中工业废水是金属污染的主要来源。金属污染物进入水体后参与循环,从一个区域迁移到另一个区域。在迁移过程中,由于环境条件的改变,虽然这些污染物的形态可能会变化,但却难以被微生物降解,最终经过动植物食物链逐级富集到高浓度,给人类健康造成潜在的威胁。本章主要介绍水体中最常见的铁、锰等一般金属指标和铅、砷等有毒金属指标的测定方法。

第一节 一般金属指标

一、铁

铁是人类使用量最大的金属,由于地质风化、冶炼、铁制品的生产和使用,铁易被氧化成化合物进入水体。地下水中的铁以二价存在,与空气接触后被氧化成三价(高铁)。高铁溶液在 pH > 3.5 时,水解生成黄棕色沉淀。虽然铁是人体必需元素,但大量铁进入人体可引起急性胃肠炎等多种疾病。我国规定生活饮用水中铁的含量不得超过 0.3mg/L。

测定铁的方法比较多,其中以邻菲啰啉(二氮杂菲)分光光度法和火焰原子吸收光谱法最常用。清洁的环境水样和轻度污染水样,可用邻菲啰啉分光光度法测定,该法灵敏、准确;环境水样和污染废水,可用原子吸收或等离子体发射光谱法来测定,这两种方法操作简单快速,测定结果精密度和准确度好;对于污染严重,铁含量高的废水,可用 EDTA 配合滴定法测定,该法可以避免高倍数稀释造成的误差。

1. 邻菲啰啉分光光度法 在 pH3 ~ 9 条件下,邻菲啰啉可与亚铁离子反应,迅速生成稳定的橙红色配合物,该配合物在510nm 处有最大吸收,测定其吸光度,与标准比较定量。

本法比较灵敏,适用于地表水、地下水和废水中铁的测定,最低检出浓度为 0.03mg/L,测定下限为 0.12mg/L,测定上限为 5.00mg/L。若测定高铁离子或总铁时需先将水样用盐酸酸化至 pH = 1,再用盐酸羟胺溶液将高铁还原成亚铁。

强氧化剂、氰化物、亚硝酸盐、焦磷酸盐、偏聚磷酸盐及某些重金属离子会干扰测定,故应特别注意消除干扰:①加入盐酸羟胺,利用其还原性可消除强氧化剂的干扰;②如果将水样加盐酸煮沸,可将氰化物和亚硝酸盐除去,并使焦磷酸盐、偏聚磷酸盐转化成正磷酸盐以减轻干扰;③当水样有底色时,可用不加邻菲啰啉的试液做参比,对水样的底色进行校正。

2. 火焰原子吸收光谱法 将清洁水样或消解处理后的水样直接喷入空气-乙炔焰中,各价态的铁化合物在火焰中均被原子化,基态铁原子对铁空心阴极灯辐射的248.3nm 的特征谱线产生吸收,在一定条件下,根据吸光度与待测水样中铁的浓度成正比,校准曲线法定量。

本方法可用于地下水、地表水和废水中铁的测定。铁的检测限可达 0.03mg/L。石墨炉原子吸收光谱法可以测定更低浓度的铁,但由于铁的光谱行为比较复杂,测定结果重复性较差。若仅测定可溶性铁,应在采集水样后尽快用 0.45μm 滤膜过滤,并立即加硝酸酸化滤液至 pH 在 1~2 之间。若测定总铁,采集水样后不过滤直接酸化至 pH1~2 后再测定。

用本法测定铁时应注意:①加入氯化钙溶液防止磷酸盐、硅酸盐等物质的化学干扰;②采用尽量小的光谱通带(狭缝),减少光谱干扰;③背景吸收严重时,应扣除背景;④铁浓度过高时,可用次灵敏线测定,避免稀释操作带来误差。

3. 电感耦合等离子体发射光谱法(ICP-AES) 水样经硝酸消解后,导入 ICP-AES 的雾化室成为气溶胶,并被氩气带入电感耦合,水样中的含铁化合物被原子化、电离、激发,发射 259.94nm 的特征谱线,故根据特征光的波长可进行定性分析,在一定浓度范围内谱线的强度与水样中铁的含量成正比,据此进行定量分析。

应用本方法测定时应注意:①测定溶解态的铁元素,采样后立即用 0.45μm 滤膜过滤,取所需体积滤液,加入硝酸消解。测定铁元素总量,无需过滤膜,取所需体积均匀水样,用硝酸消解。消解好后,均需定容至原取样体积,并使溶液保持 5% 的酸度;②测量时依次将试剂空白溶液、水样喷入 ICP 焰炬测定,扣除空白值后的测定值即为水样中铁元素的浓度。

4. 电感耦合等离子体质谱法(ICP-MS) 处理好的水样经雾化后被载气带入电感耦合等离子体焰炬中,经蒸发、解离、原子化、电离等过程,铁转化为正离子,经离子采集系统进入质谱仪,因质荷比不同得以分离。对于特定质荷比的离子,由于进入质谱仪的离子数与质谱积分面积成正比,即水样中铁的浓度与质谱积分面积成正比,据此定量。

测定时应注意消除干扰:①水样与标准溶液的黏度、表面张力和溶解性总固体的差异可引起物理干扰。另外,易电离的干扰元素将大大增加电子数量而引起等离子体平衡转变,常常减少分析信号,称为基体抑制。常选用钪(Sc)溶液做内标物以校正物理干扰和基体干扰;②样品导入系统在多次测定后易产生记忆干扰,故应经常清洗样品导入系统。

二、锰

锰是一种质硬而脆的银白色金属,它易溶于酸,与水缓慢反应生成氢氧化物。锰及其化合物被大量使用来制造锰钢、电池、汽油抗爆剂等。在天然水中,锰常以水合金属离子、无机配合物、有机配合物的形态存在,被吸附于黏土、铁氧化物和有机物等颗粒上。以真溶液形式存在的锰主要为 Mn(Ⅱ)。水中锰浓度大于 0.5mg/L 时,会产生色、嗅、味异常,大量锰经水体被人摄入后,会损伤人体黏膜,破坏血红细胞及蛋白质,甚至损伤神经系统。我国规定生活饮用水中锰的含量不得超过 0.1mg/L。

水中锰的测定,通常使用甲醛肟分光光度法、高碘酸钾分光光度法、原子吸收光谱法、ICP-MS、ICP-AES 等。火焰原子吸收法检测限可达 0.01mg/L。若水样中锰的含量低,也可采用石墨炉原子吸收光谱法测定。石墨炉原子吸收光谱法可以测定低至 0.01μg/L 的锰,但存在高浓度的铁时,会干扰锰的测定,使测定结果偏高。通过用 PAN(1-α-吡啶偶氮-α-萘酚)-石油醚萃取,再用 0.1mol/L 盐酸反萃取的方法,可有效消除铁的干扰。

1. 甲醛肟分光光度法 在 pH 为 9.0~10.0 的碱性溶液中,锰(Ⅱ)被溶解氧氧化为锰(Ⅳ),与甲醛肟生成棕色配合物。450nm 处测定,校准曲线法定量。

本方法适用于饮用水及未受严重污染的地表水的水样中锰的测定,但不适用于高度污染的工业废水的测定。方法最低检出质量浓度为 0.01mg/L,测定质量浓度范围为 0.05～4.0mg/L,校准曲线范围为 2～40μg/50ml。

测定时应注意:①铁、铜、钴、镍、钒、铈等也可与甲醛肟形成配合物,干扰锰的测定,故常加入盐酸羟胺和 EDTA 减少干扰;②清洁水样酸化至 pH=1 后,一般可直接用于测定;③含有悬浮二氧化锰和有机锰的水样,需向水样中加硝酸、过硫酸钾进行预处理。

2. 高碘酸钾分光光度法　室温下,在中性的焦磷酸钾介质中,高碘酸钾可在瞬间将低价锰氧化生成紫红色的七价锰,用分光光度法在 545nm 处测定吸光度。

若取 50ml 水样测定,最低检出质量浓度可达 0.05mg/L。故本方法可适用于地表水、地下水、饮用水和严重污染的工业废水中锰的测定。测定时应注意:①用硬质玻璃瓶或聚乙烯瓶采集水样时,由于锰(Ⅱ)在碱性条件下易被氧化成不溶的锰(Ⅳ),形成沉淀吸附在瓶内壁上,使可溶性锰测定值偏低,故采样后应立刻加入硝酸,调节水样的 pH 使之在 1～2 之间以避免损失;②若水样属于严重污染的工业废水,应将水样以混酸消解后,用氨水调节 pH 在 1～2 之间,移入容量瓶中再测定。但应注意消解水样时不可蒸干,否则锰盐很难复溶,造成结果偏低。消解后也应调节 pH1～2,以利于后续反应中显色。

三、铜

铜是人类大量使用的金属。铜制品的腐蚀、铜矿的开采、电镀、化工工业等废水排放是水体铜污染的主要来源。虽然铜是人体的必需元素,但摄取过多,会引起肝胆功能损坏及脑神经组织病变。我国规定生活饮用水中铜含量不得超过 1.0mg/L。

水中铜的测定常用分光光度法、原子吸收光谱法、ICP-AES、ICP-MS 等。

1. 二乙氨基二硫代甲酸钠(sodium diethyldithio carbamate, NaDDC)分光光度法　在 pH9～10 的氨性溶液中,铜离子与二乙基二硫代氨基甲酸钠反应,生成黄棕色配合物,该配合物可用四氯化碳或三氯甲烷萃取,以萃取剂做参比,440nm 下测定吸光度,校准曲线法定量。

为了防止铜离子吸附在采样容器壁上,采样后样品应尽快分析。若不能立即分析,应将水样酸化至 pH=1.5,通常每 100ml 样品加入 0.5ml 盐酸溶液(1+1, v/v)。但由于水样中可能存在的不溶性铜能溶于盐酸,故酸化以后的水样仅适合测定水中的总铜。

本方法可用于地表水、地下水、生活污水和工业废水中总铜和可溶性铜的测定。当使用 20mm 比色皿,萃取用试样体积为 50ml 时,方法的检出限为 0.010mg/L,测定下限为 0.040mg/L。

测定时注意:①铁、锰、镍、钴等与二乙基二硫代氨基甲酸钠生成有色配合物,干扰铜的测定,可加入 EDTA-柠檬酸铵溶液掩蔽干扰离子;②生成的黄棕色配合物用四氯化碳或三氯甲烷萃取后,在 1 小时内稳定,故显色后应尽快测定;③显色时若用到分液漏斗,活塞上不可涂抹油性润滑剂,以免溶于萃取剂后干扰测定;④水样中铜的浓度较高时,生成的配合物颜色较深,可以不经萃取,直接比色定量。

2. 石墨炉原子吸收光谱法　水样经适当处理后,注入石墨炉原子化器,在石墨管内,铜的化合物高温蒸发被解离成原子蒸气,基态铜原子吸收来自铜的空心阴极灯发射的特征谱线,在一定范围内测得的吸光度与水样中铜的浓度成正比,标准曲线法定量。

本方法最低检测质量为 0.1ng,若取 20μl 水样测定,最低检测质量浓度为 5μg/L,故适用于生活饮用水和水源水中低含量铜的测定。若水样中铜含量较高,可采用火焰原子吸收光谱法,参见本章铁的测定部分。

四、锌

锌是人体必需元素,对蛋白质及酶合成有重要作用。锌的毒性较小,浓度达到 1mg/L 时对水生生物有抑制作用。浓度达到 5mg/L 时,有不愉快的金属味。浓度达到 10mg/L 时,水会变浑浊。锌矿开采、电镀、化工等生产都会污染水体。我国规定生活饮用水中锌含量不超过 1.0mg/L。

水中锌的测定常用火焰原子吸收光谱法、二硫腙分光光度法、ICP-MS、ICP-AES 等。石墨炉原子吸收光谱法测定锌的效果不太理想。

1. 二硫腙分光光度法　在 pH4.0~5.5 的乙酸-乙酸钠缓冲溶液中,锌与二硫腙生成红色螯合物,经四氯化碳萃取后在最大吸收波长 535nm 下测定吸光度,与标准系列比较,校准曲线法定量。

本法的最低检测质量为 0.5μg,若取 10ml 水样分析,则最低检出浓度为 0.05mg/L。可用于生活饮用水和水源水中锌的测定。

在加二硫腙之前常向水样中加入硫代硫酸钠溶液,因为硫代硫酸钠不仅可掩蔽铜、金、银、汞、铅、钴、镉、铋、镍、钯和亚锡等离子对测定的干扰,而且具有还原性,可以保护二硫腙不被氧化,但其水溶液在使用前需经二硫腙-四氯化碳溶液提纯。

2. 火焰原子吸收光谱法可参见铁的测定部分。

五、铝

铝是地壳中含量最丰富的金属元素。铝矿开采、化工、医药等工业造成水体铝污染,铝制炊具、管道及容器的使用等途径都可能会增加饮用水中铝浓度。铝盐易水解,生成氢氧化铝絮状沉淀,故铝盐做净水剂时也会使水中铝浓度升高。已有研究发现,铝对人脑组织及神经细胞有一定损害,严重时可致人思维迟钝、神经麻痹。我国规定生活饮用水中铝的含量不超过 0.2mg/L。

水中铝的测定,常用分光光度法、石墨炉原子吸收光谱法、ICP-AES 等。由于铝在空气-乙炔焰中可以和氧结合生成难解离的耐热氧化铝,导致灵敏度下降,故采用火焰原子吸收光谱法测定铝时常常采用 N_2O-乙炔火焰,且需要预先富集,才可以获得较理想的灵敏度。石墨炉原子吸收光谱法测定铝时常加入硝酸镁溶液做基体改进剂并使用涂钽石墨管以提高灵敏度。

铬天青 S 分光光度法测定铝时首先调 pH6.7~7.0,在聚乙二醇辛基苯醚和溴代十六烷基吡啶介质中,铝与铬天青 S 反应生成蓝绿色的四元胶束,在 620nm 处有最大吸收,在一定范围内测定吸光度与水样中铝浓度成正比。该法适用于生活饮用水和水源水中铝的测定。最低检测质量为 0.20μg,若取 25ml 水样测定,最低检测质量浓度为 0.008mg/L。

第二节　有毒金属指标

一、铅

铅在地壳中多以硫化物形式存在,常与锌、铜等元素共存。水中铅污染主要来自化工生产和人类生活排放的废水。饮水中的铅,除来源于矿石、土壤、大气降尘和含铅废水的排放外,还可来自含铅水管中铅的缓慢溶出。大气中的铅经雨水洗刷而污染地表水,城市街道径流也是地表水污染的重要来源。此外,废渣、含铅农药的使用也可使局部地表水或地下水遭受污染。

进入体内的铅可随血液到达全身,作用于各系统和器官,主要累积于神经、造血、消化、心血管等系统。中国《生活饮用水卫生标准》规定铅的限量为 0.01mg/L。

水中铅的测定方法主要有石墨炉原子吸收光谱法、萃取-火焰原子吸收光谱法、氢化物发生-原子吸收光谱法、氢化物发生-原子荧光光谱法、二硫腙分光光度法、ICP-AES 等等。

萃取-火焰原子吸收光谱法利用铅与 I^- 形成 $[PbI_4]^{2-}$ 或与吡咯烷二硫代氨基甲酸铵形成配合物,再用 4-甲基-2-戊酮萃取、富集,然后用火焰原子吸收光谱仪测定。但该方法的灵敏度不够高,操作繁杂。

氢化物发生-原子吸收光谱法是将样品消化后,在盐酸和铁氰化钾存在下,用硼氢化钾将铅还原为气态铅化氢,在载气带动下被导入电热石英管或其他原子化器,测定其对 283.3nm 的铅特征谱线的吸收情况。该方法的灵敏度较高,干扰少,避免了大量使用对人和环境有害的有机溶剂。

石墨炉原子吸收光谱法不仅灵敏度高而且水样不必进行消化和萃取富集,操作简便。但对成分复杂的污水和土壤样品,测定时往往存在基体效应的影响和背景吸收,在实验操作时应设法消除。

1. 氢化物发生-原子荧光光谱法　在盐酸介质中,水样中的铅与硼氢化钠或硼氢化钾反应生成具有挥发性的氢化物(PbH_4),由载气带入石英原子化器,在铅空心阴极灯的激发下产生原子荧光,在一定范围内荧光强度与待测水样中的铅浓度成正比,与标准系列比较定量。

本方法操作简便,灵敏度高,最低检测质量可达 0.5ng,若取 0.5ml 水样,最低检测质量浓度为 1.0μg/L。可用于生活饮用水和水源水中低含量铅的测定。

2. 二硫腙分光光度法　在 pH8~9 的弱碱性溶液中,铅可与二硫腙反应生成红色配合物,可被三氯甲烷、四氯化碳等有机溶剂萃取。严格控制溶液的 pH,加入掩蔽剂和还原剂,经反萃取可将铅与干扰离子分离。510nm 处测定吸光度,标准曲线法定量。

本方法最低检测质量为 0.5μg 铅,若取 50ml 水样测定,最低检测质量浓度为 0.01mg/L。

二、砷

自然界中砷多以重金属的砷化合物和硫砷化合物的形式存在于金属矿石中,工业生产和含砷农药的使用等都是水体中砷的重要来源。砷在水中的形态主要有:As(Ⅲ)、As(Ⅴ)、$CH_3AsO(OH)_2$(甲基胂酸)、$(CH_3)_2AsOOH$(二甲基次胂酸)、$(CH_3)_3As$(三甲胂)、$(CH_3)_3AsO$(三甲胂氧化物)。水体中砷的形态可以发生改变,如水中的溶解氧含量高时,As(Ⅲ)可被氧化为 As(Ⅴ);而处于缺氧状态,As(Ⅴ)也可被还原为 As(Ⅲ),并与硫结合,形成硫化砷沉淀;当河底淤泥中氧化还原电位很低时,硫化砷就进一步还原为砷化氢而逸出。砷酸和砷酸盐还可与铁的氢氧化物反应形成砷化铁沉淀。

砷及其化合物的毒性按以下次序递减:胂(砷)(Ⅲ价,无机或有机) > 亚砷酸盐 > 三氧化二砷 > 砷酸盐 > 砷酸 > 金属砷。一般无机砷的毒性大于有机砷,砷氧化物的毒性大于砷硫化物。饮水中砷浓度 >20mg/L 就可引起急性中毒,国际癌症研究机构已经确认无机砷化合物可引起人类肺癌和皮肤癌。中国《生活饮用水卫生标准》规定饮用水砷的限量为10μg/L。

水中砷的测定方法主要有氢化物发生-原子荧光法、二乙氨基二硫代甲酸银分光光度法(AgDDC)、ICP-MS、ICP-AES等。

1. 二乙氨基二硫代甲酸银分光光度法(AgDDC) 锌与酸反应得到新生态氢,水样中的As(V)经KI、$SnCl_2$ 还原成As(Ⅲ),然后与新生态氢反应生成AsH_3 气体。用乙酸铅溶液浸泡过的棉花除去硫化氢的干扰后,通入 AgDDC 的三乙醇胺-三氯甲烷溶液中,其中银被还原为棕红色的胶态银,在一定范围内其颜色深浅与水样中的砷含量成正比。反应式如下:

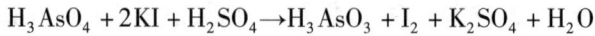

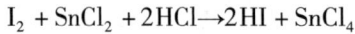

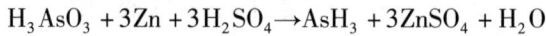

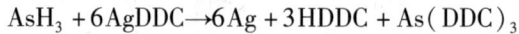

$$H_3AsO_4 + 2KI + H_2SO_4 \rightarrow H_3AsO_3 + I_2 + K_2SO_4 + H_2O$$
$$I_2 + SnCl_2 + 2HCl \rightarrow 2HI + SnCl_4$$
$$H_3AsO_3 + 3Zn + 3H_2SO_4 \rightarrow AsH_3 + 3ZnSO_4 + H_2O$$
$$AsH_3 + 6AgDDC \rightarrow 6Ag + 3HDDC + As(DDC)_3$$

向反应后的体系中加入吡啶、三乙醇胺等有机碱,可以中和反应生成的二乙氨基二硫代甲酸,有利于反应向右进行。测定时应注意控制 $SnCl_2$ 用量、酸度、KI用量、As(V)还原为As(Ⅲ)所需时间、锌粒用量、温度等。本方法准确、快速、重现性好,适用于多数天然水、污水和沉积物等砷的测定。最低检测质量为 0.5μg,若取 50ml 水样测定,最低检测质量浓度为 0.01mg/L。用本法测定的水样不宜用硝酸保存。

2. 硼氢化钾-硝酸银分光光度法 在 AgDDC 银盐法基础上发展起来,又称新银盐光度法。其原理是利用 KBH_4 在酸性溶液中产生新生态氢,将砷还原为 AsH_3,用 HNO_3-$AgNO_3$-聚乙烯醇-乙醇溶液为吸收液,将 Ag^+ 还原为单质银,使溶液呈黄色,在 400nm 下测定吸光度。反应式如下:

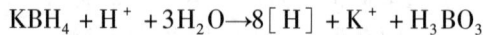

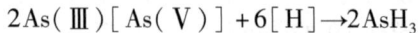

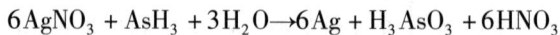

$$KBH_4 + H^+ + 3H_2O \rightarrow 8[H] + K^+ + H_3BO_3$$
$$2As(Ⅲ)[As(V)] + 6[H] \rightarrow 2AsH_3$$
$$6AgNO_3 + AsH_3 + 3H_2O \rightarrow 6Ag + H_3AsO_3 + 6HNO_3$$

本法最低检测质量为 0.2μg,若取 50ml 水样测定,最低检测质量浓度为 0.004μg/ml。适用于地面水、地下水、饮用水中痕量砷的测定。

氢化物发生-原子荧光光谱法测定中的干扰主要来自两方面,一是共存金属离子被 KBH_4 先还原成金属,易吸附生成的 AsH_3 导致测定灵敏度下降;二是水样中若存在 Te、Bi、Se、Ge 等元素,也会形成氢化物,干扰测定。加入新配制的硫脲和抗坏血酸既可将 As(V) 还原成 As(Ⅲ),还可掩蔽干扰离子。

测定时注意控制好水样酸度,酸度太低不利于 AsH_3 的形成,酸度太高可产生过多的 H_2,引起严重的分子吸收,干扰砷的测定。另外,As(V)的灵敏度不及As(Ⅲ),故测定总砷时常先加硫脲将 As(V) 预还原成 As(Ⅲ),再一起被还原为砷化氢。由于 As(V)和As(Ⅲ)转化为AsH_3 的速度不同,利用这一性质可实现不同价态砷的测定。

三、汞

汞在自然界中普遍存在,岩石风化、矿物燃料的燃烧、氯碱等工业废水、废渣等都是水环境汞污染的重要来源。汞对人体健康的毒性和危害程度取决于汞在环境中的形式、浓度、侵入途径和持续时间。一般无机汞的毒性不及有机汞;低价汞的毒性不及高价汞;元素汞的毒性不及离子汞。各种形态的汞中以低烷基汞的毒性最强。中国《生活饮用水卫生规范》中规定汞的限量值为 $1\mu g/L$。

水样保存以用硼硅玻璃瓶或高密度聚乙烯塑料瓶为佳,采样时尽量装满容器以减少器壁吸附。制备水样常用氧化剂氧化破坏掉样品中的有机物,使汞从结合态的化合物中游离出来。如硝酸-硫酸-五氧化二钒法、硫酸-高锰酸钾氧化法、高锰酸钾-过硫酸铵消化法、溴酸钾-溴化钾消化法等,湿法消化速度快、挥发和滞留损失小,分析试液的基体成分较易控制,但每次能处理的样品数量较少,空白值较高,消化过程需要严格控制。

当水样中的汞含量低或干扰较严重时,可先用有机溶剂萃取或使汞与金属形成汞齐再受热释放出汞蒸气等方法进行分离富集。

汞的测定方法有冷原子吸收光谱法、冷原子荧光法、二硫腙分光光度法、ICP-MS 等。冷原子吸收光谱法利用还原剂将水样中的汞化合物还原成元素汞,由于元素汞的高挥发性,用吹气鼓泡的办法使汞成为蒸气,再由载气带入测汞仪的吸收池,测定汞蒸气对 253.7nm 光的吸收。冷原子荧光法首先将水样中的汞离子还原为单质汞,进而形成汞蒸气,其基态汞原子被波长为 253.7nm 的紫外光激发而产生共振荧光,在一定的测量条件下和较低的浓度范围内,荧光强度与汞浓度成正比。冷原子荧光法最突出的特点是灵敏度高,特别适于超痕量汞的测定。

四、镉

镉是人体非必需微量元素,蓄积性很强,可引起肾功能减退、肺气肿、骨质疏松和骨骼变形等症状。水中的镉主要来自电镀、冶金等工业废水。镀锌管道及焊接处所含杂质是饮用水中镉污染的来源之一。中国《生活饮用水卫生规范》中规定镉的限量值为 $5\mu g/L$。

镉的测定方法较多。二硫腙分光光度法利用镉离子在强碱性条件下与二硫腙生成红色配合物,用三氯甲烷等有机溶剂萃取后比色定量。该法的灵敏度较低,操作繁琐,干扰严重且三氯甲烷容易污染环境。

石墨炉原子吸收光谱法和火焰原子吸收光谱法具有灵敏度高、快速、重现性好等优点,是目前常用的测镉方法。由于水中镉含量低,共存的干扰离子较多,可用萃取、加入基体改进剂等分离或降低基体干扰和背景吸收的影响。但基体改进剂的加入常常导致空白值增加,故必须做空白实验,可取与水样等量的硝酸溶液,加入等体积的磷酸二氢铵和硝酸镁溶液作为空白测定。

原子荧光光谱法也可以用于镉的测定,但常常需要向水样中加入钴溶液和硫脲溶液可以提高检测灵敏度。

五、铬

铬铁矿的开采、电镀、化工等工业废水都成为水体中铬的主要来源。铬在水中主要以 Cr(Ⅲ) 和 Cr(Ⅵ) 形式存在。在温度、氧化还原物质浓度及 pH 等条件改变时,Cr(Ⅲ) 和 Cr(Ⅵ) 可以相互转化。适量的 Cr(Ⅲ) 对生物体是有益的,但 Cr(Ⅵ) 毒性较大,可引起呕吐、腹泻,甚至引发癌症。我国规定饮用水中 Cr(Ⅵ) 的含量不超过 0.05mg/L。由于其他价态的铬在一定条件下可转化成 Cr(Ⅵ),因此还应监测水中总铬的含量。

水中铬的测定方法有原子吸收光谱法、分光光度法、ICP-AES 等。

1. 二苯碳酰二肼分光光度法测定 Cr(Ⅵ)　在酸性条件下, Cr(Ⅵ) 与二苯碳酰二肼(diphenylcarbazide, DPC)反应, 生成紫红色配合物, 测定 540nm 波长的吸光度, 与标准比较定量。

对无色透明或已经预先处理好的水样可直接取样测定。对浑浊、色度较深的水样, 可用氢氧化钠溶液调节至 pH7～8, 以避免 Cr(Ⅵ) 转化为 Cr(Ⅲ)。必须注意, 水样应在中性或弱碱性条件下保存且在取样当天分析。该法最低检测质量为 $0.2\mu g$, 若取 50ml 水样分析, 则最低检测浓度为 0.004mg/L。

2. 酸性高锰酸钾氧化法测定总铬　酸性条件下, 用高锰酸钾将低价铬氧化成 Cr(Ⅵ)。过量的高锰酸钾用叠氮化钠除去, Cr(Ⅵ) 与二苯碳酰二肼反应生成紫红色配合物, 分光光度法定量。反应式为:

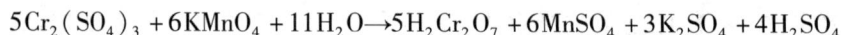

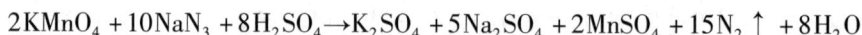

$$5Cr_2(SO_4)_3 + 6KMnO_4 + 11H_2O \rightarrow 5H_2Cr_2O_7 + 6MnSO_4 + 3K_2SO_4 + 4H_2SO_4$$

$$2KMnO_4 + 10NaN_3 + 8H_2SO_4 \rightarrow K_2SO_4 + 5Na_2SO_4 + 2MnSO_4 + 15N_2\uparrow + 8H_2O$$

测定时取适量水样置于锥形瓶中, 加入硫酸溶液调节至 pH9 左右, 加高锰酸钾溶液至溶液显紫红色, 煮沸 5～10 分钟, 若紫红色褪去, 则补加高锰酸钾溶液, 保持溶液显紫红色。趁热滴加叠氮化钠溶液至溶液无色透明, 再煮沸 2 分钟。冷却后加入磷酸溶液以消除铁离子的影响, 定容后加入二苯碳酰二肼溶液, 混匀放置 20 分钟待测。

若水样有沉淀, 可用玻砂漏斗过滤, 对浑浊水样或工业废水, 可经消化后测定。该方法的特点是氧化力强, 可将低价铬完全转化为六价铬。叠氮化钠的还原性强, 可有效除去过剩的高锰酸钾, 但应注意应缓慢逐滴加入, 避免局部浓度过大导致六价铬被还原。

3. 碱性高锰酸钾氧化法测定总铬　碱性条件下, 用高锰酸钾将低价铬氧化成 Cr(Ⅵ)。过量的高锰酸钾用乙醇或盐酸除去, 然后在酸性条件下加入二苯碳酰二肼显色, 分光光度法定量。反应式为:

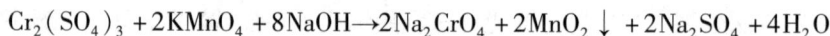

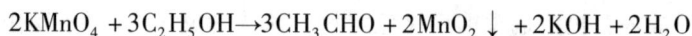

$$Cr_2(SO_4)_3 + 2KMnO_4 + 8NaOH \rightarrow 2Na_2CrO_4 + 2MnO_2\downarrow + 2Na_2SO_4 + 4H_2O$$

$$2KMnO_4 + 3C_2H_5OH \rightarrow 3CH_3CHO + 2MnO_2\downarrow + 2KOH + 2H_2O$$

碱性高锰酸钾分解有机物的能力较酸性条件下更强, 能有效分解有色物质。浑浊水样需先过滤。该方法适用于测定浑浊、有色的地面水中的总铬。

火焰原子吸收光谱法测定总铬时, 若采用氧化亚氮-乙炔火焰或富燃的空气-乙炔火焰可获得较高的原子化效率。若以 357.9nm 为测定波长, 铬在富燃的空气-乙炔火焰中最佳测定范围是 0.1～5mg/L。本法适于总铬浓度 >0.03mg/L 样品的测定。

六、硒

水中的硒多以 Se(Ⅵ)、Se(Ⅳ)、Se(负Ⅱ)和有机硒的形态存在, 硒化氢溶于水后可沉淀许多重金属离子。硒是人体必需微量元素, 但摄入量超过生理需要量 10 倍即可达到中毒阈剂量水平, 出现脱发、指甲脱落、皮肤瘙痒等症状。我国标准规定生活饮用水中硒浓度应 <0.01mg/L。

测定水中硒含量的方法有氢化物发生-原子荧光光谱法、分光光度法、二氨基萘荧光法、原子吸收光谱法等。

1. 二氨基联苯胺分光光度法　水样经硝酸-高氯酸混合酸消解后, 将水样中四价以下的无机硒和有机硒全部氧化成四价硒, 再经盐酸消化将水样中的六价硒还原成四价硒。在酸性条件下(pH2～3), 3,3'-二氨基联苯胺与四价硒反应生成黄色化合物, 近中性条件下

（pH6.5～7）能被甲苯萃取，以甲苯为参比，430nm 处测定吸光度，标准曲线法定量测定总硒。

用甲苯萃取时，若出现乳化现象，可先放出水相后，加入少许无水硫酸钠于分液漏斗中，振摇后静置，从分液漏斗上口倒出甲苯相。

本方法适用于自来水、井水、矿泉水、污水及某些工业废水中硒的测定，最低检测质量为 $1\mu g$，若取 200ml 水样测定，则最低检测质量浓度为 $5\mu g/L$。

2. 二氨基萘荧光法　2,3-二氨基萘在 pH1.5～2.0 的溶液中，选择性地与 Se(Ⅳ)反应生成 4,5-苯并硒脑绿色荧光物质，可被环己烷萃取，所产生的荧光强度与 Se(Ⅳ)含量成正比。水样需先经硝酸-高氯酸混合酸消化，将 Se(Ⅳ)以下的无机和有机硒氧化为 Se(Ⅳ)，再经盐酸消化将 Se(Ⅵ)还原为 Se(Ⅳ)，然后测定总硒含量。

若水样中存在铜、铁、钼等重金属离子的干扰，可用 EDTA 等消除。Se(Ⅳ)与 2,3-二氨基萘必须在酸介质中反应，以 pH1.5～2.0 最佳，pH 过低溶液易乳化，pH 太高则测定结果偏高，误差大。

第三节　形态分析

一、概述

形态是指某元素在特定环境中实际存在形式，包括价态、化合态、结合态等，同一元素的不同存在形式可能表现出不同的生物毒性和环境行为。例如，汞在 pH＞5，又不含氯离子的中等氧化能力的水中主要以金属形式存在；有氯离子共存时主要以离子形式存在；在中等还原条件下，硫化汞成为主要形式。水体或沉积物中的汞在微生物的作用下，可以转化成剧毒的甲基汞，并通过食物链而富集，最终威胁人类健康。形态分析就是利用分析化学手段分离、鉴别及测量各种形态，以确定在给定条件下待测元素的实际存在形式及其含量分布。水中金属形态分析的重点在于确定金属的活性形态及对环境产生的影响，确定具有生物毒性的金属含量，以建立更合理的标准。

金属在水中的形态可粗分成三类，即溶解态、颗粒态和胶态，三者并无严格界限。对于形态划分，目前还没有统一标准，最简单的方法是根据粒径划分。把那些能被 $0.45\mu m$ 孔径滤器所截留的组分称为颗粒态；能透过该滤器的组分则称为溶解态，还可对颗粒态或溶解态再进一步划分成不同小类。表5-1 列出了某河水中几种金属离子的形态分布情况。

表5-1　天然水中金属的形态和粒径

粗略粒径(nm)	实例	形态种类
＞450	为 $0.45\mu m$ 孔径滤器所截留	颗粒态
0.80	$Zn(H_2O)_6^{2+}$，$Cd(H_2O)_6^{2+}$	简单水合金属离子
1	$ZnCl^+$，$CuOH^+$	简单无机配合物
1～2	Cu-甘油酸，Pb-柠檬酸	简单有机配合物
1～2	$PbS \cdot ZnCO_3$	稳定无机配合物
2～4	Cu-富马酸，Zn-半胱氨酸	稳定有机配合物

粗略粒径(nm)	实例	形态种类
10~500	Cu^{2+} - Fe_2O_3,Pb^{2+} - MnO_2	吸附于无机胶体
10~500	Cu^{2+} - 腐植酸	吸附于有机胶体
10~500	Cu^{2+} - 腐植酸/Fe_2O_3	吸附于无机有机混合胶体

目前,形态分析的发展趋势是达到尽可能详细的形态分类和尽可能低含量的检出目的,形态分析方法大致可分成实验测定和模式计算两类。

二、分离测定

理想的形态分析技术应仅能从某一特定形态得到响应信号,但目前这种技术还太少,许多痕量分析技术,必须与形态分离结合起来。这就要求形态分离方法除具有简单、快速和能防止形态间的相互转化等特点外,还应有较高的特效性。如天然水的采样,酸化与冰冻均是禁用的,因为这些处理可能造成形态发生变化。用于形态分析的水样不宜保存,确实需要也只能4℃下原样保存,由于容器中水样的酸碱度、电极电位、温度以及生物因素均与原水体存在差别,故保存期不宜过长,且分析中应选用高纯试剂。

在众多的分离技术中,过滤是一种粗略的粒径分离技术。目前较受认可的方法是以0.45μm孔径的滤器过滤区分颗粒态和溶解态金属。为了加快过滤速度,可用加压或抽滤的方法过滤。

若粒径较小,通常采用超滤技术。超滤是利用加压或离心迫使小分子通过半透膜而实现分离。超滤分离常用浓集超滤和洗涤超滤。超滤法已广泛应用于有机物及痕量金属组分的分离,但存在选择性差,沾污吸附较严重等问题。

渗析技术可用来从真溶液中分离出胶体颗粒。理想的渗析膜应该只能使真溶液中的各种形态透过,但实际上由于微孔孔径范围是1~5nm,因而一些分子量较高的物质也可透过渗析膜。该法的主要缺点是由于阳离子、阴离子和中性分子常在膜的不同位置上扩散,导致平衡时间较长。

凝胶色谱的主要优点是能够确定连续变化的粒径系列而不是一个粒径范围,因而可更好地分离有机金属形态和更准确地估计这些组分的分子量。进行凝胶色谱分离时要注意保持样品中痕量金属的原有形态,因此水样不应先富集,应使用原水样进行。由于必须用洗脱剂洗脱,故其稀释倍数较大且空白值较高,所以这种技术仅适用于金属浓度较高的污水或金属形态集中于几个粒径范围的天然水样的研究。

除了上述这些按粒径大小进行分离的技术外,还可利用同一元素不同形态在化学行为上的差异进行分离,也可用紫外光照射破坏有机物的方式区分无机结合态和有机结合态,其中应用较多的有溶剂萃取、螯合树脂分离等。

三、模式计算

研究金属形态在天然水中分布状况的另一种基本方法是模式计算。假定水体已达热力学平衡,所有组分的总浓度以及痕量元素与各组分间发生全部化学反应的平衡常数均已知,根据电解质溶液理论,利用一些已知热力学常数(如平衡常数),对水体作出平衡数学模式,以计算机为工具求出水中各种形态的含量。

模式计算是一种近似定量的预测方法,其结果与实际情况偏差较大,主要问题在于模式计算时所考虑的化学反应的真实性以及各个反应所取的热力学数据的可靠性。不过由于它是从理论上来研究金属形态,可在很短时间内获得复杂体系中所发生各种化学过程的信息,并可随意改变体系参数和初始浓度来观察形态组成的重新分配和转化趋势,所以至今仍颇受人们重视。因此,具有预见性的模式计算方法与实验方法相结合应是形态分析今后的发展趋势。

(杨金玲)

本章小结

本章重点介绍了水中金属指标(分一般金属指标和有毒金属指标)的测定方法。该类指标的测定方法以原子吸收光谱法和原子荧光光谱法为主,也常采用紫外可见分光光度法和电感耦合等离子体发射光谱法等。需要指出的是,"有毒"或"无毒"与待测物的含量有关,也与人的认识水平有关,应该辩证地看这个问题。本章还简要介绍了形态分析概念、分离方法和计算模式等内容。

思考题

1. 测定金属指标的水样如何采集,如何保存?
2. 可用同一种方法测定的金属指标在性质方面有何共同点?
3. 简述原子吸收光谱法测定水样中可溶性铁的原理和方法。
4. 何谓形态分析? 有何意义? 举例说明常用的形态分离技术有哪些?
5. 素有"鱼米之乡"美称的某地区自从开采砷矿以来,矿渣一直无人管理,随便堆放,造成严重的水污染,成了著名的"癌症村",近十年来有五十多人死于癌症。作为一名检验人员,请设计实验对当地水质进行金属指标监测。内容应包括:如何采集、保存和运输水样?检测指标有哪些? 采用什么方法处理水样、什么方法测定? 有哪些注意事项?

第六章 有机污染综合指标的测定

水中有机物污染的来源很多，主要有工业废水、生活污水、农业生产废水、动植物的分解产物等。虽然有机污染物在水体中容易通过自净作用而降解甚至消失，但由于污染物种类多、数量大，有机污染仍然是目前水质污染的突出问题之一。有机污染的直接危害是消耗水中的溶解氧，使水体缺氧，有机物腐败，水质恶化而发臭。衡量有机物污染的程度，最好进行有机污染物的全分析，但就目前的技术水平和监测能力还难以做到。因而在常规分析中，采用一些综合指标来反映水质中有机污染的程度。常用的综合指标有三氧（溶解氧、化学耗氧量和生化需氧量）、总有机碳、挥发性酚、表面活性剂和石油等。

第一节 溶 解 氧

一、概述

溶解于水中的单质氧，称为溶解氧（dissolved oxygen，DO），以氧的浓度（mg/L）表示。水中溶解氧的含量与环境因素、水体理化性质、水体生物学特性以及有机污染有关。

空气中的氧分压、大气压和水的温度，均可影响水中溶解氧的含量。氧在水中溶解度随空气中的氧分压和大气压的增加而升高，随水温升高而降低。表 6-1 为 101.325kPa 大气压，空气中氧含量为 20.9%，不同温度下淡水中饱和溶解氧的含量。了解常温下水的饱和溶解氧含量（20℃，9.17mg/L）对于测定生化需氧量稀释水的制备具有实际意义。

表 6-1　不同温度下水中饱和溶解氧含量

水温（℃）	溶解氧（mg/L）	水温（℃）	溶解氧（mg/L）	水温（℃）	溶解氧（mg/L）
0	14.62	14	10.37	28	7.92
1	14.23	15	10.15	29	7.77
2	13.84	16	9.95	30	7.63
3	13.48	17	9.74	31	7.50
4	13.13	18	9.54	32	7.40
5	12.80	19	9.35	33	7.30
6	12.48	20	9.17	34	7.20
7	12.17	21	8.99	35	7.10
8	11.87	22	8.83	36	7.00

水温(℃)	溶解氧(mg/L)	水温(℃)	溶解氧(mg/L)	水温(℃)	溶解氧(mg/L)
9	11.59	23	8.68	37	6.90
10	11.33	24	8.53	38	6.80
11	11.08	25	8.38	39	6.70
12	10.83	26	8.22	40	6.60
13	10.60	27	8.07	50	5.60

若水中含有藻类植物,由于植物的光合作用释放的氧可使水体含过饱和的溶解氧。在急流瀑布处,空气与水的接触面积及接触机会增大,空气在水中以细小气泡存在,因而水中也可含过饱和的溶解氧。水层深度、水中溶解的盐类物质的量和种类也可影响水中溶解氧的含量。清洁的地面水在正常情况下,所含溶解氧接近饱和状态;海水中溶解氧的含量约为淡水的80%;表层水中溶解氧含量较高,深层水中较低;地面水较地下水中的溶解氧含量高。

溶解氧与水生生物的生存有关。好氧性微生物在富含溶解氧的条件下能更好地生长繁殖,厌氧性微生物的生长繁殖则不需要氧气。许多鱼类在溶解氧为3~4mg/L的水中,会因缺氧而窒息死亡。夏天池塘(特别是污水池塘)里的鱼往往出现浮塘现象,正是由于夏天气温高,水中溶解氧减少所致。

水中溶解氧的含量与有机污染有关。如果水体受到易于氧化的有机物污染,有机物分解消耗氧,可使水中溶解氧逐渐减少,当氧化作用的耗氧速度超过水体从空气中吸收氧的速度时,水中溶解氧不断减少,甚至接近于零。此时,厌氧性微生物迅速生长繁殖,有机物发生腐败作用,使水质恶化发臭。因此,测定水中溶解氧,可间接反映水体受有机物污染的状况。同时,水中溶解氧含量越高,有机物越容易被分解和破坏,水体就越容易达到自净,所以,测定水中溶解氧,又可反映水体自净能力和自净速度。值得注意的是,受到有机污染不久的水体,其溶解氧不会立即发生大的变化。我国地表水环境质量标准(GB 3838—2002)规定溶解氧(mg/L)标准为Ⅰ类≥7.5、Ⅱ类≥6、Ⅲ类≥5、Ⅳ类≥3、Ⅴ类≥2。

测定溶解氧水样的采样原则是避免产生气泡,防止空气混入,因此要用溶解氧瓶或具塞细磨口瓶采集。采集地面水时,用图6-1所示装置采样。大试剂瓶(虹吸瓶)比小试剂瓶(即样品瓶)的体积大约3倍,并用虹吸管相连。当虹吸瓶装满水样时,样品瓶里面的水已被置换了3次,这样既可起到冲洗样品瓶的作用,又避免了产生气泡,同时将瓶内原先与空气中氧接触的水样置换了出去。采样完成后,取下样品瓶,立即固定溶解氧,盖好瓶塞,颠倒混匀。采集自来水或带有抽水装置的井水时,先打开水龙头放水几分钟,再用橡皮管接在水龙头上,将橡皮管的另一头插到瓶底部,待瓶满外

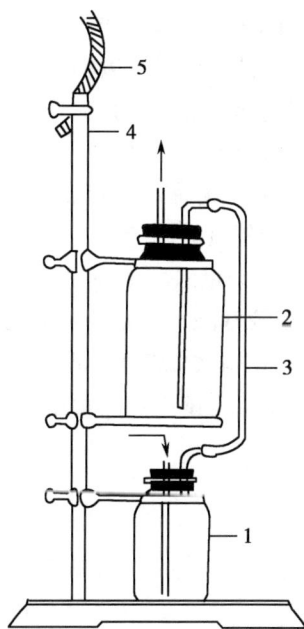

图6-1　溶解性气体采集装置
1. 吸瓶;2. 样品瓶;3. 虹吸胶管;4. 铁架台;5. 拉绳

溢 10 倍样品瓶容积的水后,缓慢取出橡皮管,立即固定溶解氧,盖好瓶塞,颠倒混匀。影响水中溶解氧的因素很多,因此最好尽快测定,固定后的水样避光最长保存 24 小时。

二、测定方法

测定溶解氧的方法主要有碘量法、电化学探头法、分光光度法、光纤氧传感器法和电导测定法等,常用方法是碘量法和电化学探头法。

中国国家标准《水质 溶解氧的测定》(GB 7489—87)规定了碘量法测定水中溶解氧。碘量法准确、精密,但有多种干扰,采取适当的措施可消除干扰,适用于水源水、地面水等较清洁水样中溶解氧的测定。

电化学探头法不受颜色和浊度的影响,适用于地表水、地下水、生活污水、工业废水和海水中溶解氧的测定。该法可现场测定,且简便快速、准确可靠,已得到广泛应用,并列入了中国环境保护标准《水质 溶解氧的测定》(HJ 506—2009)。

分光光度法测定的基本原理是水样中溶解氧经硫酸锰和碱性碘化钾固定后,生成 $MnMnO_3$ 棕色沉淀,经浓 H_2SO_4 溶解析出的碘使溶液呈黄色,溶解氧的含量与溶液黄色深浅有关,测量黄色物质特定波长处的吸光度可以计算出水中溶解氧含量。另外,还可加入显色剂(结晶紫、罗丹明 B、淀粉和甲醛肟等)与溶液中锰、碘元素生成有色物质,在特征波长下测量有色物质吸光度,换算成水中氧气的质量浓度。该法干扰多,准确度较差,不能连续监测。电导测定法中使用的金属铊有剧毒,所以分光光度法和电导测定法难以在实际中应用。

光纤氧传感器法测定溶解氧的基本原理是荧光猝灭效应。由于氧分子可引起荧光猝灭,而猝灭程度与氧分子的浓度有关,因此可以用于氧浓度的测定。荧光猝灭传感器顶端覆盖一层荧光感应膜,感应膜内含有荧光物质(例如铑、钌等金属配合物),当蓝色发光二极管发出的蓝光照射到荧光感应膜上时,荧光感应膜内的荧光物质就会被激发并发出荧光,待测水样中的氧分子可以猝灭所发出的荧光,氧分子浓度越高,猝灭的程度就越明显。利用光纤可以将猝灭之后的光信号传递给微处理器进行处理,并制成低成本高性能便携式光纤氧传感器,用于溶解氧的测定。该法技术先进,具有不耗氧、无需参比电极、抗干扰能力强、操作方便、使用寿命长等特点,克服了化学反应法和电化学探头法的不足,可用于各种复杂的环境中溶解氧的测定。

1. 碘量法 硫酸锰与氢氧化钠作用生成氢氧化锰,氢氧化锰与水中溶解氧结合生成亚锰酸,亚锰酸与过量的氢氧化锰反应生成亚锰酸锰,亚锰酸锰在酸性条件下与碘化钾反应析出碘,用硫代硫酸钠标准溶液滴定析出的碘,根据硫代硫酸钠标准溶液消耗的体积计算出溶解氧的质量浓度。测定范围 0.2~20mg/L。反应式如下:

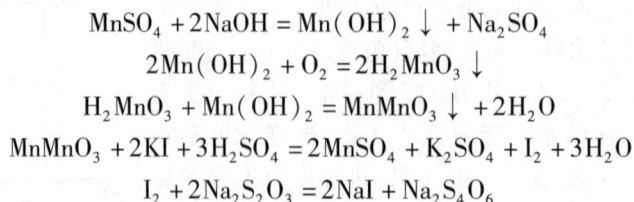

$$MnSO_4 + 2NaOH = Mn(OH)_2 \downarrow + Na_2SO_4$$

$$2Mn(OH)_2 + O_2 = 2H_2MnO_3 \downarrow$$

$$H_2MnO_3 + Mn(OH)_2 = MnMnO_3 \downarrow + 2H_2O$$

$$MnMnO_3 + 2KI + 3H_2SO_4 = 2MnSO_4 + K_2SO_4 + I_2 + 3H_2O$$

$$I_2 + 2Na_2S_2O_3 = 2NaI + Na_2S_4O_6$$

测定时先在样品瓶中加入硫酸锰和碱性碘化钾溶液固定溶解氧(采样时已加固定剂的可略),密塞,颠倒混匀,再加入浓 H_2SO_4 析出碘,待沉淀完全溶解后,吸取 100.0ml 样液,用 $Na_2S_2O_3$ 标准溶液滴定析出的碘,根据消耗硫代硫酸钠的体积,按式 6-1 计算出水样溶解氧含量(O_2,mg/L)。

$$DO = \frac{c \times V \times \frac{1}{4} \times 32}{100} \times 1000 \times f \tag{6-1}$$

式中，c 为 $Na_2S_2O_3$ 的实际浓度，mol/L；V 为滴定时消耗的 $Na_2S_2O_3$ 体积，ml；4 为摩尔系数之比；32 为氧气摩尔质量；100 为相当于原样品溶液体积，ml；f 为体积校正因子，由式 6-2 确定。

$$f = \frac{V_0}{V_0 - V_1} \tag{6-2}$$

式中，V_0 为水样瓶体积，ml；V_1 为加入的硫酸锰和碱性碘化钾溶液体积之和。

操作时试剂的加入方式比较特殊，应将移液管尖插入液面之下，慢慢加入，以免将空气中氧带入水样引起误差。要注意淀粉指示剂的加入时机，应该先将溶液由棕色滴定至淡黄色时再加淀粉指示剂，否则终点会出现反复，难以判断。

当水样中 $NO_2^- > 15mg/L$，可发生下述反应而影响溶解氧的测定：

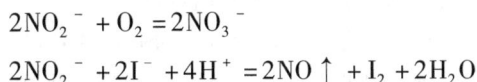

$$2NO_2^- + O_2 = 2NO_3^-$$

$$2NO_2^- + 2I^- + 4H^+ = 2NO\uparrow + I_2 + 2H_2O$$

向水样中加入叠氮化钠，可消除 NO_2^- 的干扰。但叠氮化钠有剧毒，操作时严防中毒。

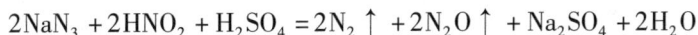

$$2NaN_3 + 2HNO_2 + H_2SO_4 = 2N_2\uparrow + 2N_2O\uparrow + Na_2SO_4 + 2H_2O$$

若水样中存在有大量氧化性物质时，会氧化碘化钾产生游离碘，使结果偏高。通过改变试剂加入顺序（先加硫酸，再加碱性碘化钾，最后加硫酸锰），测得第二个平行水样的结果为除溶解氧以外的其他氧化性物质的含量，并在水样的测定结果中扣除以校正测定结果。

若水样中存在有大量的无机还原物和易氧化的有机物时，消耗游离出来的碘，使测定结果偏低。加入过量次氯酸钠，氧化两个平行水样中的还原性物质，一个水样按正常顺序测定溶解氧，第二个水样按改变试剂加入顺序的方法测定溶解氧，两者之差即为校正以后水样溶解氧的测定结果。水样中是否存在氧化或还原性物质，用碘遇淀粉显蓝色的方法进行检查。

水样中的悬浮物质较多时，会吸附或消耗游离碘而使结果偏低。此时预先用明矾[$KAl(SO_4)_2$]在碱性条件下水解，生成氢氧化铝沉淀，后者再凝聚水中的悬浮物质，沉淀析出后虹吸上清液分成两个平行样，一个水样按正常顺序测定溶解氧，另一个水样按改变试剂加入顺序的方法测定溶解氧，两者之差即为校正以后水样溶解氧的测定结果。前述三种情况改用电化学探头法可以获得满意结果。

2. 电化学探头法　溶解氧电化学探头是一个用选择性薄膜封闭的小室，室内有两个金属电极并充有电解质。氧和一定数量的其他气体可透过薄膜，但水和可溶性物质的离子几乎不能透过这层膜。将探头浸入水样时，由于电池作用或外加电压在两个电极间产生电位差，使金属离子在阳极（如金）进入溶液，同时氧气通过薄膜扩散在阴极（如银）获得电子被还原，产生的电流与穿过薄膜和电解质层氧的传递速度成正比，即在一定温度下该电流与水中氧的分压（或浓度）成正比。电极反应式如下：

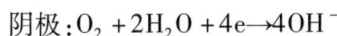

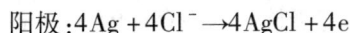

$$阴极：O_2 + 2H_2O + 4e \rightarrow 4OH^-$$

$$阳极：4Ag + 4Cl^- \rightarrow 4AgCl + 4e$$

测定前应对电化学探头进行零点检查、调整以及接近溶解氧饱和值的校准。当测量的溶解氧质量浓度水平低于 1mg/L（或 10% 饱和度）时，或者当更换溶解氧膜罩或内部的填充电解液时，需要进行零点检查和调整。若仪器具有零点补偿功能，则不必调整零点。仪器调整方法:①零点调整。将探头浸入零点检查溶液(称取 2.5g NaSO₃ 和约 0.25mg CoCl₂ · 6H₂O 溶解于 250ml 蒸馏水,临用时现配)中,待反应稳定后读数并调整仪器到零点;②接近溶解氧饱和值的校准。在一定的温度下,向蒸馏水中曝气,使水中氧的含量达到饱和或接近饱和。在这个温度下保持 15 分钟,碘量法测定溶解氧的质量浓度。将探头浸没在瓶内,瓶中完全充满相同的饱和水样溶液,让探头在搅拌的溶液中稳定 2~3 分钟后,调节仪器读数至水样已知的溶解氧质量浓度。当仪器不能再校准,或仪器响应变得不稳定或较低时,及时更换电解质和(或)膜。

测定水样时,将探头浸入水样,不能有空气泡截留在膜上,停留足够的时间,待探头温度与水温达到平衡,且数字显示稳定时读数。必要时,根据所用仪器的型号及对测量结果的要求,检验水温、气压或含盐量,并对测量结果进行校正。探头的膜接触水样时,水样要保持一定的流速,防止与膜接触的瞬间将该部位水样中的溶解氧耗尽,使读数发生波动。对于流动水样(例如河水),应检查水样是否有足够的流速(不得小于 0.3m/s),若水流速低于 0.3m/s 需在水样中往复移动探头,或者取水样于水样瓶内测定。

薄膜对气体的渗透性受温度的影响较大,如果电路中未安装热敏元件温度自动补偿装置,当待测溶液的温度与以前校正时温度不一致时,则需要采用式 6-3 对溶解氧的测定结果进行温度校正。

$$\rho = \rho_s \times \frac{\rho_m}{\rho_c} \qquad (6-3)$$

式中,ρ 为水样校正后的溶解氧浓度,mg/L;ρ_s 为实测读数,mg/L;ρ_m 为实测温度下氧的溶解度,mg/L;ρ_c 为校正温度为 25℃氧的溶解度,mg/L。

若仪器在电路中未安装压力传感器,不能对压力进行补偿,且测定水样的气压与校准仪器时的气压不同时,应按式 6-4 对溶解氧的测定结果进行气压校正。

$$\rho = \rho_s \times \frac{p - p_w}{101.325 - p_w} \qquad (6-4)$$

式中,ρ 为温度为 t,大气压力为 p(kPa)时水样校正后的溶解氧浓度,mg/L;ρ_s 为仪器默认大气压力为 101.325kPa,温度为 t 时仪器的读数,mg/L;p_w 为温度为 t 时饱和水蒸气的压力,kPa。

若测定海水、港湾水等含盐量大于等于 3g/kg 的水样,应根据含盐量由式 6-5 对溶解氧的测定结果进行盐度校正。水中的含盐量可用电导率值查表 6-4 得出。电导率用电导率仪进行测定,如果测定时水样的温度不是 20℃,应换算成 20℃时的电导率,测得结果以 mS/cm 表示。

$$\rho = \rho_s - \Delta\rho_s \times w \times \frac{p_s}{p_c} \qquad (6-5)$$

式中,ρ 为 p 大气压下和摄氏温度为 t 时,盐度修正后溶解氧的质量浓度,mg/L;ρ_s 为 p 大气压下和摄氏温度为 t 时,盐度修正前仪器的读数,mg/L;$\Delta\rho_s$ 为气压为 101.325kPa,摄氏温度为 t 时,水中溶解氧的修正因子,(mg/L)/(g/kg)。

测定时需要注意的问题:①干扰。水中存在的一些气体和蒸气,例如氯气、二氧化硫、硫化氢、胺、氨、二氧化碳、溴和碘等物质,通过膜扩散影响被测电流而干扰测定。水样中的其他物质如溶剂、油类、硫化物、碳酸盐和藻类等物质可能堵塞薄膜、引起薄膜损坏和电极腐蚀,影响被测电流而干扰测定;②线性检查。新仪器投入使用前、更换电极或电解液以后,应检查仪器的线性,一般每隔 2 个月运行一次线性检查。检查方法:向 3~4 个 250ml 完全充满蒸馏水的细口瓶中缓缓通入氮气,去除水中氧气,用探头时刻测量剩余的溶解氧含量,直到获得所需溶解氧的近似质量浓度,然后立刻停止通氮气,用碘量法测定溶解氧质量浓度。若探头法测定的溶解氧浓度值与碘量法在显著性水平为 5% 时无显著性差异,则认为探头的响应呈线性。否则,应查找偏离线性的原因;③电极的维护。任何时候都不得用手触摸膜的活性表面;若膜片和电极上有污染物,会引起测量误差,一般 1~2 周清洗一次,清洗时要小心,将电极和膜片放入清水中涮洗,注意不要损坏膜片。经常使用的电极宜存放在盛有蒸馏水的容器中,以保持膜片的湿润,干燥的膜片在使用前应该用蒸馏水湿润活化;④电极的再生。当电极的线性不合格时,就需要对电极进行再生,电极的再生约一年一次。电极的再生包括更换溶解氧膜罩、电解液和清洗电极。建议 2 个月更换一次填充电解液;⑤当将探头浸入水样时,应保证没有空气泡截留在膜上;⑥水样接触探头膜时,应保持一定的流速,以防止与膜接触的瞬间将该部位水样中的溶解氧耗尽而出现错误的读数。⑦本法不需要试剂,不受水样色度和浑浊度的影响,操作简便。测定的浓度范围 0~20mg/L。

第二节　化学需氧量

一、概述

化学需氧量(chemical oxygen demand,COD),是指在一定条件下,经重铬酸钾氧化处理,水中溶解性物质和悬浮物消耗重铬酸钾所对应的氧的质量浓度,记作 COD_{Cr},结果以 O_2 mg/L 表示。在强酸性介质中,以银盐作催化剂,能够被重铬酸钾氧化的物质主要是无机还原性物质和直链脂肪族有机化合物,如碳水化合物、蛋白质、油脂、氨基酸、脂肪酸、酯类、腐殖质等,而对芳烃类和吡啶类化合物则难以氧化。有机污染物主要来源于动植物的分解、生活污水和工业废水的排放。当水体被有机物污染后,COD_{Cr} 便会增加。因此,COD_{Cr} 是用来间接评价水体受有机物污染状况的综合指标之一。

高锰酸盐指数(I_{Mn}),是反映水中有机及无机可氧化物质污染的常用指标。中国《水质高锰酸钾指数测定法》(GB 11892—89)其定义为:在一定条件下,高锰酸钾氧化水样中某些有机物和无机还原性物质,用消耗的高锰酸钾量计算相当的氧量,结果以 O_2 mg/L 表示。在此国标中高锰酸盐指数不能作为理论需氧量或总有机物含量的评价指标,因为在测定条件下,许多有机物只能部分被氧化,且挥发性有机物也不包括在其测定结果之内。但在《生活饮用水标准检验方法》(GB/T5750.7—2006)中,酸性高锰酸钾法测定的结果称为耗氧量,仍然是水质有机污染综合评价指标之一,两者并不统一。

各种水样 COD_{Cr} 浓度的差异涉及测定方法的选择。清洁水 2~3mg/L;污染水源水10mg/L 左右;生活污水 30~90mg/L;工业废水因其类型不同而 COD_{Cr} 值有很大差别,低者数百毫克每升,高者可达数万毫克每升。我国地表水环境质量标准(GB 3838—2002)规定 COD_{Cr}(mg/L)标准为 Ⅰ 类和 Ⅱ 类 ≤15、Ⅲ 类 ≤20、Ⅳ 类 ≤30、Ⅴ 类 ≤40。高锰酸盐指数(mg/L)的标准限值为 Ⅰ 类 ≤2、Ⅱ 类水 ≤4、Ⅲ 类水 ≤6、Ⅳ 类水 ≤10、Ⅴ 类水 ≤15。

二、测定方法

化学需氧量的测定方法主要有滴定法、分光光度法、快速测定仪法。

滴定法分重铬酸盐法和高锰酸钾法。重铬酸盐法对大多数有机物的氧化程度高达理论值的95%～100%,抗氯离子干扰能力强。重铬酸盐法是中国《水质 化学需氧量的测定法》(GB 11914—1989)规定的标准方法,主要用于高浓度工业废水和生活污水中COD_{Cr}的测定。但是,该法所需试剂量大、费用高、操作复杂,而且使用毒性很大的重金属汞盐和银盐,会造成环境污染。高锰酸钾法对有机物的氧化率较低,抗氯离子干扰能力较差(Cl^- < 300mg/L),测定浓度范围小(0.5～4.5mg/L),只适用于饮用水、水源水等较清洁水样I_{Mn}的测定。

分光光度法是利用重铬酸钾氧化有机物后,剩余的六价铬离子和反应产生的三价铬离子的颜色进行比色测定而建立起来的一种方法。该法仪器设备及操作简单,氧化效率高,测定范围宽,抗干扰能力强,适合各种水样 COD 的测定,已确定为标准方法(HJ/T 399—2007)。

COD 快速测定仪法分两类。一类是紫外吸收 COD 快速测定仪。溶解态有机物吸收紫外光,254nm 处的紫外吸收信号与 COD 值有良好的相关性,通过双光束仪测定水样在254nm 处的紫外吸收信号和546nm 处的可见光的吸收信号,将两者之差经线性化处理后即可获得水样的 COD 值。这种方法不用消化水样,不需要试剂,无环境污染。另一类是重铬酸钾消解 COD 快速测定仪。它以重铬酸钾为氧化剂氧化水中有机物,根据测量方法的不同可分为:重铬酸钾消解-光度测量法、重铬酸钾消解-库仑滴定法、重铬酸钾消解-氧化还原滴定法等。其主要特点是与国家标准方法接近,测量结果可直接与标准方法比较。缺点是时间长,操作维护较复杂,存在二次污染。这两类 COD 快速测定仪在实际工作中得到了广泛的应用。

近年来,COD 测定方法的研究取得了重大突破。一是用纳米材料(如纳米 TiO_2)或电解产生的臭氧、羟基自由基等新型氧化剂取代重铬酸钾,使氧化反应更高效、更环保。二是用新型材料做成工作电极(如纳米多孔 TiO_2 单层电极、TiO_2-$CeSO_4$ 复合电极、CuO-Ag_2O 复合电极等),结合电化学方法使 COD 的检测仪器化、轻便化。三是结合流动注射、光纤传感等技术使 COD 仪器测定法更快捷、更灵敏。

1. 重铬酸盐法　在水样中加入已知量的重铬酸钾,在强酸性溶液中以银盐为催化剂,经沸腾回流后将有机物完全氧化,以邻菲罗啉为指示剂,用硫酸亚铁铵标准溶液滴定剩余的重铬酸钾,由消耗的硫酸亚铁铵的量换算成化学需氧量的质量浓度。反应式如下:

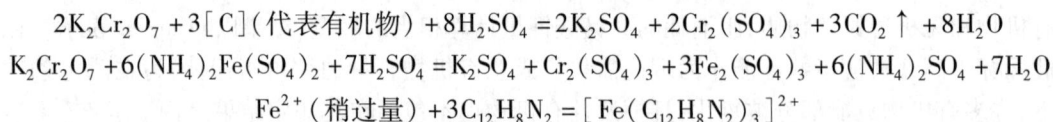

$$2K_2Cr_2O_7 + 3[C](代表有机物) + 8H_2SO_4 = 2K_2SO_4 + 2Cr_2(SO_4)_3 + 3CO_2\uparrow + 8H_2O$$

$$K_2Cr_2O_7 + 6(NH_4)_2Fe(SO_4)_2 + 7H_2SO_4 = K_2SO_4 + Cr_2(SO_4)_3 + 3Fe_2(SO_4)_3 + 6(NH_4)_2SO_4 + 7H_2O$$

$$Fe^{2+}(稍过量) + 3C_{12}H_8N_2 = [Fe(C_{12}H_8N_2)_3]^{2+}$$

操作如下:移取 20ml 水样或稀释水样于锥形瓶中,加入 10.0ml 重铬酸钾标准溶液和数颗玻璃珠,连接冷凝装置。从冷凝管上端加 Ag_2SO_4-H_2SO_4 混合试剂,以防止低沸点有机物逸出。混匀,加热,自溶液沸腾起回流 2 小时。冷后从冷凝管上端用纯水冲洗冷凝管并将溶液稀释至约140ml。加 3 滴邻菲咯啉为指示剂,用硫酸亚铁铵标准溶液滴定,溶液由黄色经蓝绿色变为红褐色即为终点,记录硫酸亚铁铵标准溶液体积,同时做空白滴定,按式6-6计算水样COD_{Cr}值。

$$COD_{Cr}\,mg/L = \frac{c(V_1 - V_2)}{V_0} \times 8 \times 1000 \tag{6-6}$$

式中,c 为硫酸亚铁铵标准浓度,mol/L;V_0 为原水样体积,ml;V_1 为空白消耗$(NH_4)_2Fe(SO_4)_2$ 的体积,ml;V_2 为水样消耗的$(NH_4)_2Fe(SO_4)_2$ 的体积,ml;8 为四分之一 O_2 的摩尔

质量;1000 为测定结果以 mg/L 为单位的换算值。

测定 COD$_{Cr}$的水样应用玻璃瓶采集,尽快分析,否则需加浓硫酸使 pH < 2,4℃时可保存 5 天。

本法 COD$_{Cr}$测定范围 30 ~ 700mg/L。Cl$^-$ < 1000mg/L 不干扰测定。当水样 1000mg/L < Cl$^-$ < 20 000mg/L 时,可改用碘酸钾 – 碱性高锰酸钾法(HJ/T 132—2003)或氯气校正法测定(HJ/T 70—2001)。

水中的无机还原性物质亚硝酸盐、硫化物、亚铁离子会消耗 K$_2$Cr$_2$O$_7$,使结果偏高,但可以将其作为 COD$_{Cr}$的一部分予以接受。

(NH$_4$)$_2$Fe(SO$_4$)$_2$ 浓度不稳定,每次测定时需重新标定。

2. 酸性高锰酸钾法 水样中加入已知量的高锰酸钾和硫酸,在沸水浴中加热 30 分钟,使水中某些有机物和还原性无机物被氧化,反应后加入过量的草酸还原剩余高锰酸钾,再用高锰酸钾标准溶液回滴过量的草酸,根据实际消耗的高锰酸钾的量换算为氧的质量浓度。反应式如下:

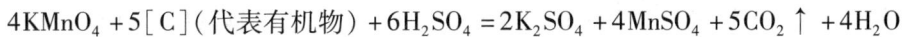

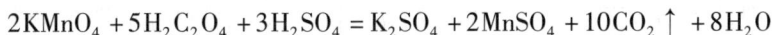

$$4KMnO_4 + 5[C](代表有机物) + 6H_2SO_4 = 2K_2SO_4 + 4MnSO_4 + 5CO_2\uparrow + 4H_2O$$

$$2KMnO_4 + 5H_2C_2O_4 + 3H_2SO_4 = K_2SO_4 + 2MnSO_4 + 10CO_2\uparrow + 8H_2O$$

移取水样或稀释水样 100.0ml,用稀 H$_2$SO$_4$ 酸化后,加入 $c(1/5KMnO_4) = 0.01$mol/L KMnO$_4$ 溶液 10.0ml,在沸水浴中准确加热 30 分钟,立即加入 $c(1/2NaC_2O_4) = 0.01000$mol/L 溶液 10.0ml 终止氧化反应,趁热用 $c(1/5KMnO_4) = 0.01$mol/L KMnO$_4$ 溶液滴定至微红色,记录其用量为 V_1ml。再加入 $c(1/2Na_2C_2O_4) = 0.01000$mol/L 溶液 10.0ml,再用 $c(1/5KMnO_4) = 0.01$mol/L KMnO$_4$ 溶液滴定至微红色,记录其用量为 V_2ml。然后按式 6-7 计算水样 I_{Mn}(O$_2$mg/L)。

$$I_{Mn} = \frac{[(10+V_1)K - 10] \times 0.01 \times 8 \times 1000}{100} \tag{6-7}$$

若为稀释水样,则应另取 100.00ml 蒸馏水,按上述方法滴定,此为空白实验。设空白消耗高锰酸钾溶液的体积为 V_0ml,按式 6-8 计算水样 I_{Mn}(mg/L)

$$I_{Mn} = \frac{\{[(10+V_1)K - 10] - [(10+V_0)K - 10] \times R\} \times 0.01 \times 8 \times 1000}{V} \tag{6-8}$$

式中,R 为稀释水样中蒸馏水在 100ml 体积内占的比例;V 为原水样体积,ml;K 为高锰酸钾浓度校正系数($10/V_2$)。

本法在测定的过程中,有机物被氧化的程度受反应条件的影响,即使是同一水样,由于使用的氧化剂种类不同,氧化反应的条件(酸度、温度、时间、有无催化剂)不同测得的结果也不同。为了保证方法具有良好的重现性和结果的可比性,必须严格控制如下反应条件,并在报告中加以注明。

酸度以 0.45mol/L H$^+$ 为宜。酸浓度过大,高锰酸钾易自动分解;酸度过小,反应速度慢,结果偏低。酸度只能用硫酸来维持,而不能用盐酸和硝酸。因为盐酸在酸性介质中能与高锰酸钾反应生成氯气;硝酸具有氧化性,本身可干扰测定,其中混杂的亚硝酸也有干扰。

高锰酸钾溶液的浓度应控制在 $c(1/5KMnO_4) = 0.01$mol/L 左右。浓度大,有机物被氧化的程度大,结果偏高;反之,结果偏低。由于新配制的高锰酸钾溶液浓度不稳定,应提前 2 周配制,临用时用草酸标准溶液校正。

加热方式和时间也是影响测定结果的重要因素。过去一般采用电炉加热煮沸 10 分钟,由于电炉温度难以控制,各水样加热至煮沸的时间和蒸发程度不一致,使反应时间、酸度和高锰酸钾浓度均不一致,使测定结果可比性差。现行方法改用沸水浴加热,可准确控制加热温度和反应时间,提高了测定结果的精密度、准确度和可比性。加热时间必须准确控制为30分钟,为准确控制加热时间,在加热后需立即加入过量的草酸溶液终止氧化反应,用高锰酸钾溶液回滴,而不是直接用草酸溶液滴定剩余的高锰酸钾。所以,在测定多个水样时,每个水样之间应有足够的时间间隔。

水样应适当稀释,以保证在沸水浴中加热30分钟后消耗的高锰酸钾溶液为加入量的二分之一左右,此时化学耗氧量与有机物含量之间才有一定的比例关系,可做不同水体有机物污染程度的比较,否则,结果无意义。因为水样中有机物的含量直接影响氧化剂的氧化速度和氧化能力,所以,同一水样由于稀释倍数不同,测得的 I_{Mn} 值也不完全一致。因此,必须在报告结果时注明稀释倍数。

当水样中含有大量的 NO_2^-、S^{2-}、Fe^{2+} 等还原性无机物时,I_{Mn} 值会增高,应消除其影响。方法是取另一份水样在不加热的情况下测定其冷耗量,再从 I_{Mn} 值中减去冷耗量即可。

水样中氯离子浓度超过 $300mg/L$ 时,在酸性介质中被高锰酸钾氧化而生成氯气,这样就消耗了高锰酸钾,使结果偏高。可采用碱性高锰酸钾法测定,使高锰酸钾在碱性条件下氧化水中的有机物,可避免大量氯离子的干扰。

水样加硫酸调 $pH<2$、或加氯化汞 $50mg/L$ 或加硫酸铜 $2\sim5mg/L$,低温下,水样可保存2周。

水样氧化时所用锥形瓶要事先用酸性用高锰酸钾煮沸数分钟,以消除可能存在的有机物。

3. 重铬酸钾快速消解分光光度法　在试样中加入已知量的重铬酸钾溶液,在强酸性介质中,以硫酸银作催化剂,经高温消解后,用分光光度法测定 COD。当试样 COD 在 $100mg/L$ 至 $1000mg/L$ 时,在 $600nm\pm20nm$ 波长处测定三价铬的吸光度,此吸光度与 COD 值成正比例,将三价铬的吸光度值通过校准曲线换算成试样 COD 值。当试样 COD 在 $15\sim250mg/L$ 时,在 $440nm\pm20nm$ 波长处测定六价铬和三价铬的总吸光度,试样中 COD 值与六价铬的吸光度值减少成正比,与三价铬的吸光度增加值成正比,与总吸光度减少值成正比,用总吸光度值通过校准曲线换算成试样 COD 的值。

移取稀释水样或标准溶液沿管壁缓慢加入预装混合试剂的消解管中,拧紧管盖颠倒混匀,将其放入 $165℃\pm2℃$ 加热器的加热孔中,计时加热 15 分钟,冷至 $60℃$ 时颠倒混匀再冷至室温,同时做空白消解。

高量程方法在 $600nm\pm20nm$ 波长处,以纯水作参比,用光度计测定吸光度。低量程方法在 $440nm\pm20nm$ 波长处,以纯水作参比,用光度计测定吸光度。用标准系列使用溶液 COD 值对应的吸光度值减去空白试验吸光度的差值绘制标准曲线。

在 $600nm\pm20nm$ 波长处测定时,水样 COD 按式 6-9 求出。

$$COD(mg/L)=n[k(A-A_0)+a] \tag{6-9}$$

在 $440nm\pm20nm$ 波长处测定时,水样 COD 按式 6-10 求出。

$$COD(mg/L)=n[k(A_0-A)+a] \tag{6-10}$$

式中,n 为水样稀释倍数;k 为校准曲线灵敏度,单位为 $(mg/L)/1$;A 为试样测定的吸光度值;A_0 为试样空白测定的吸光度值;a 为标准曲线截距,单位为 mg/L。

测定 COD 的水样,采集量不少于 $100ml$,水样加浓硫酸使其 pH 小于 2,在 $0\sim4℃$ 下可保存7天。

测定前需要将水样稀释,以符合测定量程要求。稀释的原则是,在搅匀时取样稀释,一次取被稀释水样不少于10ml,稀释倍数小于10倍,应逐次稀释成试样。高量程方法测定上限1000mg/L,邻苯二甲酸氢钾标准溶液浓度范围是100~1000mg/L。低量程方法邻苯二甲酸氢钾标准溶液有两个系列,浓度范围分别是25~250mg/L、25~150mg/L。

消解管应是玻璃管,在165℃下能承受600kPa的压力,管盖耐热耐酸。

预装混合试剂。取洁净的消解管,按表6-5要求加入重铬酸钾溶液、硫酸汞溶液、硫酸银-硫酸溶液,拧紧管盖,混匀,冷却至室温,避光保存可稳定1年。配制不含汞的预装混合试剂,用1+9的硫酸替代0.24g/ml硫酸汞即可。

表6-2　预装混合溶液及适用方法

测定方法	测定范围 (mg/L)	重铬酸钾溶液 (ml)	0.24g/L 硫酸汞溶液(ml)	10g/L 硫酸银-硫酸溶液(ml)	消解管规格 (mm)
分光光度法	高量程 100~1000	1.00 (C_1)	0.50	6.00	20×120 16×150
	低量程 15~250 15~150	1.00 (C_2) (C_3)	0.5	6.00	20×120 16×150

c_1 为 $c(1/6K_2Cr_2O_7)=0.500mol/L$;$c_2$ 为 $c(1/6K_2Cr_2O_7)=0.160mol/L$;

c_3 为 $c(1/6K_2Cr_2O_7)=0.120mol/L$

本法测定条件依据表6-2和表6-3选择,其COD值测定范围为15~1000mg/L。水样中氯离子是主要干扰成分,可使测定结果偏高,加入适的硫酸汞与氯离子形成可溶性氯化汞配合物可减少干扰,选择低量程方法测定也可减少干扰。锰在600nm±20nm处测试时会形成红色化合物,引起较大的正偏差,50mg/L的硫酸锰溶液引起正偏差COD值为121mg/L。而50mg/L的硫酸锰溶液在440nm±20nm处测定时引起的偏差为-0.75mg/L,可忽略不计。

表6-3　分析测定条件

测定方法	测定范围 (mg/L)	试样用量 (ml)	比色池 (皿)(mm)	测定波长(nm)	检出限 (mg/L)
分光光度法	高量程 100~1000	3.00	20	600±20	22
	低量程 15~250 15~150	3.00	10	440±20	3.0

4. 化学需氧量库仑测定仪法　在水样中加入定量的重铬酸钾消解氧化有机物,用一定强度的恒电流电解产生的亚铁离子滴定剩余的重铬酸钾,用电化学方法指示滴定终点,根据电解消耗的电量和法拉第定律计算有机物的含量,即COD值。

本法只需 30 分钟即可完成一个水样的测定,对氯离子高的水样无需使用硫酸汞,仅用硫酸银即可消除干扰,所以具有快速、准确、经济、方便的特点。重铬酸钾的理论标定值应为 120,但由于蒸馏水、硫酸及操作等原因,使其标定值略小于理论值,但应控制在大于 102,才可使用。

取样体积为 10.0ml 时,仪器的读数即为水样 COD 的值,如果取样体积为 Vml,所得 COD 的值应为仪器读数乘以 $10/V$,但必须在消解杯内加入 $(10 - V)$ ml 的蒸馏水,以保证消解时的硫酸酸度为 10.2mol/L。

5. 氧化还原电位滴定法 水样被自动输入到检测水槽,与经自动计量后的硫酸溶液、硫酸银溶液及高锰酸钾溶液一起,被送到氧化还原反应槽,温度调节器将水浴温度自动调节到沸点,反应 30 分钟,立即准确注入 10.0ml 草酸标准溶液,终止氧化反应。过量的草酸以高锰酸钾溶液回滴,用电位差计测定铂指示电极和饱和甘汞电极之间的电位差,以确定反应终点,求出高锰酸钾标准溶液的消耗量,用反应终点指示器将其滴定耗去的容量转为电信号,经运算回路变为 COD 值,由自动记录仪记录。

第三节 生化需氧量

一、概述

生化需氧量(biological oxygen demand,BOD)是指在规定条件下,微生物分解水中的某些可氧化的物质,特别是分解有机物的生物化学过程消耗的溶解氧,结果用 O_2mg/L 表示。

有机物在水中发生的生物氧化反应是极其复杂的,为方便起见,可用下述反应式来表示:

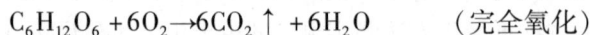

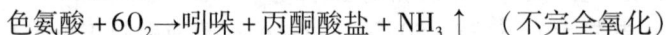

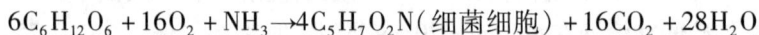

$$C_6H_{12}O_6 + 6O_2 \rightarrow 6CO_2 \uparrow + 6H_2O \qquad (完全氧化)$$
$$色氨酸 + 6O_2 \rightarrow 吲哚 + 丙酮酸盐 + NH_3 \uparrow \qquad (不完全氧化)$$
$$6C_6H_{12}O_6 + 16O_2 + NH_3 \rightarrow 4C_5H_7O_2N(细菌细胞) + 16CO_2 + 28H_2O$$

有机物在好氧性微生物作用下生物氧化过程的显著特点是吸收 O_2,吸收的 O_2 越多,则表明水样中能被氧化分解的有机物含量就越多。因此可以根据生物氧化反应吸收 O_2 的量来表示水体中有机物含量。用 BOD 来衡量有机污染程度时,最好能测出有机物完全氧化分解所消耗的氧气量,但有机物在水中的生物氧化分解是一个极其缓慢的过程,如在 20℃ 培养,需经 100 余天才能完全分解完毕,因此除研究工作外,没有实际应用价值。通常是在规定条件下测定一定时间内的生化需氧量,来衡量有机物污染的程度。

BOD 是水中有机物污染监测必不可少的指标,也是工业废水处理设施设计和效果判断的重要依据。我国地面水环境质量标准(GB 3838—2002)规定 BOD_5(mg/L)的标准限值为 Ⅰ类、Ⅱ类水 ≤3,Ⅲ类水 ≤4,Ⅳ类水 ≤6,Ⅴ类水 ≤10。

二、测定方法

BOD 的测定方法很多,主要有稀释接种法、微生物传感器法、检压法和库仑法、分光光度法、近红外光谱法等。

稀释接种法具有稳定性和重现性好，准确度高的优点，已广泛应用于地面水、生活污水和工业废水的测定。

微生物传感器法具有测定时间短，精度较高，重现性好等优点。但是，当水样中含大量悬浮物或难生化降解的有机物时，测定结果会产生偏差，而且该方法不能用于含有高浓度氰化物、杀菌剂、农药类和游离氯等水样的测定。

检压法是将水样置于密闭的培养瓶中，当培养瓶内的氧被微生物消耗的同时，由微生物呼吸产生的与耗氧量相当量的 CO_2 气体被 $NaOH$ 吸收，导致密闭系统的压力降低，通过压力计测出其压力降低值，即可求出水样的 BOD 值。库仑法是指在特制装置中，微生物分解待测水样中的有机物消耗其中的氧气，而释放出 CO_2，释放出的 CO_2 被吸收剂吸收，使瓶内的压力降低，消耗掉的氧气又由电解产生的氧气不断补充，使培养瓶内的压力始终保持平衡。根据恒电流电解产生的氧气所消耗的电量计算出 BOD 值。检压法和库仑法 BOD 测定仪能自动显示测定结果，操作简便，节省人力和试剂，准确度好，灵敏高，一次可同时测定数个水样，已广泛应用于环境水质和沉积物的监测。

分光光度法是在传统的五日测定法基础上，用 I_3^--结晶紫-聚乙烯醇体系光度法测定水样培养五天前后的溶解氧浓度，以碘酸钾为溶解氧标准溶液，与过量碘化钾反应生成单质碘，新生成的 I_3^- 与结晶紫在聚乙烯醇存在下结合生成的电中性离子缔合物，在 550nm 处有最大吸收，采用光度法测定五天前后培养水样中溶解氧，根据其变化量来计算水样中 BOD。该法灵敏准确，试剂用量少，环境污染小。

近红外光谱法是以透射法测定水样的近红外光谱，利用水样中有机污染物在短波近红外区（800～1350nm）的吸收峰，与标准方法测定的 BOD 值建立线性相关曲线，测得水样的近红外光谱，即可通过曲线计算出水样的 BOD 值。近红外光谱法作为一种新的水质快速测定方法，不仅操作简便，测定速度快，不产生二次污染，适合现场检测，还具有与光纤技术结合构建大型、远距离、自动化、网络化在线监测系统的潜力，但水中存在的杀菌剂、游离氯、藻类、硝化微生物等会使得测定结果产生偏差。

中国环境保护标准《水质 五日生化需氧量（BOD_5）的测定》（HJ 505—2009）规定稀释与接种法测定五日生化需氧量和《水质 生化需氧量（BOD）的测定》（HJ/T86—2002）规定微生物传感器快速测定法测定生化需氧量。

1. 五日稀释与接种法　水样或稀释水样充满在完全密闭的溶解氧瓶中，测定其培养前的 DO 值和在 20℃培养 5 天后的 DO 值，根据培养前后 DO 值之差和稀释倍数计算出水样 BOD 值，记为 BOD_5。本法检出限为 0.5mg/L，测定下限为 2mg/L，非稀释法和非稀释接种法的测定上限为 6mg/L，稀释与稀释接种法的测定上限为 6000mg/L，适用于地表水、工业废水和生活污水中 BOD_5 的测定。

若水样中的有机物含量较多，BOD_5 的质量浓度大于 6mg/L，且有足够的微生物时，水样需适当稀释后测定。水样稀释的程度应使培养过程消耗的溶解氧或培养后水样中剩余溶解氧质量浓度都不 <2mg/L，或培养后水样溶解氧下降为 40%～70% 最佳。若水样有机物含量 <6mg/L 或溶解氧含量充足时不用稀释。

水样在稀释时要有合适的稀释倍数。稀释倍数的估计方法，一是根据样品的总有机碳（TOC）、高锰酸盐指数（I_{Mn}）或化学需氧量（COD_{Cr}）的测定值，按照表 6-4 列出的 BOD_5 与三者的比值 R 估计 BOD_5 的期望值（R 与样品的类型有关），再根据表 6-5 确定稀释倍数。

表6-4　典型的比值 R

水样类型	总有机碳 R (BOD_5/TOC)	高锰酸盐指数 R (BOD_5/I_{Mn})	化学耗氧量指数 R (BOD_5/COD_{Cr})
未处理的废水	1.2~2.8	1.2~1.5	0.35~0.65
生化处理的废水	0.3~1.0	0.5~1.2	0.20~0.35

表6-5　BOD_5 测定的稀释倍数

BOD_5 的期望值/(mg/L)	稀释倍数	水样类型
6~12	2	河水,生物净化的城市污水
10~30	5	河水,生物净化的城市污水
20~60	10	生物净化的城市污水
40~120	20	澄清的城市污水或轻度污染的工业废水
100~300	50	轻度污染的工业废水或原城市污水
200~600	100	轻度污染的工业废水或原城市污水
400~1200	200	重度污染的工业废水或原城市污水
1000~3000	500	重度污染的工业废水
2000~6000	1000	重度污染的工业废水

二是根据水样的性质和工作经验估计,对严重污染水样可稀释到 0.1%~1.0%;生活污水稀释到 1%~5%;经过氧化处理的污水可稀释到 5%~25%;较清洁的河水可稀释到 25%~100%。三是根据 I_{Mn} 来估计,$I_{Mn}/n(n=1~3)$ 即为稀释倍数。无论采用哪种方法估计稀释倍数,每一水样都需同时作多个稀释倍数的测定,以确保至少有一个稀释倍数的溶解氧下降率在 40%~70% 之间。如没有一个稀释倍数符合此要求,应重做。

测定前还应制备好稀释水。稀释水的作用是为微生物分解水样中的有机物提供必要条件和适宜的环境。因此稀释水应满足下述要求:溶解氧含量应充分,20℃时,$DO>8mg/L$;含有微生物生长所需要的营养物质:如 Na^+、K^+、Ca^{2+}、Mg^{2+}、Fe^{3+}、N、P 等,同时由这些离子造成的渗透压要和细菌的渗透压相似;具有一定的缓冲作用,能将 pH 维持在 7 左右,因微生物一般在 pH6.2~8.5 范围活动能力最强;稀释水本身的有机物含量低,空白值应 < 0.2mg/L;对不含或含微生物少的工业废水,如酸碱性废水、高温废水、冷冻保存的废水或经过氯化处理的废水等,应进行接种,以引进能分解废水中有机物的微生物。当废水中存在难以被微生物以正常速度降解的有机物或含有剧毒物质(如 Cu^{2+}、Hg^{2+}、CN^-、甲醛等)时,应将驯化后的微生物引入水样中进行接种。制备稀释水时,将蒸馏水置于大的瓶中,加入磷酸盐缓冲溶液、氯化镁、氯化钙和氯化铁溶液,用真空泵抽气 1~2 天,必要时接种特种微生物,密塞静置 1 天以上,使溶解氧的量达到稳定。稀释水中氧的质量浓度不能过饱和,使用前需开口放置 1 小时,且应在 24 小时内使用。剩余的稀释水应弃去。

根据估计的稀释倍数对水样进行稀释。稀释操作一般是在 1000ml 的量筒中进行,先用虹吸的方法加一半稀释水于量筒中,再将按照稀释倍数计算出来的所需水样体积加入其中,用稀释水稀释至 1000ml 刻度。用特定的搅拌棒混匀后,用虹吸法将量筒中的稀释水样分装于两个溶解氧瓶中,密塞。一瓶 15 分钟后测定溶解氧,另一瓶培养。需培养的溶解氧瓶用水密封好,再送入 20℃的生化培养箱中,培养 5 天。培养期间应每天检查 2 次,严格控制温度在 20℃±1℃范围内,并及时补加密封水。按照溶解氧测定方法,分别测出每个稀释倍数包括稀释当天和培养 5 天后的溶解氧值。

计算结果时首先应计算出每个稀释倍数的 DO 下降率,用 DO 下降率在 40%~70% 的稀释倍数按式 6-11 计算 BOD$_5$(mg/L)值,若同时有几个稀释倍数满足上述要求,则用这几个稀释倍数的 BOD$_5$ 值的均值报结果。

$$BOD_5(mg/L) = \frac{(D_1 - D_2 - (B_1 - B_2) \times f_1)}{f_2} \qquad (6\text{-}11)$$

式中,D_1 为水样在培养前溶解氧的质量浓度,mg/L;D_2 为水样在培养后溶解氧的质量浓度,mg/L;B_1 为空白在培养前溶解氧的质量浓度,mg/L;B_2 为空白在培养后溶解氧的质量浓度,mg/L;f_1 为原水样在 1000ml 培养液中所占的比例;f_2 为稀释水在 1000ml 培养液中所占的比例。

用稀释培养法测定 BOD$_5$ 对水样的要求是:采样方法按照 HJ/T91 的相关规定执行。样品应充满并密封于棕色玻璃瓶中,样品量不小于 1000ml,在 0~4℃下避光运输和保存,并于 24 小时内尽快分析。若 24 小时内不能分析,可冷冻保存(冷冻保存时避免样品瓶破裂),冷冻样品分析前需解冻、均质化,但不得加防腐剂。如果水样含有强酸或强碱,应先用 10% 的碳酸钠溶液或 0.5mol/L 硫酸中和至 pH7 左右。如果水样有余氯应先用 0.005mol/L Na$_2$S$_2$O$_3$ 溶液除去,以免余氯影响微生物活动。如果水样含有硝化细菌,有可能发生硝化反应,需在每升试样中加入 2ml 丙烯基硫脲硝化抑制剂。水样有硫化物、亚硫酸盐和亚铁等还原性物质时,会很快消耗溶解氧,因此在测定培养前的稀释水样时应放置 15 分钟,以消除其影响。测定前待测试样的温度达到 20℃±2℃。若样品中溶解氧浓度低,需要用曝气装置曝气 15 分钟,充分振摇赶走样品中残留的空气泡;若样品中氧过饱和,将容器 2/3 体积充满样品,用力振荡赶出过饱和氧。若水样中含有大量悬浮物时,特别是有些活性污泥耗氧特别多时,BOD$_5$ 的测定结果会偏高,测定前应用滤孔为 1.6μm 的滤膜过滤,检测报告中注明滤膜滤孔的大小。若样品含盐量低,非稀释样品的电导率小于 125μS/cm 时,需加入适量相同体积的四种盐溶液,使样品的电导率大于 125μS/cm。每升样品中至少需加入各种盐的体积按式(6-12)计算。

$$V = \frac{\Delta K - 12.58}{113.6} \qquad (6\text{-}12)$$

式中,V 为需加入各种盐的体积,ml;ΔK 为样品需要提高的电导率值,μS/cm。

水样稀释过程中,应避免产生气泡,防止空气进入。用虹吸法加入稀释水及分装稀释液时,虹吸管的下口要插入容器的底部。混匀时搅拌棒不能露出液面。装瓶时,溶解氧瓶内不留有气泡。溶解氧瓶塞必须是完全磨口,如果是很轻的空心塞,必须用金属夹或橡皮筋固定,否则瓶塞容易上浮,造成实验失败。培养 5 天后,溶解氧瓶内产生气泡,结果会不准确。气泡产生的原因主要是稀释水或水样通过低温保存,使用时温度太低,或水样含有藻类物质,在未完全避光的情况下进行培养产生气泡。

水样 BOD$_5$ 测定结果受稀释倍数影响,其主要原因是:在温度、营养盐、pH 等环境条件一致时,培养体系营养物质与微生物量之比值(F/M,F 代表营养物质,M 代表微生物量)对细菌增长和耗氧速率起到了控制作用。当 F/M 值较小时,即在接种量不变而减少水样量时,单元基质的细菌增长速率加快、耗氧速率和耗氧量也增大,BOD$_5$ 值也相对增大。此时细菌种群比较快地完成对数增长期和减速增长期,活菌数比较快地达到最高峰值,较早地进入内源呼吸期。而当 F/M 值较大时,单元基质的细菌增长速率、耗氧率和耗氧量都相对低。此时细菌种群的对数增长期和减速增长期相对较长,较迟的进入内源呼吸期,5 日内所经历的内源呼吸期相对较短,单元基质的细菌耗氧量相对小,即 BOD_5 值相对小。

2. 微生物传感器快速测定法　测定 BOD 的微生物传感器是由氧电极和微生物菌膜构成,当含有饱和溶解氧的样品在流通池中与微生物传感器接触,样品中溶解性可生物降解的有机物受到微生物菌膜中菌种的作用,而消耗一定的溶解氧,使扩散到氧电极表面的溶解氧减少,当样品中可生化降解的有机物向菌膜扩散速度达到恒定时,此时扩散到氧电极表面的溶解氧的质量也达到恒定,因此产生一个恒电流。由于恒电流的差值与氧的减少量存在线性关系,据此换算出样品中生化需氧量。

测定前先开启仪器,用 0.005mol/L 磷酸盐缓冲溶液清洗微生物传感器至电位 E_0(或电流 I_0)稳定。移取 100mg/L 葡萄糖-谷氨酸标准使用液 1.5~25ml 于 50ml 具塞比色管中,用 0.005mol/L 磷酸盐缓冲溶液稀释至标线,混匀。移取预处理后水样 50ml 加入 0.5ml 0.5mol/L 磷酸盐缓冲溶液,混匀。分别用此标准溶液和样品溶液进样,测定出仪器稳定时的电位差值 ΔE_0(或电流差值 ΔI_0)。由标准溶液浓度对应的电位差值 ΔE_0(或电流差值 ΔI_0)绘制标准曲线,由标准曲线查得水样中 BOD 浓度(mg/L)。

水样在测定前需要预处理。水样温度与室温不同时,先将水样放至室温;如果水样 pH 不在 4~10 之间,调节其 pH 为 7 左右;生活污水或生活废水可根据经验或预期 BOD 值确定稀释倍数,稀释以后,待测水样的 BOD 应控制在 50mg/L 以下,为了缩短测定周期,最好将水样 BOD 稀释至 25mg/L 左右;地面水一般不需稀释。对含余氯的水样可加入计算量的硫代硫酸钠消除。水样中对本测定方法不产生明显干扰的物质最大允许浓度为:悬浮物 250mg/L,Co^{2+}、Mn^{2+}、Fe^{2+}、Pb^{2+} 5mg/L,Zn^{2+} 4mg/L,Cu^{2+}、Hg^{2+} 2mg/L,Cr^{2+} 0.5mg/L,CN^- 0.05mg/L。

测定时的进样量可调整,但任何情况下进样量都不能小于 10ml。

3. BOD 检压测定仪法　测定时加入水样和 BOD 营养液到 BOD 专用瓶,将瓶子按方法要求连接到仪器的压力传感器上,开启搅拌器搅拌水样,以助氧气能均匀的补充至水样,然后将整个装置放入生化培养箱中,20℃ ±1℃,5 天后直接读出 BOD 值。

测定前,水样温度应调节在 20℃ ±1℃,pH 在 6.0~8.0,并加入营养液(由氯化钙、三氯化铁、硫酸镁和磷酸盐缓冲溶液组成),以利于微生物的生长繁殖。

第四节　总有机碳

一、概述

总有机碳(total organic carbon,TOC)是指 1 升水中有机物的总碳量,包括溶解性和悬浮性有机碳的含量,用 mg/L 表示。水中的总有机碳主要来源于工业废水、生活污水、农业生产废水和动植物的分解产物中的有机污染物,所以它是评价水质有机污染程度的直接指标。

总碳(total carbon,TC)是指水中存在的有机碳、无机碳和元素碳的总含量。无机碳(inorganic carbon,IC)是指水中存在的元素碳、二氧化碳、一氧化碳、碳化物、氰酸盐、氰化物和硫氰酸盐的含碳量。可吹扫有机碳(purgeable organic carbon,POC)是指在规定条件下水中可被吹扫出的有机碳。不可吹扫有机碳(non-purgeable organic carbon,NPOC)是指在标准规定条件下水中不可被吹扫出的有机碳。测定水样总有机碳时应从总碳中扣除无机碳。

二、测定方法

水样总有机碳的测定方法,一般通过氧化的方法使有机碳转化成二氧化碳进行间接测定。二氧化碳的测定方法有:红外光谱法、滴定法、热导池检测器气相色谱法、电导滴定法、电量滴定法、二氧化碳敏感电极法、把二氧化碳还原为甲烷后火焰离子化检测器法等。中国环境保护标准《水质　总有机碳的测定》(HJ 501—2009)中测定水样总有机碳的标准方法是燃烧氧化-非色散红外法。中国《生活饮用水标准检验方法》(GB/T 5750.7—2006)中总有机碳的测定方法为有机碳测定仪法。

1. 燃烧氧化-非色散红外法　本法分差减法和直接法测定总有机碳。差减法测定总有机碳的原理是:将试样连同净化气体分别导入高温燃烧管和低温反应管中,经高温燃烧管的试样被高温催化氧化,其中的有机碳和无机碳均转化为二氧化碳,经低温反应管的试样被酸化后,其中的无机碳分解成二氧化碳,两种反应管中生成的二氧化碳分别被导入非分散红外检测器。在特定波长下,一定质量浓度范围内二氧化碳的红外线吸收强度与其质量浓度成正比,由此可对试样总碳和无机碳进行定量测定。总碳与无机碳的差值,即为总有机碳。直接法测定总有机碳的原理是:试样经酸化曝气,其中的无机碳转化为二氧化碳被去除,再将试样注入高温燃烧管中,可直接测定总有机碳。由于酸化曝气会损失可吹扫有机碳,故测得总有机碳值为不可吹扫有机碳。

差减法测定总有机碳时,取经酸化的试样,以10g/L氢氧化钠溶液中和至中性,再用微量注射器取适量该试样、标准系列溶液、空白溶液(无 CO_2 水)分别注入总碳进样口和无机碳进样口,读出测定信号值,同时绘制总碳校准曲线和无机碳校准曲线,根据所测试样总碳响应值和无机碳响应值,由校准曲线查出总碳质量浓度和无机碳质量浓度,总有机碳质量浓度(mg/L)=总碳质量浓度(mg/L)-无机碳质量浓度(mg/L)。当水中苯、甲苯、环己烷和三氯甲烷等挥发性有机物含量较高时,宜用差减法测定。

直接法测定总有机碳时,直接移取一定体积酸化至 pH≤2 的试样注入 TOC 分析仪,经曝气除去无机碳后导入高温氧化炉,记录测定的响应值,绘制有机碳校准曲线,根据所测试样响应值,由校准曲线计算出总有机碳的质量浓度。当水样有机碳浓度很低,而无机碳浓度很高,或总碳浓度小于10mg/L时,宜用直接法测定。

燃烧氧化-非色散红外法适合地表水、地下水、生活污水和工业废水中总有机碳的测定,检出限为 0.1mg/L,测定下限为 0.5mg/L。

值得注意的是,有机物在放置过程中易受氧化或微生物分解,所以测定总有机碳的水样应采集在棕色玻璃瓶中并应充满采样瓶,不留空气泡。水样采集后应在 24 小时内测定,否则应加入硫酸将水样酸化至 pH≤2,在 4℃条件下可保存 7 天。总有机碳的标准物为邻苯二甲酸氢钾;无机碳的标准物为碳酸钠、碳酸氢钠。每一标准浓度至少平行测定 3 次,取平均值绘制标准曲线。水样燃烧后有水蒸气产生,水蒸气的红外吸收光谱较宽且与二氧化碳的吸收光谱相重,所以在红外检测器前有无水氯化钙除水装置,应经常检查,及时更新。

测定时应进行质量控制,每次试验前应检测无二氧化碳水的 TOC 含量,测定值应不超过 0.5mg/L。每次试验应带一个曲线中间点进行校核,校核点测定值和校准曲线相应点浓度的相对误差应不超过 10%。

2. 有机碳测定仪法　向水样中加入适当的氧化剂或紫外催化(TiO_2),将水样有机碳转

化为 CO_2,无机碳经酸化和吹脱而除去,或单独测定。生成的 CO_2 可直接测定,或还原为 CH_4 后再测定。

测定时按照使用说明书将仪器调至工作状态,并测定空白溶液、标准溶液和试样的仪器响应值,以总有机碳的质量浓度对应的仪器响应值绘制校准曲线,以校准曲线的斜率为校正系数,按式 6-13 求出水样中总有机碳的质量浓度。

$$\rho = \frac{I \times f \times V}{V_0} \tag{6-13}$$

式中,ρ 为水样中总有机碳的质量浓度,mg/L;I 为样品仪器响应值;f 为校正系数,单位为 mg/L。V_0 为原水样体积,ml;V 为原水样稀释后的体积,(100)ml。

本法适合测定生活饮用水和水源水中总有机碳的测定,最低检测浓度为 0.5mg/L。

(陈云生)

第五节　挥发性酚类

一、概述

酚是羟基直接与芳环相连的化合物。根据芳环上羟基的数目,酚类可分为一元酚、二元酚和多元酚,其中一元酚最为常见,如苯酚、甲酚、氨基酚、硝基酚、萘酚和氯酚等。根据酚的沸点、挥发性以及蒸馏时能否与水蒸气一起蒸出,将酚分为挥发性酚和不挥发性酚。挥发性酚类(volatile phenols/volatile phenolic compounds)即蒸馏时能随水蒸汽一起挥发的酚类,主要是沸点低于230℃的绝大多数一元酚,如苯酚、甲酚、二甲酚等,而不能随水蒸汽挥发的酚类称为不挥发酚(involatile phenols),通常沸点高于230℃,如硝基酚、二元酚以及多元酚等。大多数酚类化合物为无色晶体,微溶于水,易溶于乙醇和乙醚等有机溶剂。酚有一定的酸性,能和碱直接反应生成易溶于水的酚盐。酚类化合物易被氧化成有色的醌类化合物。

天然水体中一般不应含有酚类化合物,水体中的酚主要来源于人为污染。水体中的酚主要来自焦化、煤气、石油精炼、冶金、玻璃、塑料、医药、农药、油漆、木材防腐、造纸、石油化工、合成氨、化学有机合成工业等工厂排出的工业废水。

酚类化合物为原生质毒物,属高毒物质,其中苯酚的毒性最大。酚可经皮肤或黏膜、呼吸道、消化道等多种途径进入体内。进入体内的酚与细胞中的蛋白质相互作用,低浓度时使蛋白质变性,高浓度时则使蛋白质凝固。人体长期饮用被酚污染的水会造成慢性中毒,引起头昏、头痛、出疹、瘙痒、贫血及各种神经系统症状和呕吐、流涎等慢性消化道症状。人体一次性摄入高浓度的酚时,可出现急性中毒症状,甚至可导致昏迷死亡。水中含 0.1 ~ 0.2mg/L酚类化合物时,可使鱼肉产生异味,酚类化合物浓度 >5mg/L 时可造成鱼类中毒死亡。含酚浓度高的废水不能直接排放或用于农田灌溉,否则,会污染大气、水、土壤,并使农作物枯死或减产。饮用水中如含有酚类,采用氯化消毒时会产生令人不适的氯酚味,其嗅阈值为 0.01mg/L。一般情况下,含酚废水中苯酚和甲酚的含量最高,因此环境监测中常以苯酚和甲酚等挥发性酚作为污染监测指标。中国《生活饮用水卫生标准》(GB 5749—2006)规定饮用水中挥发性酚类不能超过 0.002mg/L(以苯酚计)。

测定挥发性酚的水样需用玻璃瓶采集。酚类化合物在水中易被生物和化学氧化,采样后,立即加磷酸酸化水样至 pH4.0[若水样不需经预蒸馏处理,也可用(1+3)盐酸酸化水样至适宜 pH],并按 1g/L 的比例加入硫酸铜以抑制微生物对酚类的生物氧化作用,4℃冰箱保存,24 小时内完成测定。

二、测定方法

挥发性酚类的测定方法很多,主要有溴化容量分析法、分光光度法和色谱分析法等,其他方法有紫外光度法、流动注射分析和生物传感器等。溴化容量分析法灵敏度较低,干扰因素多,适用于含高浓度挥发性酚的工业废水水样。一般情况下,水样中挥发性酚含量较低,需用光度分析法或色谱法等仪器分析方法测定。光度分析法中以 4-氨基安替比林分光光度法最为常用,是我国地表水、地下水、饮用水、工业废水和生活污水水样中挥发性酚检测的标准方法之一。该方法灵敏度高,适用浓度范围广,蒸馏后测定可基本排除干扰,但酚类化合物的酚羟基会抑制对位取代反应,因此 4-氨基安替比林分光光度法可测定苯酚和邻、间位取代酚,而对位取代酚以及硝基、苯酰基、醛基、芳基取代的酚类则不能被测定,导致测定结果偏低。溴化容量法和光度分析法只能测定挥发性酚类化合物的总量,测定结果以苯酚(mg/L)计。色谱法测定水中酚类化合物,其最大优点是能够同时分离和定量测定各种酚。中国环境保护标准《水质 酚类化合物的测定》(HJ 676—2013)规定液液萃取/气相色谱法同时测定 13 种酚类化合物的标准方法。

气相色谱法测定水样中的挥发性酚时,用氢火焰离子化检测器检测,但因氢火焰离子化检测器测定的灵敏度较低,可将酚类溴化或酯化后在进行测定。如与质谱仪联用,则灵敏度更高,定性也更准确。利用高效液相色谱法测定酚类化合物时,需将水样经液液萃取或固相萃取、浓缩、净化后进样分析,可保持酚类化合物原有形态和组成,方法灵敏度高,准确度好,且简便快速。与分光光度法相比,色谱法具有灵敏度和准确度高、操作简单、可同时分离并测定等优点,但对极性很强的酚类化合物,分光光度法有时准确度更高,因此,在实际操作中,可将两种分析方法结合使用。

在水中挥发性酚的测定方法中,溴化容量法和分光光度法只能检测水中酚的总量,后两种方法则不适于现场的水质快速测定,因此发展操作简单、具有较高灵敏度和选择性、经济适用、快速的自动检测技术具有重要的现实意义。

流动注射分析是近年来发展起来的一种较成熟的分析技术,可结合国家标准方法 4-氨基安替比林法进行水中挥发性酚的分析测定。样品注入连续流动的载液流,与磷酸混合后,在线蒸馏,馏出物与 4-氨基安替比和铁氰化钾反应,形成黄色的浓缩物,比色测定。该方法具有分析速度快、操作简单、可在线完成水样的蒸馏、显色和检测等特点。此外,流动注射分析也可结合荧光分光光度法、高效液相色谱法进行水中酚类化合物的测定。

连续流动分析类似于流动注射分析,也可结合 4-氨基安替比林光度法用于水中酚类化合物的在线快速测定。检测原理是,在酸性条件下将水样进行在线蒸馏,在蠕动泵推动下馏出样与各种试剂进入分析模块,在密闭的流路系统中混合并反应,显色完全后进入流动检测池进行光度检测,操作简单、快速、自动化程度高,适用于水中酚的常规分析。

此外,生物传感器由于其高选择性的独特优势,也被应用于酚类化合物的测定,具有分析速度快、准确度高、操作简单、成本低等特点。用于酚类化合物分析的酶传感器主要有两种,一种基于酚氧化酶,另一种基于苯醌还原酶,电极用这两类酶修饰后,可以用来定量测定酚类化合物的含量。

1. 4-氨基安替比林分光光度法　在 pH10.0 ± 0.2 介质中,在铁氰化钾存在下,酚类化合物与 4-氨基安替比林反应生成橙红色的安替比林染料,直接比色或经三氯甲烷萃取后比色定量。反应式为:

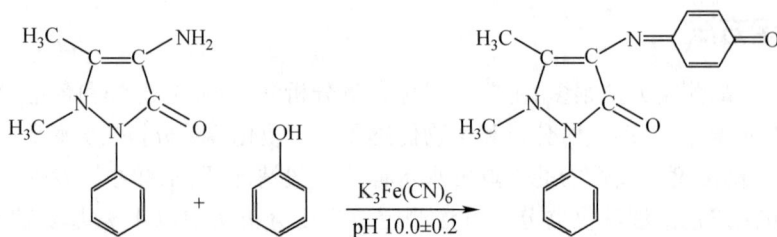

用蒸馏法使挥发性酚类化合物从水样中分离出来,并与干扰物质和固定剂分离。量取 250ml 水样,置于 500ml 全玻璃蒸馏器中,加入 25ml 无酚水和数粒玻璃珠,以甲基橙为指示剂,用磷酸溶液调 pH,使水样显示橙红色。加热蒸馏,收集 250ml 馏出液。

蒸馏过程中,应注意观察水样颜色变化,若甲基橙红色褪去,应在蒸馏结束水样放冷后补加一滴甲基橙指示液,若残液不变为橙红色,说明磷酸加入量不够,应重新取样,增加磷酸加入量,进行蒸馏。

由于橡胶中含有酚类,蒸馏时不得使用橡胶塞,不得用橡胶管连接蒸馏瓶和冷凝器,以防对测定产生干扰。

根据水样的不同,可选择不同的比色方法。地表水、地下水和饮用水中挥发性酚类含量较低,宜采用萃取分光光度法测定;酚类含量较高的工业废水和生活污水,宜采用直接分光光度法测定。对于挥发性酚含量高于标准测定上限的水样,可适当稀释后进行测定。

(1)直接分光光度法:吸取 50ml 馏出液于 50ml 具塞比色管中,加入 0.5ml 氨-氯化铵缓冲液(pH = 10.7),摇匀。加入 1.0ml 4-氨基安替比林溶液 1.5ml,混匀,加入 1.0ml 铁氰化钾溶液,充分混匀,密塞,放置 10 分钟后,用 2cm 光程比色皿,以无酚水为参比,在 30 分钟内测定溶液在 510nm 处的吸光度值,标准曲线法定量。本法检出限为 0.01mg/L,测定范围为 0.04 ~ 2.5mg/L。

(2)萃取分光光度法:将全部馏出液 250ml 转入 500ml 分液漏斗中,加入 2.0ml 氨-氯化铵缓冲液(pH = 10.7),混匀。再加 1.5ml 4-氨基安替比林溶液,混匀,再加入 1.5ml 铁氰化钾溶液,充分混匀,密塞,放置 10 分钟。加入 10.0ml 三氯甲烷,密塞,振摇 2 分钟,静置分层后,将三氯甲烷层通过干脱脂棉团或滤纸过滤,弃去最初滤出的萃取液,将余下的三氯甲烷层直接放入 3cm 比色皿中,以三氯甲烷为参比,测量三氯甲烷层 460nm 处的吸光度值。空白试验应与试样同时测定:用纯水代替试样,预处理后按同样步骤测其吸光度值。本法检出限为 0.0003mg/L,测定范围为 0.001 ~ 0.04mg/L。

测定时需要注意:①橙红色的安替比林染料在水溶液中能稳定 30 分钟,而在三氯甲烷中可稳定 4 小时;②各种试剂的加入顺序不得更改。首先加入缓冲溶液,使溶液呈碱性,防止 4-氨基安替比林分解,再加入 4-氨基安替比林与酚缩合,最后加入铁氰化钾将缩合产物氧化成醌式结构的红色安替比林染料。若在加缓冲液前加入 4-氨基安替比林可发生试剂缩合;若在加 4-氨基安替比林前加铁氰化钾,则酚被氧化成醌;若缓冲液最后加入,则 4-氨基安替比林可被铁氰化钾氧化生成安替比林红,致使实验失败;③严格控制显色液的 pH 在碱性范围。酚与 4-氨基安替比林在 pH8.0 ~ 10.0 范围内均可显色,但在此 pH 条件下,苯胺、甲苯胺和乙酰苯胺等芳香胺对本法有干扰,而在 pH10.0 ± 0.2 范围内时,芳香胺的影响可降至最低;④4- 氨基安替比林的质量直接影响空白试验的吸光度值和测定结果的精密度,必要时应预先提纯。

水样中若存在氧化剂、还原剂、石油、苯胺类化合物等均会干扰酚的测定。干扰的消除方法分别是:①当水样中含有氧化剂(如余氯等)时,可使酚氧化为醌,在酸性条件下,还可将碘化钾氧化为碘,影响测定结果。可用淀粉-碘化钾试纸检查水样中是否含有氧化性物质,若存在氧化剂,采样后立即加入适量的硫酸亚铁或亚砷酸钠等还原剂,以消除其干扰;②当水样中含有 S^{2-}、SO_3^{2-} 和 $S_2O_3^{2-}$ 等还原性物质时,会与铁氰化钾反应而影响测定结果,故在加入磷酸调节 pH 后,应充分搅拌曝气,使硫化氢和二氧化硫挥发除去;③石油类物质中常含有酚,并可使蒸馏液浑浊,因此应在蒸馏前以氢氧化钠溶液调水样 pH > 11,将酚转变为钠盐后,再用有机溶剂(如四氯化碳、乙醚等)提取除去石油。在水浴上加热挥发掉残存的有机溶剂后,再测定;④含苯胺类物质时,可将水样酸化(pH < 0.5)后,通过预蒸馏水样去除苯胺类物质。

2. 溴化容量法 水中酚与溴反应生成三溴酚,并进一步生成溴代三溴酚,碘化钾与剩余的溴作用,释放出游离碘,同时与溴代三溴酚反应生成三溴酚和游离碘,用硫代硫酸钠标准溶液滴定释放出来的游离碘,根据硫代硫酸钠标准溶液的浓度和用量,计算出水样中挥发性酚的含量(mg/L)。反应式为:

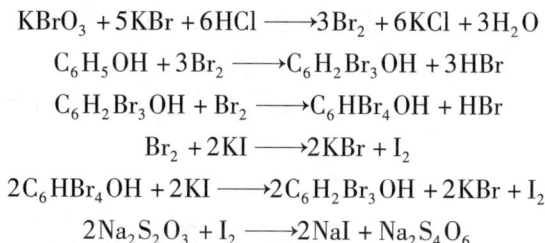

$$KBrO_3 + 5KBr + 6HCl \longrightarrow 3Br_2 + 6KCl + 3H_2O$$
$$C_6H_5OH + 3Br_2 \longrightarrow C_6H_2Br_3OH + 3HBr$$
$$C_6H_2Br_3OH + Br_2 \longrightarrow C_6HBr_4OH + HBr$$
$$Br_2 + 2KI \longrightarrow 2KBr + I_2$$
$$2C_6HBr_4OH + 2KI \longrightarrow 2C_6H_2Br_3OH + 2KBr + I_2$$
$$2Na_2S_2O_3 + I_2 \longrightarrow 2NaI + Na_2S_4O_6$$

水样测定前要用蒸馏法使挥发性酚类化合物从水样中蒸馏出来,并与干扰物质和固定剂分离。操作步骤与4- 氨基安替比林分光光度法测定挥发性酚的样品处理相同。

测定样品时,移取 100ml 水样馏出液于 250ml 碘量瓶中,加入 5ml 盐酸,用 5ml 滴定管滴加溴酸钾-溴化钾溶液 3.0ml,此时试样呈亮黄色(若试样无色或呈淡黄色,需将样品稀释后重新测定)。盖上瓶塞,混匀后室温静置 15 分钟,加入 1g 碘化钾,盖严瓶塞,摇匀后于暗处放置 5 分钟。用硫代硫酸钠标准溶液滴定。同时用 100ml 纯水做空白试验。

本法适用于含高浓度挥发性酚水样如工业废水中挥发酚的测定,方法检出限为 0.1mg/L,测定范围为 0.4 ~ 45.0mg/L。

该方法测定溴需要注意:①酚的溴化所需的溴,由 KBrO₃- KBr 溶液在酸性条件下即时产生。与直接使用溴水相比,KBrO₃- KBr 溶液无挥发性,可以准确量取,反应活性高;②样品测定时须严格控制实验条件。酚与溴作用时间的长短、溴的过量程度以及溴化温度等对测定结果均有影响,因此必须严格控制相应的实验条件;③不同种类的酚在相同实验条件下的溴化量不同,因此结果只能以相对的苯酚量来表示。

本法的主要干扰物质有氧化剂、还原剂、石油、苯胺类化合物、氰化物等。消除方法有:①氧化剂、还原剂、石油、苯胺类化合物的消除同 4- 氨基安替比林法;②氰化物的消除。氰化物在蒸馏时可同时和酚一起蒸出而进入蒸馏液,测定时可与溴反应生成溴化氰,使测定结果偏高。消除方法:向水样中加入多硫化铵,使氰化氢生成无挥发性的硫氰酸,再加入碳酸铅粉末直至不再形成黑色硫化铅为止,滤去沉淀,除去过量的多硫化铵,然后将水样蒸馏。由于硫氰酸不挥发,蒸馏时被留在蒸馏瓶内。

3. 液液萃取/气相色谱法 在酸性条件下(pH < 2),用二氯甲烷/乙酸乙酯混合溶剂萃取水样中的酚类化合物,萃取液浓缩后,采用气相色谱毛细管色谱柱分离,用氢火焰检测器检测,可得到不同酚的色谱峰,以色谱保留时间定性,外标法定量。

(1)试样的制备:地表水和地下水样品采样后,加入适量(1 + 3)盐酸溶液将水样调节至 pH < 2,摇匀水样后,量取适量水样倒入分液漏斗中,加入氯化钠固体,振摇溶解后,加入二氯甲烷/乙酸乙酯混合溶剂,振摇萃取 5 ~ 10 分钟,静置 10 分钟以上,收集有机相。重复萃取 1 ~ 2 次,合并有机相。有机相用无水硫酸钠脱水,并用适量二氯甲烷/乙酸乙酯混合溶剂洗涤无水硫酸钠,收集有机相萃取液。

对地表水和地下水样品,经上述萃取步骤后所得的有机相萃取液可直接用于进一步的分析,而对生活污水和工业废水样,经上述萃取后需进行净化处理。将上述萃取液在 45℃以下浓缩至约 1.0ml,用二氯甲烷/正己烷混合溶剂稀释至 20ml,倒入 250ml 分液漏斗,加入 50ml 事先用氢氧化钠溶液调节至 pH > 12 的碱性水溶液。振摇 3 ~ 5 分钟,静置 10 分钟以上。转移水相至 250ml 锥形瓶。重复反萃取有机相 1 次,合并水相,此时酚类化合物在水相中。净化处理后的水相,依照前面的萃取步骤进行萃取,收集有机相萃取液。

(2)浓缩:将脱水干燥后的萃取液转移至浓缩瓶,在 45℃以下浓缩至 0.5 ~ 1.0ml,加入二氯甲烷/乙酸乙酯混合溶剂 3.0ml,再浓缩定容至 1.0ml。若水样中酚类浓度较高,可不经浓缩直接进样或稀释后进样。

(3)空白试样的制备:用实验用水代替实际样品,按与试样的制备相同步骤制备空白试样。

水样中 13 种酚类化合物测定的色谱参考条件如下:

程序升温:50℃(保持 5 分钟) $\xrightarrow{6℃/min}$ 150℃ $\xrightarrow{20℃/min}$ 280℃ $\xrightarrow{30℃/min}$ 300℃(保持 2 分钟);进样口温度:250℃;FID 检测器温度:300℃;载气流速:1.5ml/min;氢气流量:40.0ml/min;空气流量:450.0ml/min;尾吹气流量:30.0ml/min;进样方式:不分流进样,进样 1.0 分钟后吹扫,吹扫气流量 30.0ml/min;进样量:1.0μl。13 种酚类化合物的参考标准色谱图见图 6-2。

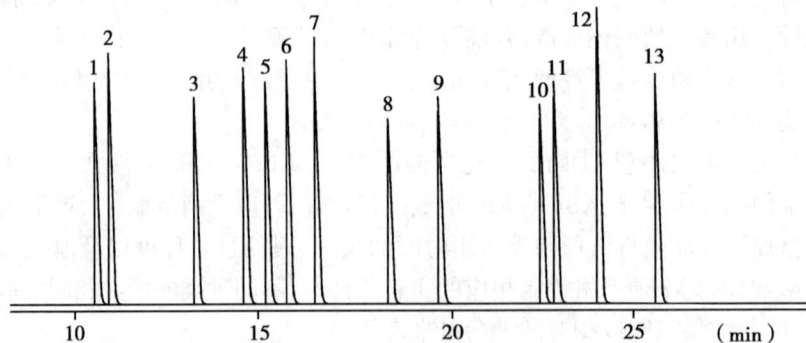

图 6-2 酚类化合物气相色谱图

1. 苯酚、2. 2-氯酚、3. 3-甲酚、4. 2-硝基酚、5. 2,4-二甲酚、6. 2,4-二氯酚、7. 4-氯酚、8. 4-氯-3-甲酚、9. 2,4,6-三氯酚、10. 2,4-二硝基酚、11. 4-硝基酚、12. 2-甲基-4,6-二硝基酚、13. 五氯酚

该方法适用于地表水、地下水、生活污水和工业废水中上述 13 种酚类化合物的测定。当取样体积为 500ml 时,13 种酚类化合物的方法检出限和测定下限见表6-6。

表6-6　方法检出限及测定下限

化合物	检出限（μg/L）	测定下限（μg/L）	化合物	检出限（μg/L）	测定下限（μg/L）
苯酚	0.5	2.0	2,4,6-三氯酚	1.2	4.8
3-甲酚	0.5	2.0	五氯酚	1.1	4.4
2,4-二甲酚	0.7	2.8	2-硝基酚	1.1	4.4
2-氯酚	1.1	4.4	4-硝基酚	1.2	4.8
4-氯酚	1.4	5.6	2,4-二硝基酚	3.4	13.6
4-氯-3-甲酚	0.7	2.8	2,4-二氯酚	1.1	4.4
2-甲基-4,6-二硝基酚	3.1	12.4			

水样中可能有其他有机物干扰测定,可通过碱性水溶液反萃取净化,也可通过改变色谱条件,双柱定性或质谱进一步确认。

第六节　阴离子表面活性剂

一、概述

表面活性剂(surfactant)是一种能降低水和其他溶液体系表(界)面张力的物质,具有固定的亲水亲油基团,在溶液的表面能定向排列。降低表面张力这一性质即是表面活性。表面活性剂分子结构中,能降低溶液表面张力的部分称为活性部分。根据活性部分所处的状态可将表面活性剂分为四类:活性部分是阴离子或阳离子的分别称为阴离子或阳离子表面活性剂,活性部分呈离子状态且既带正电又带负电荷的称为两性表面活性剂,活性部分呈分子状态的称为非离子表面活性剂。

由于表面活性剂特殊的理化性质,常作为乳化剂、润湿剂、防锈剂、柔软剂、洗涤剂、化妆品添加剂等广泛应用于工业、农业、国防及生活用品等方面。目前我国生产的表面活性剂主要是日用洗涤剂,其组分多数为阴离子型和非离子型表面活性剂,其中阴离子表面活性剂(anionic surfactant,AS)因其在性质、性能和价格等方面的优势,应用最为广泛,占表面活性剂总产量的 40% 以上。阴离子表面活性剂又分为羧酸盐型、磺酸盐型、硫酸盐(酯)型和磷酸盐(酯)型,其中产量最大、应用最广的是磺酸盐型,其次是硫酸盐型。

水体中表面活性剂主要来源于生产和使用过程的污染,如洗涤剂生产工厂的废水、酒店宾馆污水以及家庭生活污水中均含有阴离子表面活性剂,纺织、洗涤、化工等行业也产生大量含表面活性剂的废水。

当水体受到表面活性剂的污染,水体会产生泡沫、乳化和微粒悬浮等现象,对氧气的交换有隔绝作用。表面活性剂在微生物作用下可发生降解,由于常伴有磷酸盐的存在,易出现水体富营养化而引起微生物大量繁殖,溶解氧下降。当表面活性剂浓度较高时,导致水质恶化,影响水生生物的生存。

普通合成洗涤剂的主要活性成分是阴离子表面活性剂,其中使用最广泛的是直链烷基苯磺酸钠(linear alklybezene sulfonates,LAS),烷基碳链在 $C_{10}\sim C_{13}$ 之间,平均碳数为12,平均分子量为344.4。直链的烷基苯磺酸不易被氧化和生物分解,污染的情况更为严重,因而阴离子表面活性剂为当前水污染的重要指标之一。我国《生活饮用水卫生标准》(GB 5479—2006)规定饮用水中阴离子表面活性剂不得超过 0.3mg/L,《地表水环境质量标准》(GB3838—2002)规定Ⅰ~Ⅲ类水中阴离子表面活性剂浓度不得超过 0.2mg/L,Ⅳ~Ⅴ类水不得超过 0.3mg/L。

二、样品的采集和保存

采集测定表面活性剂的水样时,应使用洁净的玻璃瓶(使用前用甲醇清洗)。视样品的清洁程度决定是否需要过滤,滤器可选用慢速定量滤纸或 $0.45\mu m$ 滤膜。当浓度 <1mg/L 时,表面活性剂在容器壁上吸附较为严重。为消除吸附误差,需用水样清洗容器 2~3 次。此外,由于表面泡沫层的表面活性剂浓度远高于与之相接的水层,所以一般不采集表面水样,必要时可设法将泡沫消除后再采样,以保证采集的水样具有代表性。为防止微量的表面活性剂被水中微生物分解,采样后应立即测定;若不能及时测定,可于4℃保存样品,但一般不得超过 24 小时。若样品保存时间超过 24 小时,则应采取保护措施。按 1% 体积比加入40% 甲醛溶液,样品可保存 4 天;用三氯甲烷饱和水样,保存期为 8 天。

三、测定方法

阴离子表面活性剂的测定方法有红外法、分光光度法、电位滴定法、离子选择性电极法、色谱法、磁共振法等。早期的阴离子表面活性剂测定方法为红外分光光度法,该法具有较好的选择性,但费时且样品用量大。目前国家标准方法为分光光度法,该法的原理是将阳离子显色剂与阴离子表面活性剂发生缔合反应而呈色,然后进行测定。按照操作方式的不同,将分光光度法分成两种,一种是直接测定缔合物的吸光度,另一种是将缔合物萃取至有机相进行测定。直接测定法无须萃取,操作简便,但因缔合物的水溶性降低易造成吸光度的不稳定;萃取法共存离子干扰相对较小,灵敏度高,吸光度稳定,但须采用三氯甲烷、甲苯等有毒有机溶剂进行萃取。萃取测定法中,常用的方法为亚甲蓝分光光度法和二氮杂菲分光光度法。这两种方法均采用 LAS 为标准物,测得的阴离子表面活性剂含量为以 LAS 为对照的相对值。

近年来,各种色谱法在水中阴离子表面活性剂的测定中得到一定的应用,其中以高效液相色谱法的应用最为普遍。

高效液相色谱法可以直接分离水中各种表面活性剂,具有水样处理简单、回收率高的优点,同时还可分离和测定水样中阴离子表面活性剂的烷基同系物,计算出相对分子质量分布,在鉴定各种表面活性剂结构方面的应用十分普遍。常用的方法有液-固吸附色谱、离子交换色谱和高效液相色谱-质谱联用。液-固吸附色谱适合分离官能团不同的分子,基于此可分离检测出不同类型的阴离子表面活性剂;离子交换色谱中的离子交换树脂可以保留离子性物质而不能保留非离子性物质,因此常用于分离非离子型表面活性剂和离子型表面活性剂;高效液相色谱-质谱联用结合了色谱的分离能力和质谱的定性能力,除了可以分离并测定各种表面活性剂外,还可以提供相对分子质量和分子结构的信息。

近年来阴离子表面活性剂的种类日益增多,利用高效液相色谱法分析的成本也随之升高,使其在阴离子表面活性剂测定方面的应用受到一定的限制。

1. 亚甲蓝分光光度法　阳离子染料亚甲蓝与阴离子表面活性剂作用,生成易被有机溶剂萃取的蓝色化合物,统称为亚甲蓝活性物质(MBAS)。未反应的亚甲蓝仍留在水溶液中。生成的蓝色化合物经三氯甲烷萃取后,在650nm波长处测定有机相的吸光度值,与标准比较可求出水中阴离子表面活性剂的浓度。

测定时吸取100ml水样或稀释水样于分液漏斗中,以酚酞作指示剂,逐滴加入1.0mol/L氢氧化钠溶液,使水样呈桃红色,然后滴加0.5mol/L硫酸溶液,使桃红色刚好褪去。加入25ml亚甲蓝溶液,摇匀后加入10ml三氯甲烷进行萃取,重复萃取3次,合并三氯甲烷层,用50ml酸性磷酸二氢钠溶液洗涤三氯甲烷,玻璃棉或脱脂棉脱水后将三氯甲烷放于50ml容量瓶中,再用三氯甲烷萃取洗涤液2次,所得三氯甲烷并入容量瓶中,加三氯甲烷至刻度。以三氯甲烷为参比,于650nm波长处测量吸光度。标准溶液与水样平行操作,同时用100ml纯水进行空白试验,标准曲线法定量。

该方法是测定水中阴离子表面活性剂的标准方法,适用于饮用水、地表水、生活污水及工业废水中低浓度阴离子表面活性剂的测定。在实验条件下,主要被测物为直链烷基苯磺酸钠、烷基磺酸钠和脂肪醇硫酸钠。当采用1cm光程比色皿时,该法最低检出浓度为0.05mg/L,检测上限为2.0mg/L。本法对河水、井水和自来水等样品测定的回收率为100%~105%,相对标准偏差为0.6%~1.6%。

能与亚甲蓝或阴离子表面活性剂反应的物质对本法均有干扰。

(1)酚、有机硫酸盐、磺酸盐、羧酸盐以及大量氯化物、硝酸盐、氰酸盐、硫氰酸盐等均可与亚甲蓝作用,生成可溶于三氯甲烷的蓝色络合物,使结果偏高。通过反复洗涤,可消除大部分正干扰物(有机硫酸盐、磺酸盐除外),其中氯化物和硝酸盐的干扰大部分可被去除。对经反复洗涤仍未能除去的主要正干扰物质,可用气提萃取法将阴离子表面活性剂转移到有机相而消除。

(2)未经处理或经一级处理的废污水中的硫化物可与亚甲蓝反应,生成无色的还原物,消耗亚甲蓝试剂,使结果偏低。可将试样调至碱性后加入适量30%的过氧化氢,以消除硫化物的干扰。

(3)浑浊水样可因含有较多的悬浮物而吸附亚甲蓝,产生乳化层,负干扰严重,可将水样预先经中速定性滤纸过滤或经0.45μm滤膜抽滤以除去悬浮物(吸附在悬浮物上的表面活性剂不计在内),其效果优于异丙醇破乳法。

(4)季铵盐等阳离子物质可与阴离子表面活性剂作用,生成稳定的络合物,使结果偏低,可采用阳离子交换树脂去除。

(5)生活污水及工业废水中的一般成分,如低浓度的尿素、氨、硝酸盐以及防腐用的甲醛和氯化汞对本法不产生干扰。

需要注意的是:①若水样中MBAS浓度超过2mg/L,则适当稀释待测水样后测定;②酸性磷酸二氢钠洗涤液由6.8ml浓硫酸和50g磷酸二氢钠溶于1000ml纯水组成;③三氯甲烷的空白值严重影响测定结果,使用前应先测其空白,空白值应<0.02mg/L。测定标准曲线与水样时应注意所使用的三氯甲烷、亚甲蓝和洗涤液应为同一批号。在萃取水样时,若两相界面处有深蓝色絮状物生成,应注意不能放入待测液中;④分液漏斗的活塞不得用油脂润滑,使用前可用三氯甲烷润湿;⑤所有容器不得用洗衣粉和其他洗涤剂洗涤,如有必要,可用

热水-甲醇-室温水清洗,也可用丙酮洗涤,但不宜用强酸,否则可增加缔合物在器壁上的吸附。比色皿可用乙醇浸泡,洗涤;⑥每次测定后,用三氯甲烷清洗比色皿。

2. 二氮杂菲萃取分光光度法 水中阴离子表面活性剂与Ferroin(Fe^{2+}与二氮杂菲形成的配合物)反应,形成离子缔合物,可被三氯甲烷萃取,于510nm下测定三氯甲烷层的吸光度,与标准比较定量,可求得水中阴离子表面活性剂的浓度。

吸取100ml水样于分液漏斗中,依次加入2.0ml二氮杂菲溶液、10.0ml乙酸铵缓冲液、1.0ml盐酸羟胺-亚铁溶液及10.0ml三氯甲烷(每加入一种试剂均需摇匀),振摇萃取2分钟,脱脂棉脱水后分出三氯甲烷层,用3cm光程比色皿,以三氯甲烷为参比,于510nm波长处测量吸光度值。标准溶液与水样平行操作。同时用100ml纯水进行空白试验,标准曲线法定量。

该方法适用于生活饮用水及其水源水中阴离子表面活性剂的测定,是我国《生活饮用水卫生标准》中的标准方法。方法的最低检测质量为2.5μg,最低检测质量浓度为0.025mg/L(以十二烷基苯磺酸钠计)。本法对河水、井水和自来水等样品测定的回收率和相对标准偏差分别为92%~110%和0.4%~13%。生活饮用水及其水源水中常见的共存物质(mg/L)如:NO_3^-(400)、SO_4^{2-}(100)、Mg^{2+}(70)、NO_2^-(17)、PO_4^{3-}(10)、F^-(7)、SCN^-(5)、Cl_2(1)、Cu^{2+}(0.1)对本法无干扰。阳离子表面活性剂与阴离子表面活性剂作用生成稳定的络合物,产生严重负干扰。

3. 碳吸附-红外分光光度法 将水样以适当流速用碳吸附管过滤,水样中的阴离子表面活性剂被吸附于活性炭上。将各段活性炭转入不同的回流瓶中,分别用苯-乙醇溶液和甲醇(两次)回流提取,合并提取液,于水浴上加热蒸发,最后将各段活性炭的提取液合并于一个烧杯中,加热蒸干。用水溶解残渣,加盐酸酸化,回流1小时后再蒸干。用水溶解,并以氢氧化钠调节至pH8~9,用石油醚提取以除去其他共存的有机物。水相用硫酸中和至微酸性后,加入pH6.8的磷酸盐缓冲溶液,再用0.1% 1-甲基庚胺-三氯甲烷液提取3次,合并有机相,并于蒸汽浴上加热至干,继续加热以除去过量的胺。残渣用CS_2溶解,再于红外分光光度计上测定9.6μm及9.9μm波长处的吸光度,则可计算出对应的阴离子表面活性剂含量。

本法经多次提取后,可消除多数干扰物的影响,在纯化时可除去有机硫酸盐表面活性剂,并可区分烷基苯磺酸盐和其他烷基磺酸盐。但操作步骤多,费时,且红外分光光度计在普通实验室难以推广。

4. 流动注射分析法 将一定体积的水样注射到一个流动的连续载流中,样品中的阴离子表面活性剂与碱性亚甲蓝在分析模块中按既定的顺序和比例混合并反应生成化合物,该化合物被萃取到有机相中并由相分离器分离,通过测定650nm处的吸光度实现定量测定。在此基础上的连续流动分析方法,自动化程度更高,可实现全部自动控制。

四、标准品的选择

阴离子表面活性剂测定面临的主要问题是标准品的选择。过去生产的洗涤剂大多为直链烷基苯磺酸盐型,起泡能力较高,习惯上称这类洗涤剂为高泡型洗涤剂。我国卫生标准也是根据直链烷基苯磺酸盐产生泡沫的剂量而制定的,因而监测方法的建立也是以直链烷基苯磺酸盐为基础。但近年来大量使用的洗涤剂很多属于侧链烷基苯磺酸盐型洗涤剂,发泡能力较差,属低泡型洗涤剂。现行的卫生标准和监测方法显然与实际情况不甚符合,干扰因素较多,测定结果中往往包含有其他物质,选择性较差,因此有必要进一步研究更为适宜的卫生标准和监测方法。

第七节　石　　油

一、概述

石油(petroleum)是一种烃类和非烃类的复杂混合物,其中烃类占95%～99%,其他为含氧、氮、硫、金属等化合物。石油中的烃类主要为烷烃和环烷烃,也有少量芳香烃。刚开采出的石油习惯上称为原油,多呈黑色或深棕色,是一种具有特殊气味的黏稠液体,经蒸馏或裂解等加工提炼过程,可制成汽油、煤油、柴油、液化石油气、润滑油、石蜡和沥青等产品,也是许多化学工业产品如化肥、杀虫剂、塑料、清洁剂、各种溶剂等的原料。

石油是当今世界最主要的能源之一,素有"经济命脉"、"经济血液"之称。随着工业发展,石油的开采与炼制、石油化工产品的制造、运输、储存与应用日益增长,同时,因原油及各种石油制品进入环境而造成的石油污染也成为全球环境污染中的重大问题。通常所指的石油污染多指烃类物质的污染,主要发生在海洋。近50年来,全球范围内因油井井喷、油轮失事以及战争造成的严重溢油事故时有发生,给海洋及周边生态环境带来极大危害。

此外,加油站泄漏也是石油类物质的污染来源之一。随着全球经济的快速发展,机动车保有量迅速增加,加油站已经成为民众生活中不可或缺的一部分。但部分早期建设的加油站,因地下储油罐、输油管老化发生渗漏事故,对地下水造成严重污染。

由于石油的比重多比水小,进入水环境的石油多漂浮于水面,形成很薄的一层油膜,随同水流一起迁移。受多种因素的影响,石油进入水体后发生一系列复杂的迁移转化过程,主要包括以下几个方面:①扩散:石油或含油废液进入水体后立即发生扩散,在水表面形成大面积油膜,其扩散速度既取决于石油的种类和性质,又受气象和水文因素的影响;②挥发与溶解:在水表层形成的油膜与空气和水充分接触,石油中的易挥发组分则迅速挥发到空气中,而极性组分则溶解于水。蒸发的速度与气象因素有关,溶解过程主要受控于石油的组成和性质;③乳化:进入水体的石油在各种因素引起的搅动作用下被乳化,形成油包水或水包油的细微颗粒。油包水颗粒在水层中很稳定,可在水中漂浮数月而不破裂,而水包油颗粒则不稳定,很容易消失;④光化学氧化:石油中的烃类在日光照射下发生光化学反应,生成自由基和单重态氧,与石油中的多种化合物反应,最后生成过氧化物、酸、酯、酚、醇等含氧化合物;⑤微生物降解:与化学氧化相比,石油在水体扩散后很容易被微生物降解,降解速度与油的种类和数量、微生物的种类和数量以及各种环境因素等有关;⑥生物吸收:溶解的石油可被浮游生物和藻类直接从海水中吸收,而石油颗粒可被海洋动物以吞服、呼吸、饮水等途径带入体内或直接吸附在动物体表;⑦沉积:石油的沉积包括两方面,一是石油烃中较重的组分被氧化成致密颗粒而沉降,而较轻的组分则被挥发和溶解,二是溶解于水中的石油组分被水中共存的悬浮物吸附而沉降于水体底部;⑧聚集:在变质、氧化、移动和扩散等众多因素的作用下,水中的油可聚集成沥青块,浮在水中,随水漂流。

石油污染具有量大、面广、周期长的特点。石油对环境的污染可分为三个方面:①油气挥发污染大气环境;②地下输油管道和储油罐渗漏污染土壤和地下水源;③进入水体后的石油,可造成一系列危害:漂浮于水体表面的石油薄膜,隔绝空气与水的氧气交换,但石油的氧化需大量消耗水中的溶解氧,从而导致大面积水域缺氧,危害水生生物的生存并使水质恶化;进入水体的石油,经过一系列的复杂变化后,沉降至水体底部,污染沉积物,在一定条件下沉积物中的石油类物质又可对水体造成二次污染;石油污染可影响食用水生生物的使用价值,进而危害人类健康,严重时可危害水生生物的生存,甚至造成一些抗性弱的物种灭绝。因此,石油检测已成为水质理化检验中一项重要的监测项目。中国《生活饮用水卫生标准》(GB5749—2006)规定饮用水中石油浓度不得超过 0.3mg/L;《地表水环境质量标准》(GB 3838—2002)规定 Ⅰ~Ⅲ类水中石油浓度不得超过 0.05mg/L,Ⅳ~Ⅴ类水不得超过 0.5mg/L 和 1.0mg/L;《渔业水质标准》(GB 11607—89)规定石油类浓度不得超过 0.05mg/L。

测定水体中的石油应注意避免动植物油类(animal and vegetable oils)的干扰,动植物油类的主要污染源为生活污水、油脂生产、皮革制造与加工等。中国环境保护标准《水质 石油类和动植物油类的测定》(HJ 637—2012)规定了石油与动植物油的区别:石油类物质可被四氯化碳萃取,但不被硅酸镁吸附,在波数 2930cm^{-1}、2960cm^{-1}、3030cm^{-1} 全部或部分谱带有特征吸收,而动、植物油类是可被四氯化碳萃取并被硅酸镁吸附的物质。因此,测定时可将水样中的油类物质经四氯化碳萃取后,测定总油,然后将萃取液用硅酸镁吸附除去动植物油类等极性物质后,测定石油类。

二、样品采集和保存

测定石油的水样需用玻璃材质容器,必须单独采样,全部用于测定,不能在实验室中再分样,并且采样瓶不能用采集的水样冲洗。油在水中以两种状态存在,一种是漂浮在水面的游离状态油,另一种是在水面下的乳化状态油,通常因微粒大小和比重不同而分层存在,从表面向下形成浓度梯度。测定水体中包括油膜的油含量时,应一并采集水面上的油膜样品,同时测量油膜厚度和覆盖面积。当仅测定水中乳化状态油和溶解性油时,采样前先破坏可能存在的油膜,用直立式采水器把玻璃材质容器安装在采水器的支架中,将其放到 300mm 深度,边采水边向上提升,在到达水面时剩余适当空间。当需要报告一段时间内油类物质的平均浓度时,应在规定的时间间隔分别采样而后分别测定。水样采集后要加入盐酸酸化,使 pH≤2.0,并应尽快分析,若不能在 24 小时内测定,应在 2~5℃冷藏,3 天内测定。

三、测定方法

测定水体中石油的方法较多,有重量法、荧光法、紫外分光光度法、红外光度法和气相色谱法等,中国环境保护标准《水质 石油类和动植物油类的测定》和中国国家标准《生活饮用水标准检验方法》分别红外分光光度法和非分散红外法为水质石油类测定的标准方法。

重量法是常用于污染源的分析方法,它的优点是不需要特殊的仪器与试剂,测定结果重复性好、准确度高,且方法不受油品的限制,但操作复杂,灵敏度低(只适用于测定 10mg/L 以上的含油水样),分析时间长,需要耗费大量的石油醚,且水中的挥发油类会有部分损失。

紫外分光光度法操作简单,灵敏度与精确度较高,测定结果与红外光度法接近,适用于生活饮用水及其水源水中石油含量测定,缺点是标准油的获取比较困难,数据可比性差,不能统一配制标准物质进行测定。

荧光法(荧光光度法、荧光分光光度法)是最灵敏的石油测定方法,但当油品组分中芳香烃的数目不同时,所产生的荧光强度差别很大。

红外分光光度法与非分散红外光度是目前石油测定最为准确可靠的方法,两者的区别在于仪器的原理不同和测定的波长不同,红外分光光度法使用的是三波长(波数)测定法,通过计算联立方程得到结果,而非分散红外光度法是使用一个包含上述三个波长的窄带红外滤光片,测定石油样品在某一波长(波数)下的吸收,与标准油对照后计算油的含量。

1. 重量法　水样经石油醚萃取后,蒸发去除石油醚,称量,计算水中石油的含量。该法测定的结果为水中可被石油醚萃取物质的总量。

将水样倾入 1000ml 分液漏斗中,记录水样体积,加入 5ml 硫酸,摇匀放置 15 分钟。如采样瓶壁上沾有石油,应先用石油醚洗涤采样瓶,将石油醚并入分液漏斗中。每次用 20ml 石油醚,振摇萃取 5 分钟,连续萃取 2~3 次,每次用 20ml 氯化钠饱和溶液洗涤石油醚萃取液 2~3 次,弃去水样,合并石油醚萃取液于原分液漏斗中。然后将石油醚萃取液移入锥形瓶中,加入无水硫酸钠脱水,放置过夜。用预先以石油醚洗涤的滤纸过滤,收集滤液于经 70℃ 干燥至恒重的烧杯中,用少量石油醚依次洗涤锥形瓶、无水硫酸钠和滤纸,合并洗液于滤液中。将烧杯于 70℃ 水浴上蒸去石油醚。于 70℃ 恒温箱中干燥 1 小时,取出烧杯,置于干燥器内,冷却 30 分钟后称重。

水中含有磺化环烷酸盐类或环烷酸将干扰测定,可用硫酸酸化水样以消除干扰。

2. 紫外分光光度法　石油中所含的具有共轭体系的物质在紫外区(200~400nm)有特征吸收,通过测定一定波长的紫外吸收,与标准比较可求出样品中石油的含量。

将水样倾入分液漏斗中,每升水样加入 5ml(1+1)硫酸溶液和 20g 氯化钠,摇匀使溶解。用石油醚洗涤采样瓶,将洗涤液倒入分液漏斗中,充分振摇 3 分钟(注意放气),静置分层,收集石油醚萃取液于容量瓶中。另取 10ml 石油醚按上述步骤再萃取一次,合并萃取液于 25ml 容量瓶中,加石油醚至刻度,摇匀。用无水硫酸钠脱水。

取具塞比色管,分别加入石油标准溶液,用石油醚稀释至刻度,配成标准系列。于一定波长处(一般原油可选择 256nm),用 1cm 光程石英比色皿,以石油醚为参比,测量样品管和标准系列的吸光度。制作标准曲线并计算水样中石油的质量浓度。

若取 1000ml 水样测定,则该方法最低检测质量浓度为 0.005mg/L。

该方法测定时需要注意的是:①每次测量,包括样品萃取、标准液配制、参比溶剂均应使用同批石油醚;②应根据水样中油品的不同选择适合的测量波长。具有苯环的芳烃化合物主要吸收波长位于 250~260nm;含共轭双键的化合物主要吸收波长位于 215~230nm。不同油品具有不同的吸收特征:一般原油的两个吸收峰位于 225nm 和 256nm,其他油品如燃料油、润滑油的吸收峰与原油接近,部分油品仅一个吸收峰,经精炼的一些油品如汽油则无吸收,因此,在测量中应注意测量波长的选择,原油和重质油可选 256nm,轻质油可选 225nm;③石油是一种多组分的复杂混合物,无确定的化学成分,且随产地不同组成各异,有条件时最好从污染的水体中或从污染源中取得测定的标准物;④市售石油醚常含有芳香烃杂质,在紫外区有吸收从而干扰测定,因此使用前应于分光光度计上检查其纯度。在波长 255nm 处,以纯水为参比测定石油醚的透光率,若透光率 <85%,需进行脱芳处理:将 60~100 目的粗孔微球硅胶和 70~120 目的中性氧化铝于 150~160℃ 加热活化 4 小时,趁热装入直径 2.5cm、长 75cm 的玻璃柱中,硅胶高度为 60cm,上面覆盖 5cm 厚的氧化铝层,将石油醚通过此柱收集于试剂瓶中,检查合格后方可使用。

3. 荧光光度法　水中微量石油经二氯甲烷萃取后,萃取物中具有共轭体系的物质在紫外区有特征吸收,在紫外光激发下可发射荧光,荧光强度与石油含量成线性关系,可用荧光光度计或在紫外线灯下目视比较定量。

取不同体积石油标准溶液置于比色管中,加二氯甲烷至刻度,配成标准系列。

取水样或稀释水样置于分液漏斗中。对非中性水样可用稀磷酸或氢氧化钠调节水样pH 为中性。加入磷酸盐缓冲溶液、二氯甲烷,振摇萃取,静置分层,收集二氯甲烷萃取液于石英比色皿中。

将标准系列及样品依次置于荧光光度计中,激发光波长 365nm,测量荧光强度。绘制标准曲线,从曲线上查出石油的质量。若不具备荧光光度计,也可在紫外灯下目视比较荧光强度。

测定时需要注意的是:①测定前,使用硫酸奎宁标准溶液调节仪器荧光强度为 95% ,以校正荧光光度计;②如二氯甲烷中含荧光物质,可于每 500ml 溶液中加入活性炭数克,混匀,水浴上重蒸馏后使用;③由于不同石油产品的荧光强度不一,本法所用石油标准应取自污染水体的石油品种。或者可取污染源水,调节至 pH6~7,用二氯甲烷萃取,萃取液于 50℃ 水浴上蒸去溶剂,以萃取物配制标准溶液。

4. 荧光分光光度法　在 300~400nm 范围内,用荧光分光光度计扫描石油标准溶液,选择最大激发和发射波长。水样中石油经石油醚(或环己烷)萃取后,于特定波长下,测定发射荧光的强度进行定量。

将水样倒入分液漏斗中,加入(1+3)硫酸溶液酸化水样、适量氯化钠固体,用石油醚萃取 3 次,合并萃取液于比色管中,用石油醚稀释至刻度。

在选定的激发和发射波长下,将标准系列中浓度最高管的荧光强度调节为 95% 左右,依次测量各标准管和样品管的荧光强度。

本法最低检出质量为 0.0025mg。若取 250ml 水样测定,最低检测浓度为 0.01mg/L。本法适用于生活饮用水及其水源水中石油的测定。

该方法在紫外区有吸收的物质不一定能产生荧光,因此,与紫外法相比,荧光法测石油时的正干扰因素少,但可使石油荧光猝灭的物质以及对激发波长的紫外光有吸收的物质可能会产生负干扰。

5. 红外光度法　红外光度法是指根据油类物质中碳氢键(C-H)的伸缩振动在红外光谱区产生特征吸收从而测定油类的方法,根据具体测定原理的不同,红外光度法分为红外分光光度法和非分散红外光度法。其方法原理:①红外光度法。总油和石油类的含量均由波数分别为 2930cm^{-1}(-CH$_2$ 基团中 C-H 键的伸缩振动)、2960cm^{-1}(-CH$_3$ 基团中的 C-H 键的伸缩振动)和 3030cm^{-1}(芳香环中 C-H 键的伸缩振动)谱带处的吸光度进行计算,其差值为动植物油类浓度;②非分散红外光度法。利用油类物质的甲基(-CH$_3$)和亚甲基(-CH$_2$)在近红外区(2930cm^{-1} 或 3400nm)的特征吸收进行测定。

将水样倒入分液漏斗中,加入盐酸溶液酸化,用四氯化碳分次洗涤采样瓶后倒入分液漏斗中,加入氯化钠固体,摇匀使其溶解,振摇,静置分层。将萃取液经已放置无水硫酸钠的玻璃砂芯漏斗滤入容量瓶内。用四氯化碳重复萃取一次。取适量四氯化碳洗涤玻璃砂芯漏斗,洗涤液一并注入容量瓶,用四氯化碳定容。

若水样中石油和动植物油的含量较低,可采用絮凝富集萃取法,即在水样中加入硫酸铝溶液,搅匀后边搅拌边逐滴加入氢氧化钠溶液,生成絮状沉淀后沉降 30 分钟,弃去上层清液,加盐酸溶液溶解沉淀,用四氯化碳萃取。

将萃取液分成两份,一份直接用于测定总萃取物,另一份被硅酸镁吸附后,用于测定石油。

以四氯化碳做参比溶液,使用适当光程的比色皿,在红外分光光度计或非分散红外测油仪上测量吸收值,分别测量萃取液和硅酸镁吸附后滤出液的吸光度,并分别计算总萃取物和石油类的含量。

本法适用于地面水、地下水、生活污水和工业废水中石油类和动植物油的测定。当确定水中动植物油含量极低时,可将水样用四氯化碳萃取后直接测定石油类,适用于生活饮用水及其水源水中石油的测定。四氯化碳有毒,易挥发,操作时要谨慎小心,并在通风橱内进行。

该方法需要说明的是:①红外分光光度法采用三个分析波长、三个典型结构化合物来配制"标准油",对芳香烃含量不同的石油样品皆有较好的适应性,能够得到较为准确的分析结果。非分散红外光度法由于没有考虑到芳香烃化合物,待测样品与"标准油"的芳香烃含量差异可影响分析结果的准确性,即对不同组成的待测样品适应性较差,因此非分散红外光度法采用的标准油品应尽可能选用与污染源相同或相近的油品。当水样中含有大量芳烃及其衍生物时,须和红外分光光度法进行对比试验。②四氯化碳对各种有机物具有良好的溶解性,而有机物基本都有红外吸收,因此应注意检查四氯化碳的纯度。

四、石油标准品的选择

与特定的污染物不同,石油是由多种化合物组成的混合物,其组分因地域、污染源的不同而异,给测定时标准品的选择带来困难,在测定水体石油的各种方法中存在标准品选择比较混乱、没有统一标准的问题。《水和废水监测分析方法》第四版(增补版)推荐用污染源油作为紫外法和荧光法的标准油;在环境水质检测国家标准方法(GB/T 16488—1996)中,红外分光光度法中以正十六烷、姥鲛烷、甲苯或正十六烷、异辛烷、苯胺按一定比例配成的混合烃作为标准,非分散红外光度法中以污染源油或以正十六烷、异辛烷、苯胺按一定比例配成的混合烃作为标准油,而在《生活饮用水标准检验方法》(GB/T 5750.7—2006)所推荐的非分散红外光度法中,推荐机油(50号)作为标准油。不同方法使用的标准不同,或相同方法使用不同的石油标准,使得监测数据之间缺乏可比性。由于石油成分复杂,单一油品或几种油品的混合物作为标准都会产生一定的偏差。相比而言,从待测水样中提取油品作标准更合理些,但在实际工作中困难较大,尤其是石油污染物含量较低时,通过提取的方式得到足够标准油的工作量太大。水体石油测定中的标准问题还有待进一步研究。

(刘淑芳)

本 章 小 结

本章介绍了水质中有机污染综合指标测定,共七节。要求了解各项指标的测定意义、污染来源、危害、迁移转化规律、测定方法的现状和进展。掌握各项指标的概念。重点掌握影响水中溶解氧的因素及采样要求,碘量法测定溶解氧的原理及注意事项;化学耗氧量及高锰酸钾指数的计算;五日生化需氧量的测定原理、步骤、计算及注意事项;挥发性酚样品蒸馏体系及注意事项,4-氨基安替比林光度法的原理及试剂加入顺序为何不能随意改变,溴化容量法中新生态溴的作用特点;表面活性剂的分类,阴离子表面活性剂采样和选择标准品时应注意的问题;石油测定方法及怎样避免动植物油类的干扰。

思考题

1. 解释下列名词并说明其测定意义:溶解氧、化学耗氧量、生化需氧量、总有机碳、无机碳、挥发性酚、表面活性剂。

2. 影响水中 DO 的因素有哪些? 如何采集测 DO 的水样?

3. 如何控制 COD_{Mn} 的测定条件? 为什么?

4. 测 BOD 时,如何制备稀释水? 水样为什么要用稀释水稀释?

5. 取 50.0ml 某水样加 50.0ml 蒸馏,测其 COD_{Mn},已知 $V_1 = 5.00ml$, $V_2 = 9.80ml$, $V_0 = 0.50ml$,求该水样 COD_{Mn} 值?

6. 测某水样 BOD_5^{20},结果如下表,求其 BOD_5^{20} 值。

水样(ml)	稀释水(ml)	消耗 0.025mol/L Na₂S₂O₃(ml)	
		当天	五天后
0	1000	4.40	4.36
20	980	4.24	2.70
40	960	4.16	2.14
100	960	3.80	1.00

7. 测定水样中的挥发性酚类化合物,为何水样需蒸馏? 蒸馏时须注意什么问题?

8. 简述 4-氨基安替比林光度法的原理及其注意事项。

9. 简述溴化容量法测定挥发性酚的原理、主要干扰及其消除方法。

10. 测定水中阴离子表面活性剂时,采样和选择标准品时须注意什么问题?

11. 简述石油在水体中的迁移转化过程。

12. 测定水体中的石油怎样避免动植物油类的干扰?

13. 测定水体石油的方法有哪些? 为什么说油标准是测定方法的主要问题?

第七章 有机物指标

第一节 卤 代 烃

一、概述

烃分子中的一个或多个氢原子被卤素原子取代后生成的一类衍生物称为卤代烃(halohyrocarbon),简称卤烃。卤代烃中至少含有一个碳卤键,官能团为卤原子。根据卤原子的种类,卤代烃分为氟代烃、氯代烃、溴代烃和碘代烃;依据卤原子的数目,卤代烃分为一卤代烃、二卤代烃和多卤代烃;根据烃基的结构,卤代烃分为饱和卤代烃、不饱和卤代烃和芳香卤代烃;按照与卤原子直接相连碳原子的类型,卤代烃分为一级卤代烃(RCH_2X)、二级卤代烃(R_2CHX)和三级卤代烃(R_3CX)。常温下,只有少数低级卤代烷烃和卤代烯烃为气体,其余的一卤代烃多为无色液体,大于 15 个碳的卤代烃为固体。常见卤代烃的沸点都低于200℃,易挥发,难溶于水,易溶于醇、苯、醚、酯和烃类等有机溶剂。除一氟代烃和一氯代烃外,其余卤代烃的密度都比水大。

卤代烃被用作有机合成试剂或有机合成的中间体,是制药、化工以及高分子工业的原料。地面水和饮用水中的卤代烃,一般来自于化工企业排放的废水、废气;天然水中腐植酸与消毒剂共同作用会产生卤代烃。挥发性卤代烃由于具有高挥发性、高穿透性,所以具有很强的迁移能力,是造成河流、空气和地下水污染的主要来源。

挥发性卤代烃对人体健康有较大的影响。动物实验表明,高剂量的三卤甲烷会导致肿瘤,长期饮用含高浓度挥发性卤代烃的水,对人体肝脏、肾脏有损害作用。挥发性卤代烃可通过呼吸、皮肤接触途径进入人体,并对健康造成危害,其中三氯甲烷和四氯化碳被确认为致癌物,三溴甲烷、三氯乙烯及四氯乙烯为可疑致癌物。因此,生活饮用水中卤代烃类化合物的检测越来越受到重视,中国《地表水环境质量标准》(GB3838—2002)中受控的挥发性卤代烃有 12 种。由于大多数挥发性卤代烃具有"三致"作用,且难以进行光化学降解和微生物降解,因此,检测和控制其在水体中的浓度具有重要的实际意义。

中国《生活饮用水卫生标准》(GB5749—2006)规定一氯二溴甲烷、二氯一溴甲烷、三溴甲烷为生活饮用水水质非常规检验项目,而三氯甲烷和四氯化碳为常规检验项目,并规定该类化合物中每种化合物的实测浓度与其各自限值的比值之和不得超过 1,其中一氯二溴甲烷、二氯一溴甲烷、三溴甲烷的限值分别为 0.1mg/L、0.06mg/L、0.1mg/L,三氯甲烷的限值为 0.06mg/L,四氯化碳的限值为 0.002mg/L。

二、挥发性卤代烃的测定

挥发性卤代烃(volatile halogenated hydrocarbons)是指烃分子中的氢被卤素取代且沸点

低于150℃的一类化合物,主要指三卤甲烷(即三氯甲烷、一溴二氯甲烷、二溴一氯甲烷及三溴甲烷)及四氯化碳等挥发性卤代烃。

目前挥发性卤代烃的检验方法研究较多,前处理方法主要有直接进样技术、顶空技术、吹扫-捕集技术、液-液萃取、膜技术、固相萃取、固相微萃取等,仪器分析方法主要为气相色谱法。这些前处理和检测方法均可用于地面水和废水中挥发性卤代烃的检测,其中顶空气相色谱法具有操作简便、出峰快、干扰小、灵敏度高、检出限低、结果准确的优点,适用于饮用水中挥发性卤代烃的日常检测;吹扫捕集-气相色谱法具有样品用量少、组分损失小、检测限低、无溶剂污染、操作快捷等特点,也被广泛用于挥发性卤代烃的检测。

1. 顶空气相色谱法 将水样置于密封的顶空瓶中,在一定的温度下经一定时间的平衡,水中的挥发性卤代烃逸至上部空间,并在气液两相中达到动态的平衡,此时,挥发性卤代烃在气相中的浓度与其在液相中的浓度成正比。用带有电子捕获检测器(ECD)的气相色谱仪对气相中挥发性卤代烃的浓度进行测定,可计算出水样中挥发性卤代烃的浓度。

当顶空瓶为20ml,取样体积为10.0ml,上述目标化合物的方法检出限为0.02~6.13μg/L,测定下限为0.08~24.5μg/L。

采样时用棕色玻璃瓶,如果水样含有余氯,可向40ml采样瓶中加入0.3~0.5g抗坏血酸或硫代硫酸钠。采样时样品沿瓶壁注入,防止气泡产生,水样充满后不留液上空间,如从自来水或有抽水设备的出水管处取水时,应先平缓放水5~10分钟。所有样品均采集平行样,每批样品要带一个全程序空白,采用与水样采集相同的装置及试剂,用实验用水充满顶空瓶,其他步骤同水样采集和保存方法。水样采集后应送回实验室尽快分析,如不能及时分析,可在4℃左右冰箱中保存,样品存放区域无有机物干扰,7天内完成样品分析。

顶空进样参考条件:顶空样品瓶加热温度60℃;进样针温度65℃;传输线温度105℃;气相循环时间需要根据气相色谱分析时间设定;样品瓶加热平衡时间30分钟;压力平衡时间1分钟。

色谱分析参考条件:色谱柱为石英毛细管色谱柱,长60m,内径0.25mm,膜厚度1.4μm,固定相为6%氰丙基苯-94%二甲基硅氧烷;汽化室温度为220℃;柱温:初始温度为40℃,保持5分钟,以8℃/min的速率升至100℃,再以6℃/min的速率升至200℃,保持10分钟;检测器温度为320℃;载气流速为1ml/min;分流比为20∶1;尾吹气为30ml/min。标准液色谱图见图7-1。

样品测定时,向20ml顶空瓶中加入3g NaCl,取10.0ml水样缓慢加入顶空瓶中,立即加盖密封,置于顶空进样器的样品盘中,设置顶空进样器和气相色谱分析条件,启动顶空进样器和气相色谱系统,以保留时间进行定性分析,以峰高或峰面积进行定量分析。根据目标物的峰面积,由校准曲线得到样品溶液中目标物的浓度。当样品浓度超出校准曲线线性范围时,将样品稀释至校准曲线线性范围内再测定。用顶空气相色谱法测定水中挥发性卤代烃时,环境水体中常见的碳氢化合物对测定不产生干扰。

本方法适用于地表水、地下水、饮用水、海水、工业废水和生活污水中14种挥发性卤代烃的测定。其他挥发性卤代烃通过验证后,也可以使用本方法进行测定。

注意事项:①高浓度样品与低浓度样品交替分析会造成干扰,当分析高浓度样品后应分析一个空白以防止交叉污染;②顶空瓶可重复使用,洗涤方法为:用洗涤剂洗净,再依次用自来水和蒸馏水多次淋洗,最后在105℃烘干1小时,取出放冷,置于无有机试剂的区域存放备用;③顶空瓶的密封垫在使用前应清洗并烘干,但烘箱温度要低于60℃,清洗后的密封垫

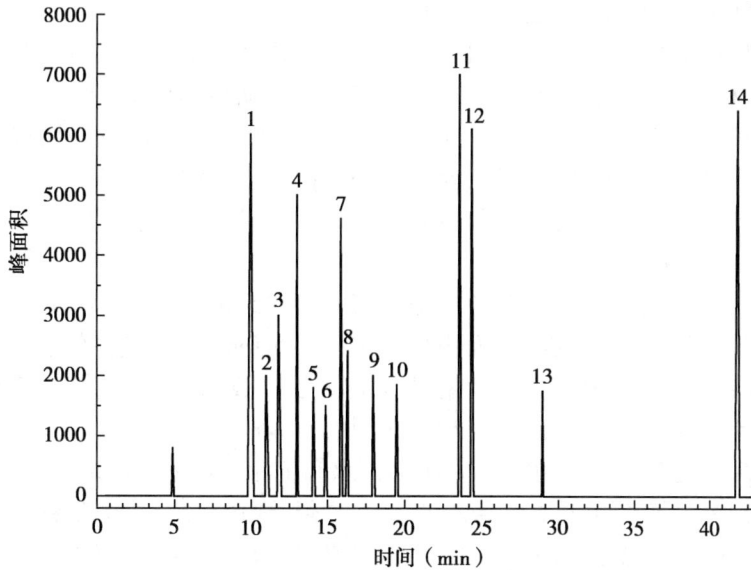

图 7-1　水中 14 种挥发性卤代烃标准色谱图
1. 1,1-二氯乙烯;2. 二氯甲烷;3. 反式-1,2-二氯乙烯;4. 氯丁二烯;5. 顺式-1,2-二氯乙烯;6. 三氯甲烷;
7. 四氯化碳;8. 1,2-二氯乙烷;9. 三氯乙烯;10. 一溴二氯甲烷;11. 四氯乙烯;
12. 二溴一氯甲烷;13. 三溴甲烷;14. 六氯丁二烯

放入洁净的铝箔密封袋或干净的玻璃试剂瓶中保存。

2. 吹扫捕集/气相色谱-质谱法　吹扫捕集是一种前处理富集技术,而气相色谱-质谱法可对多种化合物同时进行定性定量分析,不受与目标化合物保留时间相同或相近的其他化合物干扰,具有分离度高和定量准确的优点。将吹扫捕集和气相色谱-质谱法联用,可充分发挥两者优势,能测定微克级甚至纳克级的挥发性有机化合物。

样品中的挥发性有机物,经高纯氦气(或氮气)吹扫逸出后吸附于捕集管中,将捕集管置于热解池加热脱附,被脱附出来的组分在载气的带动下进入气相色谱柱分离后,用质谱仪进行检测。通过与待测目标物标准质谱图和保留时间相比较进行定性,内标法定量。

样品采集时,地表水及污水、地下水和海水样品的采集分别参照 HJ/T 91、HJ/T 164 和 GB 17378.3 的相关规定。所有样品均采集平行双样,每批样品应带一个全程序空白和运输空白。采集样品时,使水样在样品瓶中溢流而不留气泡。取样时应尽量避免或减少样品与大气发生接触。

采样前,需向每个样品瓶中加入抗坏血酸,每 40ml 样品加入 25mg 的抗坏血酸。如果水样中总余氯的量超过 5mg/L,应先测定总余氯后,再确定抗坏血酸的加入量。在 40ml 样品瓶中,总余氯每超过 5mg/L,需多加 25mg 的抗坏血酸。对于中性水样,应向每个样品瓶中加入 0.5ml 盐酸溶液,拧紧瓶盖;对于碱性水样,应加入适量盐酸溶液使样品 pH≤2。采集完水样后,应在样品瓶上立即贴上标签。如果水样加盐酸溶液后产生大量气泡,应弃去该样品,重新采集样品。重新采集的样品不应加盐酸溶液,样品标签上应注明未酸化,该样品应在 24 小时内分析。样品存放区域应无有机物干扰。

吹扫捕集参考条件　吹扫温度:室温或恒温;吹扫流速:40ml/min;吹扫时间:11 分钟;干吹扫时间:1 分钟;预脱附温度:180℃;脱附温度:190℃;脱附时间:2 分钟;烘烤温度:

200℃;烘烤时间:6 分钟;传输线温度:125℃。

气相色谱质谱参考分析条件　毛细管柱:长 30m,内径 0.25mm,膜厚度 1.4μm;进样口温度:220℃;进样方式:分流(分流比 30:1);程序升温:初始温度为 38℃,保持 2 分钟,以 5℃/min 的速率升至 120℃,再以 10℃/min 的速率升至 220℃,保持 2 分钟;载气为氦气,流量:1.0ml/min。离子源:EI 源;离子源温度:200℃;离子化能量:70eV;扫描方式:全扫描(SCAN)或选择离子扫描(SIM),扫描范围:m/z35~265;溶剂延迟:2.0 分钟;电子倍增电压:与调谐电压一致;接口温度:280℃。

样品测定时,将样品瓶恢复至室温,取适量样品冲洗 5ml 气密性注射器。用气密性注射器吸取样品并排除顶部气体,使注射器内样品体积为 5.0ml,用微量注射器取 10.0μl 内标和 10.0μl 替代物注入样品中,使内标和替代物浓度为 50μg/L(若取样量为 25ml 时,使内标和替代物浓度为 10μg/L),然后迅速注入吹扫管中。

本方法适用于地表水、地下水、海水、生活污水和工业废水中氯乙烯、1,1-二氯乙烯、二氯甲烷、反式-1,2-二氯乙烯、1,1-二氯乙烷、氯丁二烯、顺式-1,2-二氯乙烯、2,2-二氯丙烷、三氯甲烷、四氯化碳、三氯乙烯、溴氯甲烷、四氯乙烯、二溴一氯甲烷、三溴甲烷、六氯丁二烯等挥发性卤代烃的测定。若通过验证本方法也可适用于其他挥发性卤代烃的测定。当取样体积为 5ml 时,采用全扫描方式测定,本方法的检出限为 0.6~2.2μg/L,测定下限为 2.4~8.8μg/L;采用选择离子扫描测定,本方法的检出限为 0.22~0.54μg/L,测定下限为 0.88~2.2μg/L。

注意事项:①内标是指样品中不含有,但其物理化学性质与待测目标化合物相似的物质,一般在样品分析之前加入,用于目标化合物的定量。替代物指样品中不含有,但其物理化学性质与待测目标化合物相似的物质,一般在样品提取或其他前处理之前加入,通过计算回收率可以评价样品基体与样品处理过程对分析结果的影响;②如果是 1 个或多个替代物回收率超过允许标准,样品应重新分析。如果重新分析样品的替代物回收率合格,则报告重新分析的样品结果。如果重新分析样品的回收率和第一个样品一样,则两个结果都需报出,说明是基体效应;③超过校准曲线最高点的待测物应稀释重新分析,稀释后样品浓度要大于曲线第 3 点浓度。在高浓度样品和低浓度样品同时分析时,高浓度样品会对低浓度样品产生记忆效应。因此,测定完高浓度样品后,需要分析一个或多个空白样品,直至消除记忆效应,才能分析下一个样品;④海水样品测完后,至少做两次空白测定后才能关闭仪器,以冲洗吹扫系统,避免盐分在吹扫管路中残留并堵塞管路。吹扫装置在每次开机后和关机前最好进行一次不进样的吹扫程序,以烘烤整个吹扫装置管路,确保无系统污染后方可开始实验或关机。

(梅　勇)

第二节　苯系物和取代苯

一、概述

1. 苯系物　苯系物是指苯环上的氢被烃基取代后衍生的一类化合物,苯系物的化学通式 C_nH_{2n-6}(n≥6)的环烃,具有芳香气味,苯系物多为煤焦油分馏或经石油裂解的产物。作为溶剂和化工原料应用最广的为苯、甲苯、二甲苯。

苯(benzene),化学式 C_6H_6,在常温下为无色、有甜味的透明液体,分子量为 78.11,比重 0.879(20℃),沸点 80.1℃,极易挥发。微溶于水,与乙醇、三氯甲烷、乙醚、二硫化碳、四氯化碳等有机溶剂互溶,易溶于油和脂肪。甲苯(toluene)和二甲苯(xylene)均为无色透明易挥发性溶剂。甲苯分子式为 $C_6H_5(CH_3)$,分子量 92.1,比重 0.86(25℃),沸点 110.7℃,是最简单、最重要的芳烃化合物之一。二甲苯分子式为 $C_6H_4(CH_3)_2$,分子量 106.2,比重 0.86～0.88,沸点 138.3～144.4℃。二甲苯有邻、间、对三种异构体,理化性质相似。

苯系物的测定可在一定程度上反映原水、生活用水、废水与工业生产用水的水质污染状况。水体中本身不存在苯系物,化工生产的废水和废气中苯系物进入环境,是水体苯系物污染的重要来源。中国《城镇污水处理厂污染物排放标准》(GB18918—2002)和《地表水环境质量标准》(GB3838—2002)均规定了苯系物浓度限值,其中,集中式生活饮用水地表水源地的标准限值:苯为 0.01mg/L,甲苯为 0.7mg/L,二甲苯为 0.5mg/L。

2. 取代苯　取代苯是指苯环上的氢被其他基团取代后生成的化合物,常见取代基有:- R(烷基),- X(F,Cl,Br,I),- NO$_2$,- NO 等。这里主要介绍氯代苯和硝基苯。

(1)氯代苯:苯环上的氢被氯原子取代后生成的化合物称为氯代苯(chlorlbenzene)。氯代苯通式为 $C_6H_nCl_{6-n}$(n=0～5),共有 12 种不同取代方式的化合物。它们的熔点、沸点随分子中氯原子数目的增加而升高,在水中的溶解度很小,但能溶于大部分有机溶剂,部分氯代苯化合物还可以直接作为溶剂使用。氯代苯大都具有特殊气味,一般都难燃或不燃。

氯代苯及其衍生物是化工、医药、制革、电子等行业广泛应用的化工原料。随着氯代苯的大量生产和使用,其已存在于地表水、地下水以及海洋中。《关于持久性有机污染物的斯德哥尔摩公约》中确定氯苯、邻二氯苯、对二氯苯及六氯苯等 4 种氯代苯类化合物为水中优先控制的持久性有机污染物(persistent organic pollutants,POPs)。随着大量氯代苯通过各种途径进入到环境中,人们逐渐认识到这类化合物对生态环境和人体健康的危害。氯代苯类化合物具有强烈的致癌、致畸、致突变作用,以高毒性、持久性和生物蓄积性成为人们关注的焦点。中国《地表水环境质量标准》(GB3838—2002)和《生活饮用水卫生标准》(GB5749—2006)中规定的氯代苯限值见表 7-1。

表 7-1　水质标准中氯代苯类化合物的浓度限值

项目	《地表水环境质量标准》的限值(mg/L)	《生活饮用水卫生标准》的限值(mg/L)
氯苯	0.3	0.3
1,2-二氯苯	1.0	1.0
1,4-二氯苯	0.3	0.3
三氯苯	0.02	0.02
四氯苯	0.02	–
六氯苯	0.05	0.001

(2)硝基苯:苯环上的氢被硝基取代后生成的化合物称为硝基苯(nitrobenzene)。硝基苯类化合物广泛用于医药、农药、炸药、染料、造纸、纺织等工业领域,其结构稳定,种类多且复杂,难以降解。硝基苯类化合物是高毒性的物质,会致使人体抽搐、腹泻、头痛、气促及肢

体发冷、神经系统症状,严重时会致突或致癌。氯代硝基苯是一种能导致突变、引发癌症、导致畸形的化学物质,在印染、农药等行业作为中间体,在生产过程中往往因转化不彻底而残留,随废物排放水中,从而造成对地表水和地下水的污染。中国《地表水环境质量标准》集中式生活饮用水地表水源地特定项目中,规定了几种硝基苯类物质的限值:硝基苯0.017mg/L,二硝基苯(对-二硝基苯、间-硝基氯苯、邻-硝基氯苯)0.5mg/L,2,4-二硝基甲苯0.0003mg/L,2,4,6-三硝基甲苯0.5mg/L,硝基氯苯0.05mg/L,2,4-二硝基氯苯0.5mg/L。

二、测定方法

1. 苯系物的测定 水中苯系物的测定方法有溶剂萃取-毛细管柱气相色谱法、顶空-毛细管柱气相色谱法、吹扫捕集-毛细管柱气相色谱法、固相微萃取-毛细管柱气相色谱法。中国《生活饮用水标准检验方法》(GB/T5750.8—2006)规定了苯、甲苯和二甲苯的气相色谱检测方法。本节主要介绍溶剂萃取-毛细管柱气相色谱法和顶空-毛细管柱气相色谱法。

(1)溶剂萃取-毛细管柱气相色谱法:水中苯系物经二硫化碳萃取后,加入硫酸-磷酸混合酸除去醇、酯、醚等干扰物质,用气相色谱氢火焰检测器测定,以相对保留时间定性,外标法定量。

待测样品若为清洁水样,取200ml水样于250ml分液漏斗中,加盐酸调pH成酸性,加入3~4g氯化钠,溶解后加5.0ml二硫化碳,立即盖上盖,振荡3分钟,中间不时放气,静置分层,弃去水相,萃取液经无水硫酸钠脱水后,转入5ml具塞试管中,供色谱分析。若为污染较重或浑浊水样,可离心后取上清液,按清洁水样萃取方式萃取,弃去水相后,往萃取液中加入0.5~0.6ml混合酸(硫酸:磷酸=2:1),开始缓缓振摇,然后用力振摇1分钟(注意放气),静置分层,弃去酸层,反复萃取至酸层无色,用含硫酸钠的水溶液(200mg/ml)洗萃取液至中性,萃取液经无水硫酸钠脱水后,转入5ml具塞试管中,供色谱分析。

测定参考条件:检测器为氢火焰离子化检测器,色谱柱为弹性石英毛细管柱,长30m,内径0.25mm,膜厚0.25μm。进样口温度210℃;柱温起始温度50℃,保持10分钟,以10℃/min的速度升至80℃,保持3分钟;检测器温度220℃。气体流量:载气(N₂)流量2.0ml/min(或根据分离情况调节载气流量),氢气流量35ml/min和空气流量350ml/min,尾吹气流量30ml/min。

样品测定时,用洁净的微量注射器于待测样品中抽吸几次,排出气泡,取所需体积的萃取液迅速注入色谱仪中分析。记录色谱峰的保留时间及对应化合物的峰面积或峰高。

样品采集时应注意:由于样品苯系物易挥发,应使用磨口玻璃瓶采集水样,盖紧瓶塞,低温保存,尽快分析。

适用于生活饮用水及其水源水中苯、甲苯、二甲苯的测定,检测浓度范围为0.02~0.8mg/L。

(2)顶空-毛细管柱气相色谱法:待测水样置于密封的顶空瓶中,在一定温度下经一定时间的平衡,水中苯系物逸出至上部空间,并在气液两相中达到动态平衡。此时苯系物在气相中的浓度与其在液相中的浓度成正比,通过对气相中苯系物浓度的测定,可计算出水样中苯系物的含量。

将预先干燥处理的顶空瓶(40ml)带到现场,样品注满后立刻密封低温保存,尽快测定。

测定时从充满待测样品的顶空瓶中准确吸出25ml水样,使待测水样体积为15ml,加入4g氯化钠,立即盖上瓶盖轻轻摇匀,待氯化钠溶解后放入水浴温度为60℃水浴中平衡30分钟。

测定参考条件:检测器为氢火焰离子化检测器,色谱柱为非极性毛细管柱,长25m,内径0.22mm,膜厚度0.25μm。进样口温度150℃;柱温50℃;检测器温度160℃;线流速30cm/s;柱前压(恒压)99kPa;分流比10:1。用洁净注射器取样品顶空瓶中的空气0.8ml,注入色谱仪分析。记录色谱峰的保留时间及对应化合物的峰面积或峰高。

本法适用于生活饮用水及其水源水中苯、甲苯、二甲苯的测定。

2. 取代苯的测定　氯代苯和硝基苯均为易挥发的化合物,中国《生活饮用水标准检验方法》(GB/T5750.8—2006)规定了气相色谱法测定各种氯代苯和硝基苯的检验方法。

(1)气相色谱法测定氯代苯:用二硫化碳萃取水样中的氯苯类化合物,萃取液经净化、浓缩、定容后,用带有电子捕获检测器(ECD)的气相色谱仪进行分析,以保留时间定性,外标法定量。

样品采集需采用棕色玻璃瓶,带有内衬聚四氯乙烯硅胶垫(或铝箔垫)的瓶盖密封,防止有气泡。采集的样品应尽快分析,如当天不能分析,采样时每升水样中加入1.0ml浓硫酸,于2~5℃下保存,7天内完成样品分析。

取1000ml待测水样置于2000ml分液漏斗中,加30g氯化钠,用20ml、10ml二硫化碳萃取两次,开始时手摇轻轻振荡,放气完全后,在振荡器上充分振荡5分钟,萃取后静置分层,下层的二硫化碳经无水硫酸钠干燥,收集并入100ml圆底烧瓶中,再用少量二硫化碳淋洗无水硫酸钠层,淋洗液也收集于100ml圆底烧瓶中。

污染严重的地表水、工业废水和生活污水萃取后使用浓硫酸净化,用125ml分液漏斗收集萃取液,加入5ml浓硫酸轻轻振摇(防止发热并注意放气),静置分层后弃去硫酸层,重复操作,直至硫酸层无色为止;然后,加25ml硫酸钠溶液,振摇洗去残存硫酸,静置分层,弃去水相,二硫化碳经无水硫酸钠脱水干燥,收集于100ml圆底烧瓶中,再用少量二硫化碳淋洗无水硫酸钠层,淋洗液也收集于100ml圆底烧瓶中。

测定参考条件:检测器为电子捕获检测器(ECD),色谱柱为石英毛细管色谱柱,长30m,内径0.25mm,膜厚度0.25μm;气化室温度220℃,检测器温度300℃;载气流速1.0ml/min;升温程序为40℃保持4分钟,以10℃/min升温至220℃,保持5分钟。

样品测定时,用洁净的微量注射器于待测样品中抽吸几次,排出气泡,取所需体积迅速注入色谱仪中。记录色谱峰的保留时间及对应化合物的峰面积或峰高。根据标准色谱图各组分的保留时间定性,待测物质的峰面积定量。

在该参考条件下,环境水体中常见的有机氯农药可与氯代苯分离,不干扰测定。六氯丁二烯干扰1,2-二氯苯的测定,可选择非极性色谱柱分离以排除干扰。当可能存在有机卤化物或有机硝基化合物干扰时,可采用气相色谱-质谱法确认,或用不同极性色谱柱分离以排除干扰。12种氯代苯标准色谱图见图7-2。

本方法适用于地表水、地下水、饮用水、海水、工业废水及生活污水中氯苯类化合物的测定,可测定包括氯苯、1,4-二氯苯、1,3-二氯苯、1,2-二氯苯、1,3,5-三氯苯、1,2,4-三氯苯、1,2,3-三氯苯、1,2,4,5-四氯苯、1,2,3,5-四氯苯、1,2,3,4-四氯苯、五氯苯和六氯苯等12

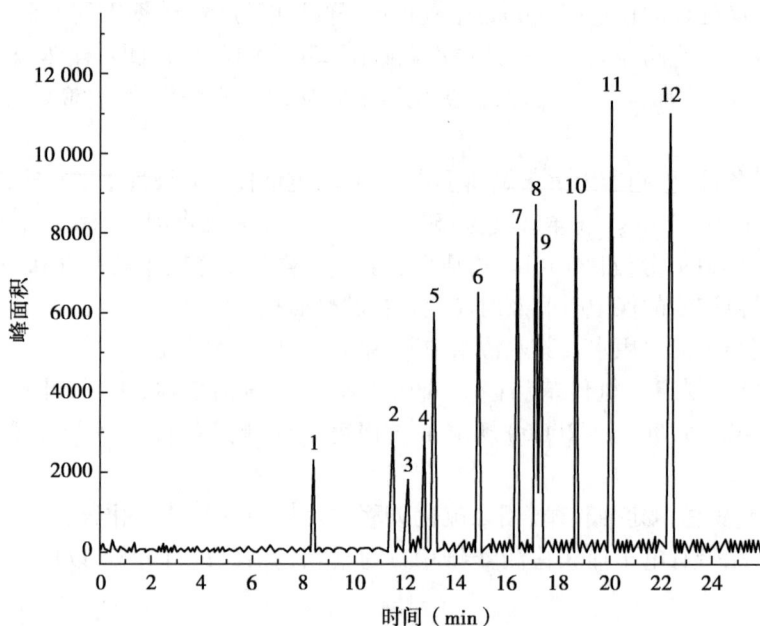

图 7-2 12 种氯代苯标准色谱图

1. 氯苯;2. 1,4-二氯苯;3. 1,3-二氯苯;4. 1,2-二氯苯;5. 1,3,5-三氯苯;6. 1,2,4-三氯苯;7. 1,2,
3-三氯苯;8. 1,2,3,5-四氯苯;9. 1,2,4,5-四氯苯;10. 1,2,3,4-四氯苯;11. 五氯苯;12. 六氯苯

种氯代苯类化合物。当水样为 1L、定容至 1ml 时,方法检出限、测定下限见表 7-2。

表 7-2 氯代苯检出限和测定下限

序号	化合物名称	检出限(μg/L)	测定下限(μg/L)
1	氯苯	12	48
2	1,4-二氯苯	0.23	0.92
3	1,3-二氯苯	0.35	1.4
4	1,2-二氯苯	0.29	1.2
5	1,3,5-三氯苯	0.11	0.44
6	1,2,4-三氯苯	0.08	0.32
7	1,2,3-三氯苯	0.08	0.32
8	1,2,4,5-四氯苯	0.01	0.05
9	1,2,3,5-四氯苯	0.02	0.06
10	1,2,3,4-四氯苯	0.02	0.07
11	五氯苯	0.003	0.012
12	六氯苯	0.003	0.012

(2)气相色谱法测定硝基苯类化合物:用二氯甲烷萃取水中的硝基苯类化合物,萃取液经脱水和浓缩后,用气相色谱氢火焰离子化检测器进行测定。2,4,6-三硝基苯甲酸水溶性强,在加热时脱羧基转化为1,3,5-三硝基苯。因此,将二氯甲烷萃取后的水相进行加热,再

用二氯甲烷萃取后单独测定 2,4,6- 三硝基苯甲酸。

采样 1000ml 样品于采样瓶中,若水样不能在 24 小时内测定,需加入浓硫酸调节 pH≤3。样品必须在 7 天内萃取,萃取液在 4℃下避光保存,应在 30 天内进行分析。

样品采集后,量取 500ml 样品(含量高时,酌情少取)于分液漏斗中,加入 25ml 二氯甲烷,振荡 3 分钟(排气 2~3 次),放置 3 分钟后,收集下层萃取液于三角瓶中;重复萃取一次,合并萃取液。萃取液经无水硫酸钠脱水后,用旋转蒸发仪或氮吹仪浓缩定容至 1ml,待分析。其中,测定 2,4,6- 三硝基苯甲酸时,将经二氯甲烷萃取两次后的水相,转移至 1000ml 锥形瓶中,放置在电炉或电热板上加热微沸腾 20 分钟,取下冷却至室温,重复前面的操作步骤,测定 2,4,6- 三硝基苯甲酸。

测定参考条件:检测器为氢火焰离子化检测器;色谱柱为石英毛细管色谱柱,长 30m,内径 0.32mm,膜厚度 0.25μm;柱温 60℃保持 4 分钟,以 20℃/min 升温至 220℃;检测器温度为 250℃;气化室温度为 230℃;载气流量 1ml/min;氢气流量 30ml/min;空气流量 400ml/min;尾吹气流量 20ml/min。用微量注射器取 1.0μl 试样注入气相色谱仪中,在与标准曲线相同的色谱条件下进行测定,记录色谱峰的保留时间和峰面积(或峰高)。

本法适用于工业废水和生活污水中硝基苯类化合物的测定。当样品体积为 500ml 时,本方法的检出限、测定下限和测定上限,见表 7-3。

表 7-3 方法检出限及测定下限

化合物名称	检出限(mg/L)	测定下限(mg/L)	测定上限(mg/L)
硝基苯	0.002	0.008	2.8
邻-硝基甲苯	0.002	0.008	2.4
间-硝基甲苯	0.002	0.008	2.4
对-硝基甲苯	0.002	0.008	2.0
2,4-二硝基甲苯	0.002	0.008	2.8
2,6-二硝基甲苯	0.002	0.008	2.0
2,4,6-三硝基甲苯	0.003	0.012	2.0
1,3,5-三硝基苯	0.003	0.012	2.4
2,4,6-三硝基苯甲酸	0.003	0.012	2.0

(梅 勇)

第三节 农 药

一、概述

农药(pesticide)是指用于预防、消灭或者控制危害农业、林业的病虫、有害生物及杂草,有目的地调控植物、昆虫生长的各种药剂统称。农药按用途分为杀虫剂、杀菌剂、除草剂、杀螨剂、杀鼠剂和植物生长调节剂等。目前,全世界已注册的农药品种有 1500 多种,年使用量大约600余万吨。我国每年使用农药约200多种,主要包括有机磷、氨基甲酸酯和拟除虫菊酯类农药,年使用量约30万吨。其中80%~90%的农药通过各种方式进入环境,使得空气、水体、土壤、蔬菜、粮食和畜产品等受到不同程度的污染。

农药污染环境的途径主要有:①农药生产企业废水或含农药的生活污水的排放;②农田施用农药;③杀虫或控制卫生虫害使用农药;④在运输或储存过程中农药泄漏。通过空气、雨水或其他媒介的作用,农药又可转移进入水体。农药不仅能直接污染地表水,还可通过淋溶、渗透等途径污染地下水。例如,欧美国家的地下水中可检出60多种农药;美国几乎一半的地下水和井水被农药污染或存在潜在污染,10.4%的公用井水和4.1%的农村井水中至少可检出国家要求检测的127种农药中的一种。

农药进入水体后,可通过挥发、扩散、分解及光合作用迁出水体,也可被水生生物吸收,发生生物转移和生物积累作用,并通过食物链在生物体内富集,如鱼和水鸟体内有机氯农药(DDT)含量比水层分别高数万倍和数十万倍。受到农药污染的水体给环境、生物及人类健康带来了长期的潜在危害,主要表现为:①引起人体急慢性中毒:由于水体受到农药污染而引起的急性中毒比较少见,但长期饮用受污染的水可使体内的内分泌系统、生殖系统、神经系统、免疫系统和一些酶的活性受到影响,阻碍人体的生长和发育;②"三致"作用:动物实验研究结果表明,有机氯农药(DDT或六六六)有致癌、致畸和致突变作用,近年来流行病学研究结果也表明某些癌症的发病率与饮水中有机氯农药含量呈正相关关系;③影响生态平衡:农药可影响水生生物的生长和繁殖,通过食物链作用于鱼和水鸟等,使其中毒甚至死亡。

我国提出的"水中优先控制污染物黑名单"有14类68种有毒化学污染物,包括了六六六、滴滴涕、敌敌畏、乐果、对硫磷、甲基对硫磷、除草醚、敌百虫等8种农药污染物。目前,我国已对不同水质制订了某些农药的限量值,例如《生活饮用水卫生标准》(GB5749—2006)和《地表水环境质量标准》(GB3838—2002)同时规定了水中乐果、对硫磷、溴氰菊酯和滴滴涕等农药的浓度分别不得超过0.08mg/L、0.003mg/L、0.02mg/L和0.001mg/L;此外,《生活饮用水卫生标准》(GB5749—2006)还规定饮用水中六六六(总量)、甲基对硫磷和敌敌畏的浓度分别不得超过0.005mg/L、0.02mg/L和0.001mg/L;《地表水环境质量标准》(GB3838—2002)规定Ⅰ~Ⅴ类水中甲基对硫磷和敌敌畏的浓度分别不得超过0.002mg/L和0.05mg/L;《渔业水质标准》(GB11607—89)规定乐果、甲基对硫磷、六六六(丙体)和滴滴涕的浓度分别不得超过0.1mg/L、0.0005mg/L、0.002mg/L和0.001mg/L。

测定农药的水样,采集量不少于1L,保存于用已纯化的己烷或石油醚冲洗的磨口硬质玻璃瓶或聚乙烯瓶中,不能用水样冲洗且不能充满采样容器。采集有机氯或除草剂类水样时,如水中有余氯存在,可在每升水样中加入0.01~0.02g抗坏血酸并混匀;若采集酸性除草剂类样品,每升水样中需加入80mg $Na_2S_2O_3 \cdot 5H_2O$ 除去余氯。现场若无条件萃取样品,则应向水样中加入10%HCl调节至pH≤2,于1~5℃避光保存,24小时内进行萃取,5天内完成分析。

农药类样品前处理过程主要包括提取、净化和浓缩等步骤,前处理技术是影响检测结果的关键环节。传统的样品前处理技术如索氏提取、液液分配、柱层析等,不仅操作烦琐、费时,提取与净化效率低,易引入误差,且需使用大量有毒溶剂。随着分离科学的发展,一些新的水样前处理技术,如液相微萃取(liquid phase microextraction, LPME)、固相萃取(solid phase extraction, SPE)、固相微萃取(solid phase microextraction, SPME)、超临界流体萃取(supercritical fluid extraction, SFC)、分散液液微萃取(dispersive liquid-liquid micro-extraction,

DLLME)等不断被引入农药残留分析中,样品前处理技术逐步向经济、环保、高效、低毒的方向发展。

水样中农药的测定方法主要包括色谱法、色谱-质谱联用技术和快速检测法。快速检测法主要包括酶抑制法、酶联免疫法(ELISA)、化学发光技术等,该类方法操作简单、快速、成本较低,主要用于样品中农药的定性分析。

二、有机磷农药的测定

有机磷农药(organophosphorus pesticides,OPs)是一类含有磷原子的有机酯类化合物,大多为磷酸酯类或硫代磷酸酯类。其基本化学结构式为$(RO)_2P(O)X$ 或 $(RO)_2P(S)X$,其中 RO 多为甲氧基(CH_3O-)或乙氧基(C_2H_5O-);X 为烷氧基、芳氧基或杂环取代基。有机磷农药多为油状液体,具有大蒜样特殊臭味,易挥发,大多数不溶于水或微溶于水,而溶于多种有机溶剂。与其他种类农药相比,有机磷农药具有广谱、高效、易降解、半衰期短等特点,是我国目前使用范围最广、用量最大的农药。

环境水样中有机磷农药的测定通常采用气相色谱法、色谱-质谱联用技术和酶抑制法。

1. 气相色谱法　国外应用气相色谱法测定有机磷农药始于 20 世纪 60 年代,我国于20 世纪 90 年代将其列为国家标准(GB13192—91),适用于地面水、地下水及工业废水中甲基对硫磷、对硫磷、马拉硫磷、乐果、敌敌畏及敌百虫的测定。我国生活饮用水标准检验方法(GB/T5750.9—2006)也规定了用填充柱气相色谱法测定生活饮用水及其水源水中的对硫磷、甲基对硫磷、内吸磷、马拉硫磷、乐果和敌敌畏 6 种有机磷农药或采用毛细管柱气相色谱法测定生活饮用水及其水源水中包括甲拌磷在内的 7 种有机磷农药的残留量。

下面以毛细管柱气相色谱法-火焰光度检测器(CGC-FPD)测定生活饮用水中 7 种有机磷农药(GB/T5750.9—2006)为例,简述其分析过程。

水中微量有机磷农药经二氯甲烷萃取、浓缩,取一定量的浓缩液注入色谱仪,各有机磷农药在柱上逐一分离,依次在火焰光度检测器富氢火焰中燃烧,发射出 526nm 波长的特征光。光强度与含磷量成正比,此特征光通过磷滤光片,由光电倍增管检测进行定量分析。

取 250ml 混匀水样于 500ml 分液漏斗中,用 50ml 二氯甲烷萃取 2 次,合并萃取液,用无水硫酸钠脱水后,置于 40~60℃水浴上用旋转蒸发器或 K-D 浓缩器浓缩并定容至 1ml,进样量 1.0μl,外标法定量。

仪器参考条件　载气:氮气(纯度:99.999%),辅助气体:氢气、空气;色谱柱:弹性石英毛细管柱 DB-1701(30m × 0.32mm × 0.25μm)或同等极性毛细管色谱柱;汽化室温度:270℃;柱温:程序升温,初温 120℃,保持 1 分钟,以 20℃/min 升至 190℃,保持 5 分钟;检测器温度:270℃。

将各标准品原液用丙酮配制成 100μg/ml 的标准储备溶液,临用前用二氯甲烷稀释为10μg/ml 的标准使用溶液,再配制成混合标准系列。取 1.0μl 进样,色谱图见图 7-3。

若取 250ml 水样萃取后测定,本法最低检测质量浓度:敌敌畏 0.05μg/L,甲拌磷、内吸磷、乐果、甲基对硫磷、马拉硫磷及对硫磷均为 0.1μg/L。采用低、中、高 3 个浓度加标水样进行精密度及回收率实验,相对标准偏差为 5.0%~6.9%,回收率范围为78.4%~99.2%。

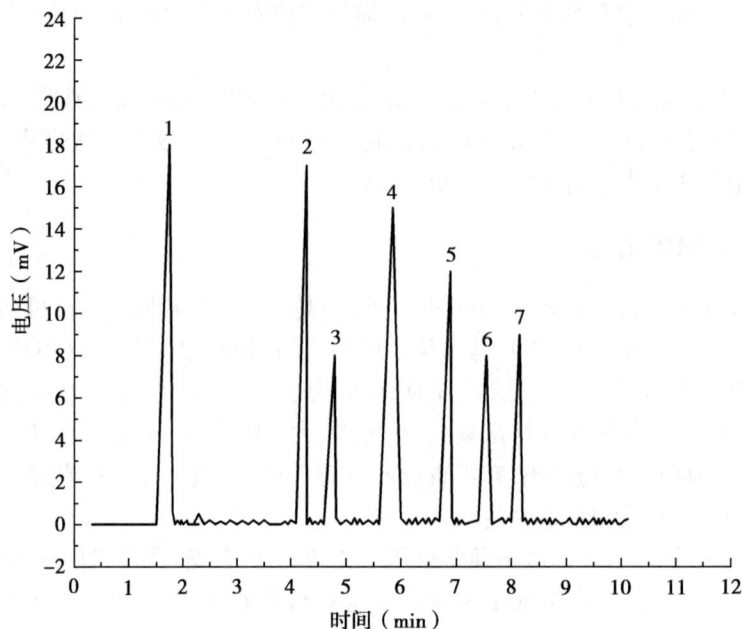

图 7-3　7 种有机磷农药的标准色谱图

1. 敌敌畏;2. 甲拌磷;3. 内吸磷;4. 乐果;5. 甲基对硫磷;6. 马拉硫磷;7. 对硫磷

有机磷农药一般极性较大,用二氯甲烷、三氯甲烷、乙醚、乙腈、丙酮、乙酸乙酯等极性较大溶剂提取效率高,还可采用混合提取溶剂,常用乙腈-石油醚、丙酮-石油醚、丙酮-正己烷、丙酮-苯、丙酮-二氯甲烷等。因二氯甲烷具有价格便宜、沸点低、易浓缩等特点,现已被广泛采用。

由于毛细管柱具有高效的分离能力,一次进样可快速分离多种农药,不仅提高了灵敏度、分辨率和检测速度,而且稳定性、使用寿命都优于填充柱,因此气相色谱法所用的填充柱已逐步被毛细管柱所替代;同时,随着电子捕获检测器(electron capture detector,ECD)、火焰光度检测器(flam photometric detector,FPD)、和氮磷检测器(nitrogen phosphorous detector,NPD)的广泛应用,气相色谱法对有机磷农药残留的最小检出量已达到纳克水平。FPD 和NPD 检测器具有污染少、选择性好、可在较高温度下操作、线性范围宽等优点,比 ECD 更适于有机磷农药的检测。表 7-4 总结了几种常用的水质中有机磷农药气相色谱分析方法参数。

表 7-4　水质中有机磷农药气相色谱分析方法比较

方法名称	分析对象	前处理方法	GC 条件
GB/T5750.9—2006	生活饮用水及其水源水中对硫磷、甲基对硫磷、甲拌磷、内吸磷、马拉硫磷、乐果和敌敌畏等 7 种	用二氯甲烷萃取 2 次,经无水硫酸钠脱水,旋转蒸发器或 K-D 浓缩器浓缩	GC-FPD 1.5m×3mm 硬质玻璃填充柱,2% SE-30 + 3% QF-1/酸洗硅烷化担体,60～80 目,柱温:180℃;DB-1701 石英毛细管柱(30m×0.32mm×0.25μm);验证柱:HP-1（30m × 0.53mm × 2.65μm）,柱温:程序升温

方法名称	分析对象	前处理方法	GC 条件
GB/T14552—93	水和土壤甲基对硫磷、甲拌磷、二嗪磷等 10 种	丙酮加水提取,二氯甲烷萃取,凝结法净化	GC-NPD 1.5m × 3mm 玻璃填充柱,5% OV-17/chrom Q(80 ~ 100 目);验证柱:5% OV-101/chromosorb WHP(100 ~ 120 目),柱温:200℃
GB13192—91	地面水、地下水及工业废水中甲基对硫磷、对硫磷、马拉硫磷、乐果、敌敌畏、敌百虫等 6 种	调 pH6.5,三氯甲烷萃取 3 次,经无水硫酸钠脱水,K-D 浓缩器浓缩	GC-FPD 2m × 4mm 玻璃填充柱,5% DC-200 + 7.5% QF-1/白色酸洗硅烷化硅藻土担体,80 ~ 100 目;柱温:170℃
美国 EPA1618 方法	水、土壤、污泥及固体废物中非极性有机磷农药	液体样品用二氯甲烷萃取	GC-FPD,DB-5 毛细管柱 15m × 0.53mm,验证柱:SPB-608(或 DB-608)柱

2. 色谱-质谱联用技术　水样中残留的有机磷农药经萃取、洗脱、氮吹浓缩后,定量注入色谱仪,气相色谱-质谱联用法(GC-MS)进行定量分析。

取 1000ml 混匀水样于烧杯中,用甲醇活化的 C_{18} 固相圆盘膜萃取,10ml 乙酸乙酯洗脱,无水硫酸钠脱水,氮吹浓缩并用乙酸乙酯定容至 1ml,进样量 1μl。

仪器参考条件　载气:超纯氦气(纯度:99.999%),流量 1.1ml/min;色谱柱:弹性石英毛细管柱 DB-5MS(30m × 0.25mm × 0.25μm,5% 苯基-甲基聚硅氧烷);柱温:程序升温,初温 60℃,保持 2 分钟,以 10℃/min 升至 150℃,以 2℃/min 升至 230℃,以 20℃/min 升至 280℃,保持 20 分钟;进样口温度:280℃;进样方式:脉冲不分流模式,脉冲压力 207kPa,保持 1 分钟。

质谱参数　电子轰击离子源(EI):70eV,离子源温度 230℃,传输线温度 260℃;碰撞气:氩气;碰撞能力:5 ~ 50V;SCAN 扫描检测;溶剂延迟 9 分钟。

准确称取农药标准品一定量,用丙酮溶解后,配制成 2000mg/L 的农药标准储备液,置 4℃冰箱避光保存,临用时用丙酮配制成 4mg/L 的混合标准应用液。

本法检出限为 $1.5 \times 10^{-6} \sim 1.1 \times 10^{-2}$ μg/L,定量下限为 $5.0 \times 10^{-6} \sim 3.66 \times 10^{-2}$ μg/L,加标回收率为 75.1% ~ 117.9%,相对标准偏差(RSD)为 0.5% ~ 26.3%,适用于检测生活饮用水及其水源水中多种有机磷农药的残留。

3. 酶抑制法　酶抑制法是基于有机磷农药对乙酰胆碱酯酶(acetylcholinesterase,AchE)的活性具有抑制作用而建立的一种快速检测方法。乙酰胆碱(acetylcholine,Ach)在 AchE 作用下产生胆碱和乙酸,但当存在有机磷农药时,AchE 的活性受到抑制,导致乙酰胆碱的分解产物乙酸也相应减少,利用这一反应特性,根据指示剂颜色或反应液 pH 的变化,达到检测有机磷农药的目的。

目前测定有机磷农药的酶抑制法主要有膜电极法和纸片法。将 AchE 吸附在载体(电极或纸片)上,当检测含有有机磷农药的样品时,AchE 活性被抑制,从电极的读数或纸片的颜色变化定性检测有机磷农药,也可与标准有机磷比较进行半定量分析。

酶抑制法最大的优点是样品一般不需要进行预处理、操作简便、检测速度快,特别适用于现场快速测定以及大批样品的筛选,尤其是基层单位对水源受有机磷农药污染的快速鉴定。但酶的敏感性、活性以及稳定性等都有待进一步提高,且不能区分有机磷农药的种类,对某些硫磷酸酯类农药灵敏度不高,易出现漏检或误检等问题。

对水样中有机磷农药分析时,应注意:①大多数有机磷农药性质不稳定,受温度、pH、水分及微生物的影响,易发生分解、氧化、水解或重新排列。如对硫磷和甲基对硫磷稀标准液,在4℃下2个月即可分解。因此,高浓度标准溶液(0.5~1.0mg/ml)应0~4℃避光保存,6个月配一次;稀溶液(0.5~1.0μg/L),临用现配;②检测器及方法的干扰问题:样品中存在硫化物时,会对FPD检测器产生干扰,只能选用NPD检测器;③敌百虫、甲胺磷及乙酰甲胺磷在水中溶解度大,用二氯甲烷直接提取时其回收率较低,可加入适量NaCl降低农药在水中的溶解度,提高回收率;④有机磷农药经提取后,往往还含有其他干扰物质,必须分离除去,可采用溶液萃取和弗罗里土硅镁吸附柱层析法净化。

三、有机氯农药的测定

有机氯农药(organochlorine pesticides,OCPs)包括多种氯代烃及其衍生物,主要分为以苯和环戊二烯为原料的两大类。以苯为原料的包括滴滴涕(dichlorodiphenyl trichloroethane,DDT)、六六六(benzene hexachloride,BHC)、六氯苯和林丹等;以环戊二烯为原料的包括氯丹、七氯、毒杀芬、狄氏剂、艾氏剂等;还有以松节油为原料的莰烯类杀虫剂、毒杀芬和以萜烯为原料的冰片基氯也属于有机氯农药,其中以DDT和BHC应用最为广泛。有机氯农药性质极为稳定,不易降解,在环境中不断迁移,是典型的持久性有机污染物(persistent organic pollutants,POPs)。目前地球上的各种水体,如江、河、湖、海等地面水、地下水以及南北极的冰中都可检出有机氯农药。很多国家都已禁止使用有机氯农药,我国在1983年规定停止生产有机氯农药。即使完全禁止使用后,在相当长的时期内,水体中仍然存在有机氯农药,须进行监测。

环境水样中有机氯农药残留的测定常采用气相色谱法和色谱-质谱联用技术。由于有机氯农药分子中含有电负性很强的氯原子,用ECD检测器分析具有较高的灵敏度(检出限达10^{-14}g/ml),可同时测定样品中微量的滴滴涕和六六六及其各种异构体。我国生活饮用水标准检验方法(GB/T5750.9—2006)中规定用填充柱或毛细管柱气相色谱法测定生活饮用水及其水源水中六六六和滴滴涕各种异构体。

用环己烷萃取水中滴滴涕和六六六的各种异构体,浓缩后用带有ECD检测器的气相色谱仪分离和测定。

取500ml混匀水样于1000ml分液漏斗中,加入10ml环己烷或石油醚提取,污染较重的水样用浓硫酸净化及Na_2SO_4水溶液洗涤有机相,再经无水硫酸钠脱水,K-D浓缩器浓缩并定容至1.0ml,进样量1.0μl,外标法定量。

仪器参考条件 载气为高纯氮气(99.999%);弹性石英毛细管柱DB-1701(30m×0.32mm×0.25μm)或同等极性色谱柱;汽化室温度:260℃;柱温:210℃;检测器温度:260℃(^{63}Ni检测器)。

将各标准品用苯溶解配制成为1mg/ml的标准储备溶液,临用前用环己烷稀释为

$1.0\mu g/ml$ 的混合标准溶液,再稀释成标准系列。取 $1.0\mu l$ 进样,色谱图见图7-4。

若取500ml水样测定,本法最低检测质量浓度:滴滴涕 $0.02\mu g/L$,六六六 $0.01\mu g/L$。对加标水样进行精密度及回收率实验,滴滴涕的质量浓度为 $0.02\sim10\mu g/L$,其相对标准偏差为 $3.2\%\sim10\%$,回收率范围为 $91.3\%\sim102\%$;六六六的质量浓度为 $0.01\sim10\mu g/L$,其相对标准偏差为 $2.5\%\sim7.9\%$,回收率范围为 $85.8\%\sim108\%$。

水中有机氯农药可直接通过溶剂提取,也通过活性炭和涂有亲脂性固定液的过滤柱来完成。常用苯、己烷、石油醚、乙醚以及丙酮或异丙醇与己烷的混合物等极性较低的有机溶剂提取3次。若提取液中杂质含量较少,可直接用K-D浓缩器浓缩;若提取液中杂质较多,则需进行净化处理。

气相色谱法分析有机氯农药,常采用 ECD 检测器,其放射源有两种,一种是 ^3H,另一种是 ^{63}Ni。前者最高工作温度为200℃,后者为350℃。该检测器对有机氯农药具有很高的选择性和灵敏度,最小检测量可以达到 $10^{-14}\sim10^{-11}g$,但线性范围较窄。由于 ECD 的放射源易污染,故要求载气的纯度 $>99.99\%$。分析时检测器的温度应比柱温高10℃以上,防止峰拖尾及检测器污染。同时应避免温度过高,造成放射性物质漏失。若 ^3H 为放射源,禁止用 H_2 作载气,因 H_2 可与 ^3H 交换,使 ^3H 大量流失,缩短检测器寿命。

ECD 检测器对卤化物、含硫化合物、含磷化合物以及过氧化物、硝基化合物、共轭羰基化合物等电负性物质具有很高的响应,所以在分析中应特别注意这些杂质的干扰,必要时需根据农药的性质和杂质的性状,选用弗罗里土柱、氧化铝柱、硅胶柱、活性炭、凝胶渗透柱等层析法进行净化处理。

四、拟除虫菊酯类农药的测定

拟除虫菊酯类农药(pyrethroid pesticides)是一类模拟天然除虫菊素化学结构的人工合成的杀虫剂,包括溴氰菊酯、氯菊酯、胺菊酯、氯氰菊酯、丙烯菊酯、氰戊菊酯等40余种,主要用于防治棉田、菜地、果树及茶叶等各类植物虫害,也用于杀灭渔业生产中的寄生虫,是当前应用最广泛的杀虫剂。本类农药多数不溶于水或难溶于水,可溶于多种有机溶剂,对光热和酸稳定,遇碱时易分解,对人体毒性较低,对鱼、甲壳类水生生物毒性高。

常用的分析方法有气相色谱法、高效液相色谱法、色谱-质谱联用及免疫化学技术。此类化合物一般含有卤素、氮、磷等电负性强的基团,因此常采用 ECD 检测器-气相色谱法分析,也可选用火焰离子化检测器(flame ionized detector,FID)。酶联免疫法(ELISA),具有高特异性、高灵敏度和可进行现场分析等特点,逐渐成为菊酯类农药测定方法的研究热点。但该法的难点在于免疫半抗原的设计与合成上,目前只研制出针对氯菊酯和氯氰菊酯等少数的商品化检测试剂盒。

我国生活饮用水标准检验方法(GB/T5750.9—2006)中规定用气相色谱法测定生活饮用水及其水源水中溴氰菊酯、甲氰菊酯、三氟氯氰菊酯、二氯苯醚菊酯、氯氰菊酯和氰戊菊酯残留量;或用高效液相色谱法测定生活饮用水及其水源水中溴氰菊酯残留量。

1. 气相色谱法　用石油醚萃取水中溴氰菊酯及五种拟除虫菊酯,浓缩后用带有 ECD 检测器的气相色谱仪分离和测定。

取 200ml 均匀水样于 250ml 分液漏斗中,加入 NaCl,摇匀;用 20ml 石油醚萃取 2 次,振摇 5 分钟,静置分层后弃去水层,合并萃取液,加无水硫酸钠脱水干燥。将萃取液移入 K-D 浓缩器中,用少量石油醚洗涤锥形瓶和无水硫酸钠层,洗涤液转入 K-D 浓缩器内,于 50～70℃水浴浓缩至 1.0ml,进样量 1.0μl,外标法定量。

仪器参考条件 载气:高纯氮(99.999%),流量:50ml/min;燃气:纯氢(＞99.6%),助燃气:压缩空气,经净化管净化;色谱柱:硬质玻璃填充柱(2m×2mm);填充物:载体 Chromosorb WAW DMCS 80～100 目;固定液:3% OV-101(甲基硅油 OV-101);汽化室温度:260℃;柱温:240℃;检测器温度 270℃。

将各标准品用石油醚溶解配制为 1mg/ml 的标准储备溶液,再稀释成 10μg/ml 的标准溶液后配制混合标准使用溶液,再稀释成混合标准系列。取 1.0μl 进样。

若取 200ml 水样测定,本法最低检测质量浓度:甲氰菊酯 0.10μg/L,三氟氯氰菊酯 0.04μg/L,二氯苯醚菊酯 0.64μg/L,氯氰菊酯 0.14μg/L,氰戊菊酯 0.26μg/L,溴氰菊酯 0.20μg/L。在此分析条件下六六六、DDT、DDVP、敌百虫、乐果等农药均不干扰测定,但所用试剂和玻璃器皿不洁时将干扰测定。

2. 高效液相色谱法 水中溴氰菊酯经环己烷和乙醚混合萃取溶剂萃取后,用高效液相色谱仪进行测定,用峰面积(或峰高)定量。

取 250ml 水样于 500ml 分液漏斗中,加入 10.0ml 萃取溶剂(环己烷＋乙醚＝92＋8),充分振摇 1 分钟,收集萃取液,用 K-D 浓缩器浓缩至 1.0ml,进样量 10μl,外标法定量。

仪器参考条件 色谱柱:不锈钢填充柱(250mm×3.9mm);填充物:uporasil;紫外检测器,检测波长:280nm;流量:1.0ml/min;温度:室温。

准确称取 25.0mg 溴氰菊酯,用萃取溶剂定容至 50ml 即为 500μg/ml 溴氰菊酯标准储备溶液;用萃取溶剂稀释成 50μg/ml 溴氰菊酯标准使用溶液,再配制标准系列,取 10μl 进样。

若取 250ml 水样经处理后测定,本法最低检测质量浓度为 0.002mg/L。人工合成水样中溴氰菊酯浓度为 0.04～0.40mg/L,其相对标准偏差为 1.6%～2.5%;用井水、河水、塘水、自来水和人工合成水样做加标回收实验,溴氰菊酯浓度为 0.10mg/L、0.20mg/L、0.40mg/L,回收率范围分别为 100%～102%、91.6%～106%、95.5%～103%。

五、除草剂类农药

除草剂(herbicides)又称除莠剂,是用于消灭或控制杂草生长的一类药剂,其种类较多,包括苯氧羧酸类、三氮苯类、二苯醚类、苯氨类、酰胺类、氨基甲酸酯类、取代脲类及杂环类等化合物。常用的除草剂有 2,4-滴、灭草松、草甘膦、百草枯、莠去津、西玛津及扑草净等。目前,世界除草剂年总产量折合有效成分为 70 万~80 万吨,约占农药总产量的 50% 左右,销售额逐年上升,超过了杀虫剂和杀菌剂。我国农药市场有 100 多个除草剂品种投入使用,每年使用量达 8 万吨以上。

我国生活饮用水标准检验方法(GB/T5750.9—2006)中规定用毛细管柱气相色谱法测定生活饮用水及其水源水中灭草松和 2,4-滴残留量;高效液相色谱法测定饮用水及其水源水中草甘膦和氨甲基膦酸、莠去津残留量。水中除草剂残留测定的标准方法(GB/T 21925—2008)规定用液相色谱-质谱法(LC-MS)测定水中三嗪类除草剂莠去津、西玛津、扑草净和苯脲类除草剂绿麦隆、异丙隆残留量。

1. 高效液相色谱法 采用阴离子或阳离子交换色谱柱分离草甘膦和氨甲基膦酸,经柱后衍生,用荧光检测器检测。柱后衍生反应为先用次氯酸盐溶液将草甘膦氧化成氨基乙酸,氨基乙酸与邻苯二醛(OPA)和2-巯基乙醇(MERC)的混合液反应,形成一种强光的异吲哚产物。

取 9.9ml 均匀水样,加入 0.1ml 乙二胺四乙酸二钠溶液(EDTA),混匀,0.22μm 或 0.45μm 滤膜过滤。若水样中草甘膦或氨甲基膦酸浓度低于 25μg/L 时,取 500ml 水样分 2 次在旋转蒸发器中浓缩,缓慢升温至 60℃,蒸干,加入 2.9ml 流动相和 0.1ml EDTA 溶剂残渣,过滤。进样量 200μl,外标法定量。

仪器条件 色谱柱:阳离子或阴离子交换树脂柱,4.6mm × (25~30)cm,加热至 50~60℃ 之间效率最大;柱温:50℃;流速:0.5ml/min;荧光检测器:激发波长 Ex = 230nm(氘)、340nm(石英卤素或氙),发射波长 Em = 420~455nm;柱后反应条件:氧化剂流速:0.5ml/min;OPA-MERC 溶液流速:0.3ml/min。

标准溶液 用水配制草甘膦、氨甲基膦酸均为 0.1mg/ml 标准储备溶液,稀释储备液配制浓度为 10μg/ml、1.0μg/ml 系列工作液。储存于聚乙烯瓶中,冰箱保存,每月重新配制。

取 200μl 水样注入色谱仪,测量峰高或峰面积,通过标准曲线的回归分析计算草甘膦和氨甲基膦酸的浓度。浓缩样品可通过浓缩因子(500ml 原始样品/3ml),确定原始水样浓度。本法最低检测质量浓度:草甘膦和氨甲基膦酸均为 25μg/L。对加标样品(加标浓度 0.5~5000μg/L)重复测定 6 次,草甘膦回收率为 94.6%~120%,相对标准偏差为 12%~20%;氨甲基膦酸回收率为 86.0%~100%,相对标准偏差为 6.6%~29%。

测定时需要注意:①水样中的氨甲基膦酸可直接与 OPA/MERC 混合液反应,在次氯酸盐存在下,检测灵敏度会降低;②草甘膦在矿物和玻璃表面有很强的吸附作用,因此水样采集后应储存于聚乙烯瓶中,并加入硫代硫酸钠消除余氯,防止其在氯消毒的水中发生降解;③样品应于 4℃ 避光保存,并在 2 周内完成测定。

2. 液质联用(LC-MS) 水样中除草剂通过液液萃取、浓缩或 SPE 固相萃取柱富集、净化、洗脱后,用 LC-MS 进行定性定量检测分析。

取 100ml 过滤后的待测水样用二氯甲烷萃取 3 次、浓缩或用填充料为 C_{18} 的 SPE 固相萃取柱富集、净化、洗脱、浓缩后,用流动相(0.001% 甲酸 70%,乙腈 30%)定容至 1ml,进样量 10μl。

液相色谱分析条件 色谱柱:SB-C_{18} 100mm × 3.0mm × 3.5μm 或相当极性色谱柱;固相萃取小柱:SDB(500mg/3ml)或 SDB C_{18}(1000mg/6ml)或相当者;梯度洗脱流动相为 0.001% 甲酸和乙腈,梯度洗脱,流速 0.5ml/min;

质谱分析条件 离子源:电喷雾离子源(API-ESI);离子模式:电喷雾正离子扫描(ESI^+);雾化气压力:3.1×10^2 kPa(45psi);干燥气流速:10L/min,温度:350℃;毛细管电压:-3500V(正离子模式)。

将 100μg/ml 标准样品(莠去津、西玛津、扑草净、绿麦隆、异丙隆)用乙腈配制为标准储备液,稀释标准储备液为单一成分浓度在 5~500μg/L 的混合标准液系列,现配现用,4℃ 避光保存 1 个月。取 10μl 进样,色谱图见图 7-4。

本法适用于农田灌溉用水、地表水、地下水等水中三嗪类和苯脲类除草剂残留量的测定,检出限分别为:扑草净 0.05μg/L,莠去津、西玛津、绿麦隆、异丙隆均为 0.25μg/L。

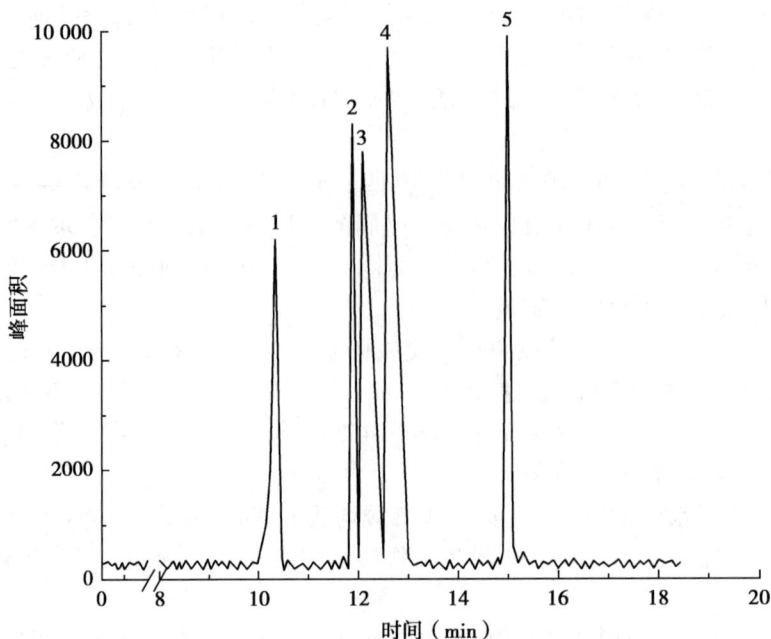

图7-4　5种除草剂的总离子流色谱图
1. 西玛津;2. 绿麦隆;3. 莠去津;4. 异丙隆;5. 扑草净

（梅　勇　周　婷）

第四节　环境内分泌干扰物

激素是生物体的内分泌腺和内分泌细胞合成的一种高效活性物质,能促进细胞的增殖与分化。人体内激素的种类很多,包括垂体激素、性激素、胰岛素、甲状腺激素等。环境内分泌干扰物(endocrine disrupting chemicals,EDCs)是一类能干扰生物体内源性激素合成、贮存、分泌、体内运输、结合及清除等过程,或能使受体的识别、结合及传递发生异常的外来物质。它对生物体生殖、神经和免疫系统等的功能产生可逆性或不可逆性影响,严重者可产生致畸、致突变、致癌作用。EDCs包括环境雌激素、环境雄激素和环境甲状腺激素等,根据化学结构EDCs分为多卤联苯类、邻苯二甲酸酯类、烷基酚类、重金属类及有机锡类化合物、有机氯农药、有机磷农药、拟除虫菊酯类农药等,广泛存在于绝缘材料、合成树脂、塑料增塑剂、黏合剂、洗涤剂、化妆品、农药和电路板等产品中。

一、酞酸酯

(一)概述

酞酸酯(phthalates)又称邻苯二甲酸酯,属于EDCs中的类雌激素,可通过呼吸道、消化道和皮肤接触直接进入人和动物体内,其毒性随分子中醇基碳原子数的增加而减弱。工业上,酞酸酯主要用作塑料制品的稳定剂和增塑剂,此外杀虫剂、化妆品、食品包装、工业溶剂等都有酞酸酯的踪影,酞酸酯已成为全球性的最普遍的一类污染物,环境中酞酸酯几乎无处不在。

鉴于酞酸酯对生态环境和人类健康带来的潜在危害,许多国家和国际卫生组织给予了高度重视,我国已将邻苯二甲酸二甲酯、邻苯二甲酸二正丁酯和邻苯二甲酸二辛酯写入优先污染物监控黑名单。我国《生活饮用水卫生规范》规定邻苯二甲酸二(2-乙基己基)酯、邻苯二甲酸二乙酯和邻苯二甲酸二丁酯的限量值(mg/L)分别为 0.008、0.3 和 0.003。

(二)测定

酞酸酯的检测方法有液相色谱法,固相萃取液相色谱法,毛细管色谱质谱法等。我国检测酞酸酯的标准方法是液液分配色谱法,将水样用正己烷萃取,无水硫酸钠吸水,用 K-D 浓缩器浓缩,在腈基柱或氨基柱上,以正己烷-异丙醇体系为流动相将酞酸酯分离,用紫外检测器测定各化合物的峰高或峰面积(图7-5),外标法定量。

参考条件:色谱柱为腈基柱 30cm×4mm,流动相为 99% 正己烷 +1% 异丙醇,紫外检测器的测定波长为 224nm。保留时间定性,标准曲线法定量。

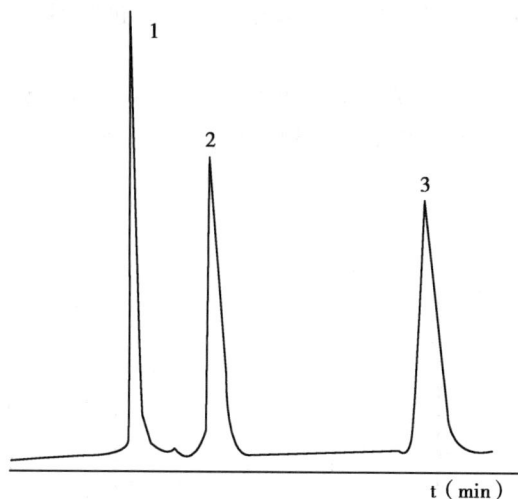

图 7-5 邻苯二甲酸酯标准色谱图
1. 邻苯二甲酸二辛酯;2. 邻苯二甲酸二丁酯;3. 邻苯二甲酸二甲酯

本方法适用于地表水、地下水及废水中邻苯二甲酸二甲酯、邻苯二甲酸二丁酯和邻苯二甲酸二辛酯的测定,最低检出限(μg/L)分别为 0.1、0.1 和 0.2。

注意事项:①所用容器均为玻璃制品,用前依次用洗涤剂、纯水、丙酮、正己烷洗涤;为防止容器瓶口沾污,最好使用铝箔保护;②实验室用水应使用二次蒸馏水,不得使用去离子水,避免制水过程中接触塑料制品;③试剂在临用前必须经过纯化处理,无水硫酸钠试剂一般装在塑料瓶中,可导致空白值偏高,应在 350℃下烘烤 4 小时后使用;④在浓缩过程中,不能将样品蒸干,要仔细冲洗浓缩管,以避免管壁吸附给测定带来误差;⑤玻璃瓶采集水样后,调至 pH7.0 左右,于冰箱内 0~4℃保存,取样后 7 日内萃取,30 日内完成分析。

二、烷基酚

(一)概述

烷基酚(alkylphenols Aps)是酚的烷基化产物,一般是无色液体或低熔点结晶,在工农业生产及日常生活中应用十分广泛。各种酚醛树脂、橡胶防老剂、塑料的抗氧化剂和农药乳化剂及纺织品整理剂等化工产品的生产过程都使用到烷基酚,此外它还是生产非离子表面活性剂的原料,含烷基酚的清洁剂约占我国非离子型表面活性剂市场的80%,目前工业废水和生活污水中清洁剂分解产物是水环境中烷基酚的主要污染源。

烷基酚是一类具有较高雌激素活性的EDCs,可通过直接接触或食物进入动物体内,因其在生态环境中生物降解性差,可通过食物链在体内蓄积。

烷基酚种类繁多,目前研究较多的烷基酚类化合物是双酚类、壬基酚、辛基酚。我国《生活饮用水卫生规范》规定双酚A的限量值≤0.01mg/L。

（二）测定

烷基酚的检测方法有气相色谱法、高效液相色谱法、气相色谱质谱法和液相色谱质谱法等,这些方法均适用于地表水、地下水、海水中的烷基酚类化合物的分析测定。

气相色谱质谱法检测是在pH2~3条件下,水样中的烷基酚类化合物用二氯甲烷等有机溶剂萃取,再经干燥、浓缩、衍生化(三甲基硅烷化)后,进行GC-MS分析(图7-6),与标准比较定量。

参考条件:色谱柱为DB-1石英毛细管柱30m×0.32mm×0.25μm,柱温采用程序升温,氦气作载气,无分流进样,定性分析采用全扫描方式,扫描质量范围为35~400amu,定量分析选择离子检测。

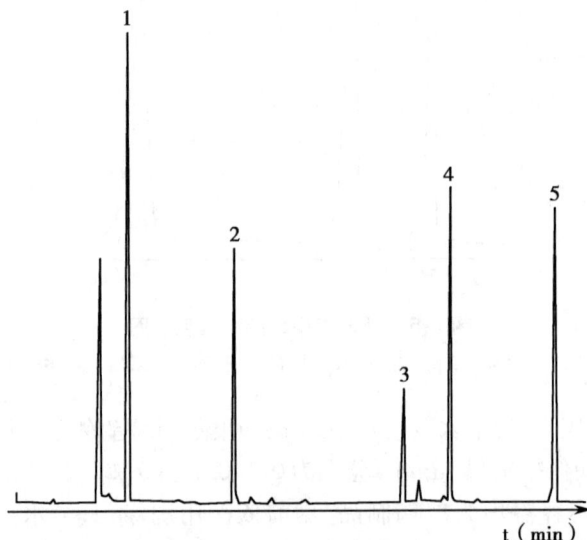

图7-6 烷基酚类三甲基硅烷衍生物的选择离子色谱图
1. 4-正丁基酚;2. 4-正戊基酚;3. 4-正己基酚;4. 4-正庚基酚;5. 4-正辛基酚

由于烷基酚类化合物中含有羟基,在水中会有少量电离,不被有机相萃取,酸化水样可抑制其电离,提高萃取效率,从而提高分析方法的准确度。另外,因羟基的存在,分子极性较大,直接用色谱分析,很容易出现拖尾的宽峰,影响分离效果。为得到尖锐的色谱峰、良好的重现性并提高检测灵敏度,用N,O-双(三甲基硅)三氟代乙酰胺衍生化,该反应的关键在于脱水完全,少量水分可使反应失败。

第五节　余氯和氯化消毒副产物的检测

一、概述

（一）氯化消毒及余氯

水中致病微生物对人体健康危害极大,在人类历史上发生过多起由不洁饮水导致的灾难事件,因此必须切断致病微生物的传播,才能预防传染病的发生和流行。饮水的净化和消毒是保证饮用水安全,防止介水性疾病发生的重要手段。消毒方式主要有氯化消毒、紫外线消毒和二氧化氯消毒等,其中氯化消毒杀菌能力强,持续时间长,运行成本低,是一种应用广泛的传统消毒方法,也是我国目前饮水消毒的主要方法。

氯化消毒剂使用较多的是液氯或氯气,Cl_2 与水反应生成 HCl 和 $HClO$,$HClO$ 又可部分分解离成 ClO^-,水中的 $HClO$ 和 ClO^- 存在平衡,相对比例取决于水的 pH,其比值随 pH 的增加而迅速降低。$HClO$ 与 ClO^- 均有较强的氧化性,具有杀菌消毒作用,但能力明显不同,对大肠菌群的实验结果显示 $HClO$ 的杀菌效率比 ClO^- 高约 80 倍。研究还发现不同微生物对氯的耐受性不同,绝大多数的肠道病毒对氯的耐受性比肠道病原菌强。

氯化消毒时,加入的氯可与水中氨、铵盐及有机胺反应生成氯胺。氯胺包括一氯胺、二氯胺、三氯化氮和有机氯胺。三种无机氯胺生成比例,主要取决于氨和铵盐与氯的比值、温度及 pH 等因素。

氯与微生物作用的同时还要氧化水中的有机物和还原性无机物,其需氯的总量称为需氯量。为保证其消毒效果以及抑制细菌再繁殖和防止水在输送过程中的二次污染,加氯量必须超过需氯量,使杀菌和氧化后还能剩余一部分有效氯。加入氯经过一定时间的接触后,水中所剩余的有效氯称为余氯。余氯分为游离性余氯和化合性余氯两种。游离性余氯又分为活性游离氯 Cl_2、$HClO$ 和潜在游离氯 ClO^-;化合性余氯则为氯胺。

一般氯化消毒水中游离性余氯和化合性余氯可同时存在,而某些污水和工业废水氯化后,可能只含有化合性余氯。游离性余氯较化合性余氯杀菌作用强,因此,加氯后两者达到消毒目的所需要的接触时间不一样。一般要求氯加入水中后,接触 30 分钟,有 0.3～0.5mg/L 的游离性余氯,而对化合性余氯则要求接触 1～2 小时后有 1～2mg/L 余氯。

氯能够杀菌消毒,但余氯含量过高,也会对人体带来危害:长期接触可引起皮肤干燥、皲裂或角质化等皮肤病;长期饮用则可造成消化功能紊乱以及神经、肝脏、肾脏等系统的损伤;另外,挥发出的氯气可对皮肤、黏膜、呼吸道及肺部等造成损伤。

我国《生活饮用水卫生标准》中规定液氯或氯气消毒时,集中式给水出厂水及管网末梢水中余氯含量分别不低于 0.3mg/L 和 0.05mg/L;氯胺消毒时,集中式给水出厂水及管网末梢水中余氯含量不低于 0.5mg/L 和 0.05mg/L。

（二）氯化消毒副产物

1. 氯化消毒副产物来源　水中含有天然有机物,如富里酸、腐植酸、藻类和氨基酸等,此外还普遍检出诸如醇类、酮类、酚类、单环芳烃和多环芳烃等多种有机污染物,它们作为有机前体物质,在氯化消毒时,与氯发生氧化还原、取代或加成等反应,生成一系列氯代产物;水中如果有 Br^-、I^- 存在,可被氯氧化成 $HBrO$、HIO,其更易与前体有机物反应,生成溴代物和碘代物,这些反应产物都属于氯化消毒副产物(chlorinated disinfection by-products,CDBPs)。

CDBPs 的种类和数量取决于有机前体物质的种类和浓度以及投氯量、氯化时间、水的 pH、温度、氨氮和溴化物浓度等因素。游离余氯较氯胺更有利于三卤甲烷的生成,含氮的有机前体物质易生成卤乙腈和卤代硝基甲烷,氨基酸采用氯胺消毒时生成的二氯乙腈浓度是游离性余氯消毒的 5 倍多,且二氯乙腈的生成量随氯胺投放量的提高而增加。水中的酚也可与氯作用,生成氯酚。当水中有 Br^- 存在时,容易生成三溴甲烷和溴乙酸。温度可加速副反应,使副产物增多。pH 降低,三卤甲烷生成量减少,但卤乙酸生成量反而增加。氯与有机前体物接触时间越长,副产物越多。

2. 氯化消毒副产物的分类 一般将 CDBPs 分为挥发性卤代有机物和非挥发性卤代有机物两类。挥发性卤代有机物主要包括三卤甲烷(trihalomethanes,THMs)和卤乙腈(haloacetonitriles);非挥发性卤代有机物主要包括卤乙酸(haloaceticacids,HAAs)、卤代酮(haloketones)、卤代酚(halophenols)、卤代硝基甲烷(halonitromethanes HNMs)等。此外,还有水合氯醛($CCl_3CH(OH)_2$)、3-氯-4-(二氯甲基)-5-甲氧基-2(5H)-呋喃酮和 3-氯-4-(二氯甲基)-5-羟基-2(5H)-呋喃酮及其同分异构体 E-2-氯-3-(二氯甲基)-4-氧化-2-丁烯酸和 Z-2-氯-3-(二氯甲基)-4-氧化-2-丁烯酸等。

3. 氯化消毒副产物检验的意义 自 1974 年发现氯化消毒的同时产生具有致癌作用的三氯甲烷以来,陆续检测到多种氯化消毒副产物,这些副产物大多具有致癌、致突变、致畸作用。研究表明多种 CDBPs 对大鼠胚胎具有致畸作用,能降低胎儿存活率,并导致消化系统、泌尿系统和心脏的畸形;某些国家流行病学研究表明,新生儿某些出生缺陷与暴露强度具有相关性。Ames 试验(污染物致突变性检测)表明,氯化饮用水的有机提取物具有致突变性。动物实验显示,CDBPs 具有致癌作用;国内外对氯化饮用水与人群肿瘤的流行病学关系的研究表明,饮水氯化消毒可能与某些癌症的增加有关。

基于 CDBPs 对生命健康具有潜在危害,我国《生活饮用水卫生规范》将三氯甲烷列入饮用水常规检测项目,将三溴甲烷、二溴一氯甲烷、一溴二氯甲烷、二氯乙酸、三氯乙酸和 2,4,6-三氯酚及五氯酚及水合氯醛,确定为饮用水水质非常规检验项目,并规定了相应限值。各地应根据具体情况对 CDBPs 的种类和含量进行监测,为控制 CDBPs 的生成提供参考,并为研究人体健康的影响因素提供依据。

二、测定方法

CDBPs 种类多、含量低,单纯使用色谱法,其灵敏度及分离能力不能满足测定要求,需要在测定之前对被测组分进行分离富集。常用的方法有萃取法、顶空法、吹扫捕集法及固相微萃取法。针对不同组分的性质,有时还需借助衍生试剂,改善被测组分的极性,以提高测定的灵敏度和选择性。

(一)余氯测定方法

游离氯在水中很不稳定,日光或其他强光直射下,溶液中的氯很快分解;余氯具有强氧化性,能将水中可能存在的有机物和其他还原性无机物氧化,导致水中含氯量迅速下降。因此采集测余氯的水样,最好用玻璃瓶,装满密塞,避免水样接触空气,尽量现场测定。否则,可预先在采样瓶中加入氢氧化钠,使采集到的样品 pH > 12,冷藏箱运送,4℃避光可保存 5 天。

测定总氯及游离氯的方法有 N,N-二乙基对苯二胺(简称 DPD)-硫酸亚铁铵滴定法、DPD 分光光度法和 3,3′,5,5′-四甲基联苯胺比色法。前两种方法还可对各种氯胺进行分别测定。

1. N,N-二乙基对苯二胺-硫酸亚铁铵滴定法 游离氯在 pH6.2～6.5 时,与 DPD 指示剂反应生成红色化合物,用硫酸亚铁铵标准溶液滴定至红色消失,根据硫酸亚铁铵的消耗量计算游离氯含量(以 Cl_2 计);而在过量碘化钾存在时,相同 pH 条件下,游离氯和氯胺均与 DPD 指示剂反应生成红色化合物,用硫酸亚铁铵标准溶液滴定,可测定总余氯含量。

本法适用于工业废水、医疗废水、生活污水、中水和污水再生的景观用水中游离氯和总氯的测定,检出限为 0.02mg/L(以 Cl_2 计),适用浓度范围为 0.08~5.00mg/L,对于高浓度的水样应稀释后测定。

于锥形瓶中依次加入一定体积磷酸盐缓冲溶液、DPD 溶液及水样,混匀后加 1.0g 碘化钾晶体(测定游离氯时不加),混匀,用硫酸亚铁铵标准溶液滴定至无色,根据硫酸亚铁铵标准溶液消耗的体积计算总余氯(或游离氯)含量。

测定总余氯时,滴至无色后,如在 2 分钟内粉红色再现,可继续滴定至无色即为终点。

注意事项:①测游离氯时应立即滴定;测总氯时,应放置 2 分钟后滴定;②测定游离氯时,若因样品中含有较高浓度的氯胺逐渐分解,1 分钟后的再次显色将不影响测定;③除需避免强光外,还应避免高热,因为温度较高时会促使氯胺起反应,并加速指示剂的褪色过程,因此测余氯时,实验温度不能超过 20℃,必要时可将试样置冰水中预先冷却,并加快滴定速度,整个过程应在 2 分钟内完成。

2. N,N-二乙基对苯二胺分光光度法　游离氯在 pH6.2~6.5 时,与 DPD 反应,生成红色化合物,颜色深浅与游离氯含量(以 Cl_2 计)成正比,根据吸光度测定游离氯含量;相同条件下,在过量碘化钾存在时,游离氯和氯胺均与 DPD 反应,生成红色化合物,通过测定吸光度可得总余氯含量。

本法适用于工业废水、医疗废水、生活污水、中水和污水再生的景观用水中游离氯和总氯的测定,不适用于测定较浑浊或色度较高的水样。使用 5cm 比色皿时,检出限为 0.004mg/L,测定浓度范围为 0.016~0.20mg/L。

可于锥形瓶中依次加入一定体积磷酸盐缓冲溶液、DPD 溶液和水样,混匀后再加 1.0g 碘化钾晶体(测定游离氯时不加),混匀,在波长 515nm 处,测定吸光度,标准曲线法定量,测得总氯(或游离氯)含量。

由于游离氯标准溶液不稳定且不易获得,可用碘分子或 I_3^- 代替游离氯作标准溶液(碘分子或 I_3^- 与 DPD 试剂的显色特性相同),以碘酸钾为基准,在酸性条件下,加入过量碘化钾反应 $IO_3^- +5I^- +6H^+ =3I_2 +3H_2O, I_2 +I^- =I_3^-$,生成的碘分子与氯分子的物质的量的比例关系为 1:1。

注意事项:①对稍有浑浊或有色的样品不可过滤或脱色,以免游离氯损失,可用空白溶液补偿;②当样品含游离氯浓度较高时,加入的 DPD 指示剂所显深红色很快褪尽,这是因为被氧化而显色的指示剂随即又被游离氯漂白,此时应将样品稀释后再测定;③某些含有机物较多的样品如医院污水等,测定时其显色时间较长,操作时应进行多次测量,以便选择显色相对稳定后的测量值;④盛过显色液的比色皿先用乙醇-10% 盐酸(1+1)荡洗,再用水洗涤;⑤溴、碘、臭氧、过氧化氢、铬酸盐、氧化锰、六价铬、NO_2^-、Fe^{3+}、Cu^{2+} 等氧化剂,以及溴胺、碘胺、二氧化氯等对游离氯和总余氯的测定产生干扰,亚氯酸盐干扰总氯的测定,高浓度的一氯胺干扰游离氯的测定;$Fe^{3+} < 20mg/L$ 和 $Cu^{2+} < 8mg/L$ 的干扰可通过缓冲溶液和 DPD 溶液中的 Na_2-EDTA 掩蔽,铬酸盐的干扰可加氯化钡消除,氧化锰、六价铬和二氧化氯、亚氯酸盐的干扰通过测定其浓度予以扣除,其他干扰可加亚砷酸钠溶液或硫代乙酰胺溶液消除。

3. 3,3′,5,5′-四甲基联苯胺比色法　在 pH < 2 的酸性溶液中,余氯和 3,3′,5,5′-四甲基联苯胺(以下简称四甲基联苯胺)反应,产生黄色的醌式化合物,与用重铬酸钾-铬酸钾溶液配制的永久性余氯标准溶液进行目视比色定量。

于具塞比色管中移取四甲基联苯胺的盐酸溶液和澄清水样,定容,混匀后立即比色,所得结果为游离性余氯,如放置 10 分钟,再进行比色,所得结果为总余氯含量。

本方法的最低检测浓度为 0.005mg/L,可用于测定生活饮用水及水源水中的总余氯及游离性余氯含量。

注意事项:①显色反应在 25～30℃ 之间进行;②如水样色度较高,比色时应扣除水样所造成的空白;③水中含有悬浮性物质干扰测定,应先用离心法去除,其他干扰物质的最高容许含量为:Fe^{3+} 0.12mg/L,NO_2^- 0.05mg/L;④显色溶液若为淡绿色或淡蓝色,表明显色溶液酸度偏低,多加 1ml 四甲基联苯胺的盐酸溶液,即可产生正常的淡黄色,若显色溶液为橘黄色,表明水样余氯含量过高,多加 1ml 四甲基联苯胺的盐酸溶液即可。

(二) 三卤甲烷的测定

CDBPs 中的三卤甲烷主要包括三氯甲烷、一溴二氯甲烷、二溴一氯甲烷和三溴甲烷等。三卤甲烷对肝脏、大肠和肾脏产生较强的毒性,能诱发癌症,是潜在的致癌物质。我国《生活饮用水卫生规范》规定该类化合物中每种化合物的实测浓度与其各自限值的比值之和不得超过1,其中一溴二氯甲烷、二溴一氯甲烷、三溴甲烷的限量值(mg/L)分别为 0.06、0.06 和 0.1。

三卤甲烷的检测方法有气相色谱法、气相色谱质谱法等,检测之前必须用顶空法或吹扫捕集法对水样进行预处理。顶空气相色谱法是国家标准方法,包括顶空填充柱气相色谱法和顶空毛细管气相色谱法,其中毛细管色谱法能同时检测的组分更多;吹扫捕集法具有样品用量少,组分损失小,检测限低,无溶剂污染,操作快捷等特点,也被广泛用于三卤甲烷的检测。

1. 顶空毛细管气相色谱法　将水样置于有一定液上空间的密闭容器中,水中的挥发性组分向容器的液上空间挥发,产生蒸气压。在一定温度下,组分在气液两相达到热力学平衡,各卤代烃在气相中的浓度与它在液相中的浓度呈正比。气相样品用带有电子捕获检测器的气相色谱仪进行分析(图 7-7),与标准比较,保留时间定性,外标法定量。

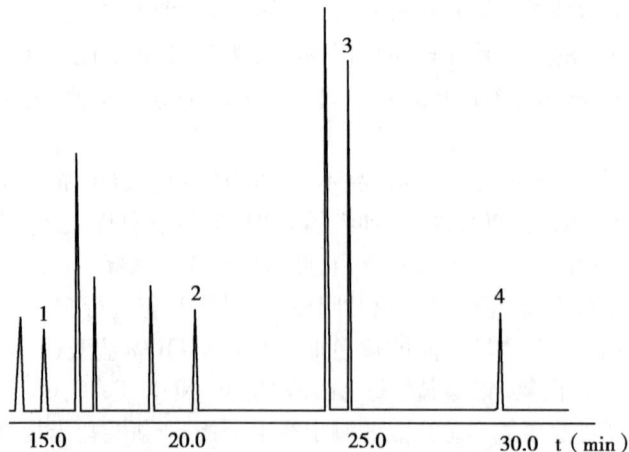

图 7-7　挥发性卤代烃的标准色谱图

1. 三氯甲烷;2. 一溴二氯甲烷;3. 二溴一氯甲烷;4. 三溴甲烷

本方法适用于生活饮用水、地表水、地下水、生活污水、海水、工业废水中三卤甲烷的测定,对三卤甲烷的最低检测质量浓度($\mu g/L$)分别为:$CHCl_3$ 0.02;$CHBrCl_2$ 0.02;$CHBr_2Cl$ 0.02;$CHBr_3$ 0.04。

顶空瓶中加入 NaCl,再缓慢加入一定体积水样,立即加盖密封,60℃下达热力学平衡后,抽取气体,用毛细管色谱法检测。

参考条件:涂渍6%的氰丙基苯-94%二甲基硅氧烷固定液的毛细管柱 60m × 0.25mm × 1.45μm,载气为高纯氮气,色谱柱程序升温,分流进样,电子捕获检测器检测,标准曲线法定量。

注意事项:①高浓度样品与低浓度样品交替分析会造成干扰,当分析高浓度样品后应分析一个空白以防止交叉污染;②环境水体中常见的有机氯农药(滴滴涕等)及碳氢化合物不干扰挥发性卤代烃的测定;③影响顶空气相色谱测量精度的主要因素是顶空管的密封性,进样的准确性和进样器的密封性;最好使用自动顶空进样装置,以严格控制气、液体积比,平衡温度和平衡时间的一致,液上气体压力对测定结果有明显影响,应准确控制充气压力并应防止充气后漏气;④若样品含余氯,为避免游离氯与水中的某些有机物仍能缓慢反应,使样品在运送、分析过程中卤代烃含量逐渐增加,可先向采样瓶中加入抗坏血酸(约水样重量的0.5%),密塞后带到现场取样。采样后应尽快分析,否则,冰箱内4℃保存,24小时内测定。

2. 填充柱气相色谱法　将15% DC-550(含25%苯基的聚甲基硅氧烷)的固定液涂渍在60~80目或80~100目的 ChromosorbW AW 或 DMCS 载体上,填充于长2m、内径3mm玻璃柱中作色谱柱,高纯氮气作载气,电子捕获检测器检测,标准曲线法定量。

该方法适用于生活饮用水或其水源水,最低检出质量浓度($\mu g/L$)分别为:$CHCl_3$ 0.6;CCl_4 0.4;$CHBrCl_2$ 1;$CHBr_3$ 6;$CHBr_2Cl$ 0.3;$Cl_2C = CHCl$ 3;$Cl_2C = CCl_2$ 1.2。

3. 吹扫捕集气相色谱质谱法　预先净化的惰性气体通入水样,将水样中的易挥发性成分吹出,用适当的方式将被测组分捕集,实现分离富集,再将被测组分解吸后,用气相色谱质谱法分析检测。

(三)氯乙酸的测定

CDBPs 中卤乙酸主要包括一氯乙酸、二氯乙酸、三氯乙酸和溴乙酸、二溴乙酸、三溴乙酸及一溴二氯乙酸、二溴一氯乙酸等。卤乙酸具有胚胎毒性和致畸作用,能降低胎儿存活率,并导致消化系统、泌尿系统和心脏的畸形,还可引发肝腺瘤和肝细胞癌。1994年世界卫生组织提出在致癌危险性水平为 10^{-5} 下,自来水中二氯乙酸和三氯乙酸的参考浓度分别为 $50\mu g/L$ 和 $100\mu g/L$。我国《生活饮用水卫生规范》规定二氯乙酸和三氯乙酸的限量值(mg/L)分别为 0.05 和 0.1。

卤乙酸的测定可采用毛细管色谱法、毛细管色谱质谱法、高效液相色谱法。由于卤乙酸极性强,难挥发,用疏水性衍生试剂可降低它们的极性,提高挥发性,使被测组分与基体或其他干扰物质的分离度加大,从而达到改善方法灵敏度与选择性的目的。

萃取衍生气相色谱法是在酸性条件下(pH < 0.5),用含 1,2-二溴丙烷内标物的甲基叔丁基醚(tert-butyl methyl ether, MTBE)萃取水样,萃取液用硫酸酸化的甲醇溶液衍生,卤乙酸转变成卤代乙酸甲酯,毛细管柱分离,电子捕获检测器检测(图7-8),保留时间定性,与标准比较定量。

本方法适用于生活饮用水及其水源水中氯乙酸的测定,一氯乙酸、二氯乙酸和三氯乙酸的最低检测质量(ng)分别为 0.062、0.025、0.012,若取水样 25ml 测定,则最低检测质量浓度($\mu g/L$)分别为 5.0、2.0、1.0。

萃取瓶中依次加入水样、浓硫酸、无水硫酸铜和无水硫酸钠,分别混匀,再加 MTBE 萃取,取上清液,加入新配制的硫酸-甲醇溶液,在50℃下衍生约2小时,再经饱和碳酸氢钠中和及无水硫酸钠除水,得衍生液,取2μl用毛细管气相色谱仪分析。

参考条件:色谱柱为HP-5毛细管柱(30m×0.25mm×0.25μm),柱温为程序升温,载气为高纯氮气,电子捕获检测器检测,标准曲线法定量。

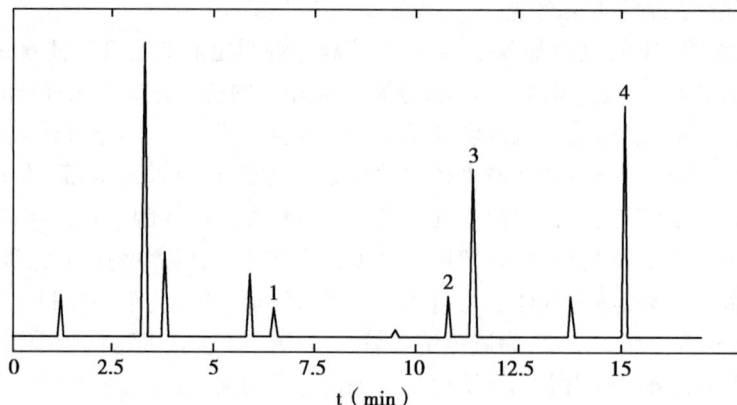

图7-8　氯乙酸标准色谱图
1. 一氯乙酸;2. 二氯乙酸;3. 1,2-二溴丙烷;4. 三氯乙酸;

注意事项:采样时,先加5mg NH$_4$Cl于50ml采样瓶,采集水样后24小时内分析,否则,冰箱内4℃保存,7天内完成测定。

(四)氯代酚的测定

CDBPs中的卤代酚主要是氯代酚:2-氯酚、3-氯酚、2,4-二氯酚、2,6-二氯酚和2,4,6-三氯酚、五氯酚等。氯代酚是一种具有强烈刺激性气味的化合物,对水的感官性能影响较大,某些氯代酚可引起代谢紊乱、肝肾中毒,2,3,4-三氯酚和2,4,6-三氯酚的Ames致突变性较强,五氯酚具有致癌作用。我国《生活饮用水卫生规范》规定2,4,6-三氯酚和五氯酚的限量值(mg/L)分别为0.2和0.009。

氯代酚的测定有液液萃取衍生气相色谱法、顶空-固相微萃取气相色谱法和固相萃取-高效液相色谱法等,前两种方法应用较多。

1. 液液萃取衍生气相色谱法　在酸性条件下(pH<2),用环己烷-乙酸乙酯混合溶剂萃取水样中氯酚类,萃取液在碱性溶液中用乙酸酐衍生,毛细管色谱分离,用电子捕获检测器检测(图7-9),保留时间定性,外标法定量。

本方法适用于生活饮用水及其水源水中2-氯酚、2,4-二氯酚、2,4,6-三氯酚和五氯酚的测定,最低检测质量(ng)依次为0.0005、0.04、0.005、0.0003;若取50ml水样,则最低检测质量浓度(μg/L)分别为0.04、3.2、0.4、0.03。

取一定体积水样,用盐酸调pH<2,加入环己烷-乙酸乙酯萃取,取有机相加入乙酸酐-吡啶衍生化试剂,60℃水浴衍生20分钟,加入K$_2$CO$_3$溶液充分混合,取有机相1μl直接进行色谱分析。

参考条件:石英毛细管(30m×0.25mm×0.25μm),涂渍液膜为SE-30,柱温用程序升温,载气为高纯氮气,电子捕获检测器检测,标准曲线法定量。

注意事项:水样采集后如不能立即分析,应于每升水样中加入1ml浓H$_2$SO$_4$和5g CuSO$_4$,冰箱中4℃保存。

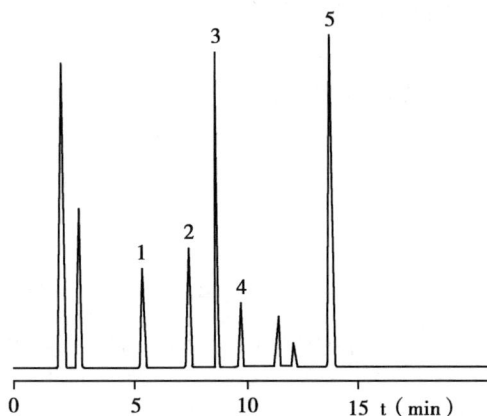

图 7-9　氯代酚标准色谱图

1. 2-氯酚;2. 2,4-二氯酚;3. 2,4,6-三氯酚;4. 2,4-二溴酚;5. 五氯酚

2. 顶空-固相微萃取气相色谱法　置于顶空瓶中的水样,在 60℃ 和 pH=2 条件下,经过一段时间,被测组分在气液两相中达动态平衡,用固相聚丙烯酸酯微萃取头萃取,直接在气相色谱进样器中解吸进样,以电子捕获检测器测定,外标法定量。

本方法适用于生活饮用水或其水源水中 2,4,6-三氯酚和五氯酚的测定,最低检测质量浓度分别为 $0.05\mu g/L$ 和 $0.2\mu g/L$。

参考条件:HP-5 毛细管色谱柱 $30m \times 0.32mm \times 0.25\mu m$,载气为高纯氮气,柱温用程序升温,电子捕获检测器检测,标准曲线法定量。

注意事项:水样采集后如不能立即分析,可先将采样瓶中加 NaOH,使采样后水样约为 pH=11,密封,24 小时内完成测定。

(五) 卤代酮的测定

CDBPs 中的卤代酮主要包括氯丙酮、二氯丙酮、三氯丙酮、四氯丙酮、五氯丙酮、六氯丙酮。一些卤代酮,在 Ames 试验中呈阳性结果。

美国环境保护总局推荐的卤代酮检测方法是液-液萃取毛细管气相色谱法,在酸性条件下,水样中的卤代酮经 MTBE 萃取,用带电子捕获检测器的毛细管色谱法分离测定。

本方法适用于生活饮用水及其水源水中氯丙酮、三氯丙酮及氯化苦的测定。

可取水样加入 NaCl(海水不加),置于分液漏斗中,缓慢加入浓硫酸,混匀,再加入 MT-BE 萃取,分层后取有机相进行毛细管色谱分析,标准曲线法定量。

注意事项:水样采集后若不能立即测定,用盐酸调至 pH4~5,冰箱内 4℃ 保存,2 周内完成检测。

(六) 卤乙腈的测定

CDBPs 中的卤乙腈主要有氯乙腈、二氯乙腈、二溴乙腈、氯溴乙腈和三氯乙腈等。某些卤乙腈能对 DNA 产生损伤,具有诱变性和致癌性,二氯乙腈可引发皮肤癌,三氯乙腈和氯溴乙腈均能引发肺癌。

卤乙腈的测定有液液萃取气相色谱法、顶空毛细管色谱法、顶空-固相微萃取气相色谱质谱法等。色谱法采用电子捕获检测器检测。

液液萃取气相色谱法是美国环境保护总局推荐的标准检测方法,参见卤代酮测定。

顶空毛细管气相色谱法参见三卤甲烷测定。

顶空-固相微萃取气相色谱质谱法,顶空瓶中将水样调至 pH =5,加入硫酸钠,固相微萃取头萃取,然后直接用毛细管色谱质谱法分析。

参考条件:毛细管柱为 ID ZB-5MS(Phenomenex)柱(30m × 0.25mm × 1μm),载气为高纯氦气,柱温采用程序升温,采用电子轰击离子源(70ev),定性分析为全扫描方式,定量分析采用选择离子检测。

(彭　茵)

本 章 小 结

水中有机污染物主要来源于工业污水及生活废水的排放,其种类多、数量大,难以对水质中的各种有机污染物进行全面定性与定量分析。针对当前水质有机污染的突出问题,本章主要介绍了水中卤代烃、苯系物、农药、环境内分泌干扰物、氯化消毒副产物等污染概况及其测定方法。要求重点掌握测定卤代烃、苯系物、农药、环境内分泌干扰物、余氯和氯化消毒副产物等指标的基本原理、测定方法及其注意事项。熟悉各类指标的基本概念、污染来源、样品的前处理方法和测定方法的适用范围。了解溶剂萃取气相色谱法、顶空气相色谱法、吹扫捕集气相色谱法和固相微萃取气相色谱法的样品预处理技术在水质有机污染物检测中应用。

思考题

1. 什么叫做卤代烃和挥发性卤代烃,两者之间有何联系与区别? 挥发性卤代烃常用的检测方法有哪些?

2. 在测定水中挥发性卤代烃时,若样品中含有余氯该如何处理?

3. 试述吹扫捕集/气相色谱-质谱法测定水中挥发性卤代烃的基本原理。

4. 气相色谱仪测定水中苯系物有哪些方法? 简述各方法的原理。

5. 氯代苯的测定方法有哪些? 测定氯代苯的水样采集及保存注意事项有哪些?

6. 水中硝基苯类物质测定方法有哪些?

7. 如何采集测定农药的水样? 采样时应注意哪些问题?

8. 测定水样中有机磷农药残留量的方法有哪些? 简述其基本原理及优缺点及注意事项。

9. 气相色谱法测定水样中农药常采用哪些检测器? 简述各自的优缺点和适用范围。

10. 简述测定水样中拟除虫菊酯类农药方法的基本原理。

11. 测定水中除草剂类农药的国家标准方法有哪些? 简述各自的特点。

12. 何谓环境内分泌干扰物,根据化学结构其主要有哪几类化合物?

13. 酞酸酯和烷基酚测定有何特点?

14. 测定余氯的水样如何采集和保存?

15. 简述游离性余氯和总余氯的测定方法。

16. 顶空气相色谱法测定三氯甲烷,影响测量精度的因素有哪些?

17. 简述顶空-固相微萃取气相色谱法测定卤代酚的原理。

18. 为何气相色谱法测定氯乙酸需要将其衍生化后测定?

第八章 生活用水和沉积物检验

第一节 饮用天然矿泉水检验

一、概述

矿泉水(mineral water)是地表水经历几十年甚至几百年的渗透、过滤、地下深部循环才形成的,在形成过程中与周围介质长期作用,从大气圈、地表水和岩石圈中获得的各种成分物质,成为复杂的溶液。由于不同的地理、地质环境中,温度、压力及氧化还原条件的变化,使地下水有不同的理化性质,而不同的理化特性使矿泉水呈现不同的医疗保健作用。根据矿泉水的用途可分为浴用矿泉水和饮用天然矿泉水。

饮用天然矿泉水(drinking natural mineral water)是指从地下深处自然涌出或经钻井采集的、含有一定量的矿物质、微量元素或其他成分、在一定区域未受污染并采取预防措施避免污染的水;在通常情况下,其化学成分、流量、水温等动态指标在天然周期波动范围内相对稳定。

天然矿泉水因产地不同,其理化性质也存在一定差异,其中有些物质在适量时对人体是有益的;有些物质是人体非必需元素或对人体有害;有些物质在不同化学形态对人体能产生不同的生理影响。天然矿泉水能否作为饮用水,不仅需要对水源地及水源水进行严格的审查和评价,而且对矿物水的生产、销售也要进行严格的监督和管理。水质理化检验结果是天然矿泉水水资源评审和产品生产、销售监督与管理的依据。

为确保饮用矿泉水安全,中国《饮用天然矿泉水》(GB8537—2008)对矿泉水的物理、化学和生物学指标做出明确规定,并颁布了《饮用天然矿泉水检验方法》(GB/T 8538—2008),明确各项指标的检验方法。检验指标分为感官指标、界限指标、限量指标、污染物指标和微生物指标5类,其中感官指标有色度、浑浊度、臭和味、肉眼可见物4项;界限指标有锂、锶、锌、碘化物、偏硅酸、硒、游离二氧化碳、溶解性总固体8项;限量指标有硒、锑、砷、铜、钡、镉、铬、铅、汞、锰、镍、银、溴酸盐、硼酸盐、硝酸盐、氟化物、耗氧量、^{226}镭放射性18项;污染物指标有挥发酚、氰化物、阴离子合成洗涤剂、矿物油、亚硝酸盐、总 β 放射性6项;微生物指标有大肠菌群、粪链球菌、铜绿假单胞菌、产气荚膜梭菌4项。各地监督、管理部门可根据矿泉水的特征委托检验部门检验相关项目。

二、饮用天然矿泉水界限指标及其检验

中国《饮用天然矿泉水》标准规定,只要界限指标中有一项(一项以上)符合标准即属于天然矿泉水。为避免与其他有关章节重复,本节只重点介绍锂、锶、碘化物、硒、偏硅酸、游离二氧化碳的测定。

（一）锂

1. 概述 锂为活泼的碱金属元素，在自然界中含量较丰富，丰度为 27 位。已知含锂的矿物有 150 多种，具有工业价值的有六种，其中主要有锂辉石（$LiAlSi_2O_6$）、锂云母[$Li_2(F, OH)2Al(SiO_3)_3$]、磷铝矿[$LiAl(F, OH)PO_4$]。水在运动过程中与这些矿石或风化而成的土壤接触，使水中的锂含量增加。地表水中的锂平均含量 $3\mu g/L$（$0.5 \sim 5\mu g/L$），因各地的矿物质的环境分布和土壤类型不同，地下水的锂含量差异很大。

锂是人体内必需微量元素，适量摄入能调节中枢神经活动，能安定情绪，改善造血功能，提高人体免疫功能，但长期过量摄入可影响机体正常代谢，产生一定的副作用甚至引起毒性反应。我国标准规定，饮用天然矿泉水中锂含量应 $\geqslant 0.20mg/L$ 和 $< 5.0mg/L$。

2. 测定方法 中国《饮用天然矿泉水检验方法》中规定了火焰发射光谱法、原子吸收分光光度法（AAS）和离子色谱法测定矿泉水中的锂。

（1）火焰发射光谱法：锂在火焰中极易被激发，当被激发的原子返回基态时，以光量子的形式辐射出所吸收的能量，于 670.8nm 处测其发射强度，其发射强度与锂含量成正比。本法最低检出质量浓度为 0.01mg/L。

共存的 Ca^{2+}、Sr^{2+}、Ba^{2+} 等干扰本实验，测定前向水样中加入硫酸盐-碳酸铵溶液沉淀剂可消除干扰；若水样中 Ca^{2+}、Sr^{2+}、Ba^{2+} 含量较低时不生成沉淀，可直接取上清液测定。

（2）火焰原子吸收分光光度法：锂在空气-乙炔火焰中被原子化，其基态原子能吸收来自锂空心阴极灯发出的共振线，在 670.8nm 波长处，测定其吸收强度，与标准比较定量。本法最低检出质量浓度为 0.05mg/L。

K^+、Na^+ 对锂有增感效应，含量达 2500mg/L 即趋于恒定，可通过补加 KCl、NaCl 使其 K^+、Na^+ 含量分别增加至 2500mg/L，予以校正。Ca^{2+}、Mg^{2+}、Sr^{2+} 超过一定限量，呈现干扰时，则采用稀释法或标准加入法加以克服。

（3）离子色谱法：由于 Li^+、Na^+、K^+ 三种阳离子的结构不同，对低交换容量的阳离子交换树脂的亲和力也不相同，分配系数存在差异，所以在交换柱中被淋洗的速度也不相同，因此，当水样注入离子色谱仪后，在淋洗液的携带下，流过装有阳离子交换树脂的分离柱时，它们按 Li^+、Na^+、K^+ 的顺序被分离开，然后流入抑制柱，将强电解质的淋洗液转变成弱电解质，降低了背景电导。最后，流经电导池，依次测定各离子的峰高（或峰面积）。用同样条件下绘制的标准曲线，即可求出水样中 Li^+、Na^+、K^+ 的含量。本法适用于饮用天然矿泉水 Li^+、Na^+、K^+ 的测定。

（二）锶

1. 概述 锶是碱土金属中丰度最小的元素，它的化学特性与钙非常相似，焰色反应火焰呈深红色，特征发射线为 460.7nm，单质锶可由电解熔融的氯化锶而制得。自然界中锶主要存在于天青石（$SrSO_4$）、碳酸锶矿（$SrCO_3$），地下水长期与这些岩石接触会使锶含量增加。我国深层地下水锶含量为 $0.15 \sim 2.0mg/L$，个别地区 $> 3.0mg/L$。

锶是人体必需微量元素，与骨骼的形成密切相关，是人体骨骼和牙齿的正常组成部分。适量摄入不仅有利于骨骼和牙齿的发育，还可改善心血管功能，增强神经及肌肉的兴奋性。锶虽然毒性很小，但过量摄入，对机体的正常代谢也会产生不良影响，甚至可能引起某些病例变化。我国标准规定，饮用天然矿泉水中锶含量在 $0.2 \sim 5.0mg/L$ 之间。

2. 测定方法 矿泉水中锶可用 AAS、ICP-AES、ICP-MS 和离子色谱法进行检测，由于原子吸收分光光度计比较普及,我国标准规定采用火焰原子吸收分光光度法和火焰发射光谱法测定锶。

(1) 火焰原子吸收分光光度法:水样中的 Sr^{2+} 在富燃空气-乙炔火焰中被原子化后,其基态原子吸收来自锶空心阴极灯的共振线(460.7nm),其吸收强度与锶含量成正比。

锶在矿泉水中与 Ca^{2+}、Mg^{2+} 等共存,且 Ca^{2+}、Mg^{2+} 含量远大于锶,不易与其分离,测定中产生干扰作用,可加入 EDTA 络合消除这些阳离子干扰。实际检验中,加入 Na_2EDTA 盐(74.4g/L)2.0ml,既能消除阳离子干扰,引入消电离的钠离子,又能增加测定锶的灵敏度,但由于使用了 Na_2EDTA 盐,使样品的含盐量增加,容易使同心雾化器阻塞,因此,在测定样品过程中应经常用于离子水清洗雾化器,以确保测定的稳定性。

水样中 PO_4^{3-} >5mg/L、SiO_3^{2-} >150mg/L 及 Al(Ⅲ)>2mg/L 干扰测定,虽然加入 EDTA 能减少这些组分对锶的干扰,但效果较差,而加入高浓度镧(加 38g/L 氯化钾溶液 0.4ml、50g/L 氯化钠溶液 0.4ml 和每毫升含 50mg 镧的氯化钠溶液 0.5ml)可有效抑制水中 PO_4^{3-}、SiO_3^{2-} 及 Al(Ⅲ)的干扰。

(2) 火焰发射光谱法:锶在火焰中易被激发,当被激发的原子返回基态时,以光量子的形式辐射出所吸收的能量,于 460.7nm 处测定发射强度,其发射强度与锶含量成正比。本法最低检测质量浓度为 5μg/L,适宜的测定范围为 0.01~4.0mg/L。

(三) 碘化物

1. 概述　碘化物广泛分布于自然界,土壤、岩石、水、空气以及动植物体内都含有微量碘化物,富含有机质和黏土颗粒的土壤含碘化物高于有机质含量较少且质地较轻的土壤,沉积岩较火成岩含碘化物高,特别是富含有机质的页岩和海相沉积物中碘化物含量更高。由于碘化物都溶于水,因而它可随同水流一起迁移。由于地质、地貌原因,一些地区的地下水在形成过程中溶解并贮存了丰富的碘化物,形成了富碘水,而在一些碘缺乏地区水中碘化物含量通常低于 10μg/L。

碘化物是人体必需微量元素,生理作用通过合成甲状腺激素实现。摄入适量的碘化物,使甲状腺合成足量维持人体新陈代谢和促进生长发育的甲状腺激素。根据碘化物摄入不足的程度、发生时期和持续时间长短,可导致地方性甲状腺肿、地方性克汀病;摄入过量对健康有害,如引起碘源性甲亢、碘中毒或碘过敏等疾病。我国标准规定,饮用天然矿泉水中碘化物含量应 0.20~0.50mg/L。

2. 测定方法　我国标准中测定矿泉水中碘化物的方法有催化还原分光光度法、气相色谱法、离子色谱法和比色法。催化还原分光光度法也是中国卫生行业标准《尿中碘的砷铈催化分光光度测定方法》(WS/T107—2006)规定方法。

(1) 催化还原分光光度法:在酸性条件下,亚砷酸与硫酸高铈发生缓慢的氧化还原反应,当有 I^- 存在时,由于它的催化作用使反应加速进行,反应速度随 I^- 含量增高而变快,剩余的高铈离子减少。用 Fe^{2+} 还原剩余的高铈离子,终止亚砷酸-高铈间的氧化还原反应。氧化产生的 Fe^{3+} 与硫氰酸钾反应生成红色络合物,510nm 处比色定量,间接测定碘化物含量。本法最低检测质量为 0.01μg,若取 10ml 水样测定,最低检测质量浓度为 1μg/L。

反应中的黄色的 Ce^{4+} 被还原为无色的 Ce^{3+},碘含量越高,反应速度越快,所剩的 Ce^{4+} 越少。温度及反应时间对本方法影响极大,应严格按规定控制反应温度及各步骤操作时间,因此,实验需要在超级恒温水浴(±0.1℃)中进行,计时使用精密机械停表。

由于 Fe^{2+} 不稳定易氧化成 Fe^{3+},旧法采用士的宁与剩余的高铈离子作用形成配合物以终止反应,反应产物显色稳定,放置过夜不褪色。但士的宁是一种剧毒生物碱,现已很少使用。

(2)气相色谱法:在酸性条件下,水样的碘化物与重铬酸钾发生氧化还原反应析出碘,与丁酮生成3-碘-2-丁酮,用带有电子捕获检测器的气相色谱仪进行定量测定。本法最低检测质量0.005ng,最低检测质量浓度为1μg/L,测量范围为1~100μg/L。水样中余氯、有机氯化合物不干扰测定。

(3)离子色谱法:水样注入仪器后,在淋洗液的携带下流经阴离子分离柱,由于水样中各种阴离子对分离柱中阴离子交换树脂的亲和力不同,移动速度也不相同,从而使碘化物与其他离子得以分离。分离出来的碘离子流经安培检测器,在一定的电极电位下,发生电极反应,所产生的电流强度在一定浓度范围内与碘离子成正比。本法若进样100μl测定,最低检测质量浓度为10.25μg/L。

(4)高浓度碘化物比色法:向酸化的水样中加入溴水,碘化物被氧化为碘酸钾。用甲酸钠除去过量的溴,剩余的甲酸钠在酸性溶液中加热成为甲酸挥发逸失,冷却后加入碘化钾析出碘,加入淀粉生成蓝紫色复合物,比色定量。本法最低检测质量为0.5μg,若取10ml水样测定,最低检测质量浓度为0.05mg/L。大量的氯化物、氟化物、溴化物和硫酸盐不干扰测定。

(四)偏硅酸

1. 概述　硅是第三周期ⅣA族元素,属于半金属元素,约占地壳总重量的25.7%,仅次于氧。由于硅易与氧结合,自然界中没有游离态硅,主要以含氧化物和硅酸盐形式存在。岩石中的硅氧化合物统称硅酸盐,较重要的有高岭土[$Al_2Si_2O_5(OH)_4$]和云母[$KAl_2(AlSi_3O_{10})(OH)_2$],存在于岩石中的天然硅酸盐和铝硅酸盐是矿泉水中偏硅酸(H_2SiO_3)主要来源。

我国将H_2SiO_3作为界限指标,要求含量在≥25.0mg/L(含量在25.0~30.0mg/L范围内,水源水温应>25℃)。

2. 检测方法　我国标准检验方法中规定,测定天然饮用矿泉水中H_2SiO_3的方法为硅钼黄分光光度法和硅钼蓝分光光度法,两种方法区别在于后者用1,2,4-氨基萘酚磺酸将硅钼杂多酸还原为硅钼蓝。本节只介绍硅钼黄分光光度法。

在酸性溶液中,可溶性硅酸与钼酸铵反应,生成可溶性的黄色硅钼杂多酸[$H_4Si(Mo_3O_{10})_4$],在一定浓度范围内,其吸光度与可溶性硅酸含量成正比。

水样中磷酸盐干扰测定,加入草酸可消除干扰。若无磷酸盐干扰,也可不加草酸溶液,直接测定。可溶性硅酸与钼酸铵反应的速度与温度有关,加入钼酸铵溶液后,温度<20℃保持30分钟,30~35℃放置10分钟,>35℃放置5分钟。

(五)硒

1. 概述　硒是参与地壳构成的稀有元素,不同的岩石中硒含量差异很大。火成岩和变质岩中硒含量较低,沉积岩中含量较高。岩石中的硒通过风化作用进入土壤,经过雨水溶淋和土壤中水分子运动及分布,逐步形成含硒矿泉水。

硒是人体必需的微量元素,在生物体内以硒蛋白的形式构成谷胱甘肽过氧化物酶的活性中心,能清除机体产生的自由基和脂质过氧化物;能促进淋巴细胞产生抗体;在心肌能量代谢过程中参与辅酶合成、精子合成和抑制癌症代谢,促进心肌细胞内氧化磷酸化和电子传递。缺硒可引起克山病、冠心病,但摄入量超过生理需要量的10倍可引起硒中毒,表现为头晕、头痛、乏力、食欲缺乏,甚至肝大、肝功异常以及接触性皮炎,因此我国标准规定其界限值应≥0.01mg/L,限量值应<0.05mg/L。

2. 测定方法 用于水中硒的测定方法有原子吸收法、气相色谱法、极谱法、光度法和荧光法。我国标准中硒的测定选用二氨基萘荧光法、氢化物发生原子吸收分光光度法和氢化物原子荧光法。

(1)二氨基萘荧光法:2,3-二氨基萘在pH1.5~2.0溶液中,选择性地与Se(Ⅳ)反应生成苯丙硒二唑化合物绿色荧光物质,可被环己烷萃取,产生的荧光强度与Se(Ⅳ)含量成正比。水样需先经硝酸-高氯酸混合酸消化,将四价以下的无机和有机硒氧化为Se(Ⅵ),再经盐酸消化将Se(Ⅵ)还原为Se(Ⅳ),然后测定总硒含量。

水样及硒标准溶液首先经硝酸-高氯酸加热消化,待消化溶液由无色变为浅黄色并产生浓白烟为止,立即取下,稍冷后加入盐酸溶液,继续加热至浅黄色,立即取下,放冷。向各瓶均加入混合试剂,溶液应呈桃红色,用氨水调节至浅橙色,此时溶液的pH为1.5~2.0。必要时需用pH=0.5~5.0的精密试纸检验,然后冷却。向上述消化完毕的各瓶内加入2,3-二氨基萘,摇匀,至沸水浴中加热5分钟取出,冷却,向各瓶中加入4.0ml环己烷,加盖密塞,振摇2分钟。将全部溶液移入分液漏斗中,待分层后,弃去水相,将环己烷相由分液漏斗上口倾入具塞试管中,密塞待测。

注意事项:本实验Se(Ⅳ)与2,3-二氨基萘应在酸性溶液中反应,pH1.5~2.0最佳,过低溶液易乳化,太高时测定结果偏高,甲酚红指示剂有pH2~3和7.2~8.8两个变色范围,前者是由桃红色变为黄色,后者是由黄色变为桃红色,本法是采用前一个变色范围,将溶液调节至浅橙色,pH1.5~2.0最适宜。

(2)氢化物发生原子吸收分光光度法:取适量水样加硝酸-高氯酸消化至冒白烟,将水中低价硒氧化为Se(Ⅵ)。在盐酸介质中加热煮沸水样残渣,将Se(Ⅵ)还原为Se(Ⅳ),然后将样品调至含适量的盐酸和铁氰化钾后,置于氢化物发生器中与硼氢化钾作用生成气态硒化氢,用纯氮将硒化氢吹入高温电热石英管原子化,硒基态原子吸收由硒空心阴极灯发射出来的共振线的能量与水中硒含量成正比,将样品与标准系列同时测定,由标准曲线求出水中硒含量。

如果测Se(Ⅵ)和Se(Ⅳ),水样可不经过消化处理。如只测Se(Ⅳ),水样既不消化也不用还原步骤,只要将水样调到0.003~0.12μg/L范围内就可测定。

(3)氢化物原子荧光法:在盐酸介质中,硼氢化钾将Se(Ⅳ)还原为硒化氢,以氩气作载气将硒化氢从母液中分离并导入石英原子化器中原子化,以硒特种空心阴极灯作激发光源,使硒原子发出荧光,在一定浓度范围内,荧光强度与硒的含量成正比。水样经硝酸-高氯酸混酸消化,将Se(Ⅳ)以下的无机和有机硒氧化成Se(Ⅵ),再经盐酸消化将Se(Ⅵ)还原为Se(Ⅳ),由此测定总硒浓度。

消化水样时所用纯硝酸和高氯酸必须为优级纯,调节水样酸性环境的酸也应是优级纯盐酸。

(六)游离二氧化碳

1. 概述 CO_2是无色无臭的气体,约为空气密度的1.5倍,不活泼,可溶于水生成碳酸而略带酸味。地表水中的CO_2主要来源于大气、土壤及有机物降解的终产物,当水中富含Ca^{2+},可以与水中的CO_2反应,生成碳酸钙沉淀,起到固碳作用。矿泉水中CO_2主要来源于碳酸盐岩石,在地热高温作用下,分解出CO_2。水中CO_2含量与其溶解碳酸盐类的能力以及对晶岩的风化作用有关。

游离二氧化碳是天然存在于矿泉水中的气体。我国标准规定,饮用天然矿泉水中游离二氧化碳含量≥250mg/L。

2. 测定方法　游离二氧化碳的测定方法为碱式滴定法,有 Na_2CO_3 滴定法和 NaOH 滴定法。我国标准方法中游离 CO_2 的测定采用 NaOH 滴定法。

游离二氧化碳能定量地与氢氧化钠反应生成碳酸氢盐,化学计量点 pH 为 8.3,以酚酞作指示剂,用氢氧化钠标准溶液滴定水样,由氢氧化钠标准溶液的消耗量即可计算出水样中游离二氧化碳的含量。本法测定范围为 4~800mg/L。

注意事项:①溶解性总固体大于 1000mg/L 时,对测定产生干扰,可于滴定前加入酒石酸钾钠溶液消除;②氢氧化钠标准溶液在滴定前需要用邻苯二甲酸氢钾标定,用酚酞作指示剂,同时需作空白试验;③对于游离二氧化碳含量较高的碳酸泉水,在按上述步骤测定的基础上,按下述方法重测。

准确吸取比第一次步骤中消耗量略少的氢氧化钠标准溶液于 250ml 锥形瓶中,然后用移液管以虹吸法取 50.00ml 水样,沿内壁缓缓放入锥形瓶内,加入 4 滴酚酞指示剂,用氢氧化钠标准溶液滴定至粉红色不褪,滴定消化氢氧化钠标准溶液的量应包括滴定前的加入量。

三、限量指标及其检测

饮用天然矿泉水中大部分限量指标在本教材中都已叙述,这里只对溴酸盐和[226]镭放射性的测定进行介绍。

(一) 溴酸盐

1. 概述　溴在环境中主要以溴化物形式存在,地壳中平均含量为 2.5×10^{-6} g/g,丰度低,99% 存在于海水中以 Br^- 形式存在,平均含量在 6×10^{-5} g/L 左右,在其他自然环境中含量极微。只有在特殊的矿泉水中,Br^- 浓度可 >5mg/L。当用臭氧对含溴化物矿泉水消毒时,溴化物与臭氧反应生成溴酸盐毒副产物。

溴酸盐具有极强的毒性,可导致肾衰竭和中枢神经麻痹。长期饮用含溴酸盐的水,可诱发癌症,溴酸盐已被国际癌症研究机构(IARC)定为 2B 级可疑致癌物。我国标准规定天然饮用矿泉水中溴酸盐含量 <0.01mg/L。

2. 测定方法　我国标准中矿泉水检测溴酸盐的方法主要是离子色谱法。

水样注入仪器后,溴酸盐和其他阴离子随 OH^- 或 CO_3^{2-} 淋洗液进入阴离子交换分离系统(由保护柱和分析柱组成),根据分析柱对离子的亲和力不同进行分离,已分离的阴离子流经阴离子抑制系统转化成具有高电导率的强酸,而淋洗液则转化成低电导率的水,由电导检测器测定各种阴离子组分的电导率,以保留时间定性,峰面积或峰高定量。

用玻璃或塑料采样瓶采集水样,对于二氧化氯和臭氧消毒的水样需通入惰性气体(如高纯氮气)5 分钟(1.0L/min)以除去二氧化氯和臭氧等活性气体,加氯消毒的水样则可省略此步骤。水样采集后密封,置 4℃冰箱保存,需在 1 周内完成分析。采集水样后加入乙二胺至水样浓度为 50mg/L,密封,摇匀,置 4℃冰箱保存 28 天。

(二) 镭

1. 概述　镭是第七周期ⅡA族天然放射性元素,主要存在于所有铀矿中,饮用矿泉水中痕量镭通常与铀、氡核素共存,且在衰变过程中均释放 α 粒子,其中镭是矿泉水总 α 粒子的主要贡献者。现已发现镭有 13 种同位素,[226]镭半衰期最长,为 1600 年,经自发衰变产生氡,是环境中对人类危害最大的核素。^{226}镭有剧毒,它能取代人体内的钙并在骨骼中蓄积,会造成骨髓的损伤、骨瘤和白血病。因此,我国标准将^{226}镭放射性作为饮用天然矿泉水的限量指标,要求放射性比活度<1.10Bq/L。

2. 检验方法　我国标准中规定采用射气闪烁法测定矿泉水中^{226}镭放射性,本法最低检出限为3×10^{-3}Bq/L。

当^{226}镭与其子体核素^{222}氡达到平衡时,两者放射性活度相等,^{222}氡的放射性活度可用射气闪烁法测定,从而间接测定^{226}镭。

测定前,利用镭与钡能形成硫酸钡镭同晶共沉淀的性质,以硫酸钡作载体,共沉淀水样中的镭,使其得以富集,以碱性EDTA溶解沉淀,封闭于扩散器中积累^{222}氡。

达平衡后,将^{222}氡转入闪烁室,闪烁室内壁涂有硫化锌荧光体,其原子受^{222}氡及其子体核素产生的λ射线激发产生闪烁荧光,经光电倍增管转换,形成电脉冲输出。单位时间内产生的脉冲数与^{222}氡的放射性活度成正比。

第二节　饮用纯净水检验

一、概述

纯净水是纯水和净水的总称。以市政自来水为原水,经初步净化、软化(视原水硬度而定),主要采用反渗透、电渗析、蒸馏等工艺使水中溶解的矿物质以及其他有害物质全部去除的水为纯水;以市政自来水为原水,通过吸附(多为活性炭或加入铜锌合金)、超滤(多用中空纤维膜或素烧瓷滤芯)以去除水中有害物质而保留原水的化学特征,即保留原水中的溶解性矿物质的水为净水。目前有些城市已经实施的分类供水工程的饮水多为净水。市场上销售的桶装水既有纯水又有净水,有些水厂将净水工艺和纯化工艺结合在一起生产出纯净水。中国《瓶(桶)装饮用纯净水卫生标准》GB17324—2003)将瓶(桶)装饮用纯净水(bottled purified water for drinking)定义为:指以符合生活饮用水卫生标准的水为原料,通过电渗析法、离子交换法、反渗透法、蒸馏法及其他适当的加工方法制得的,密封于容器中且不含任何添加物可直接饮用的水。

饮用纯净水具有以下特点:感官上清澈透亮,无任何肉眼可见物,无色、无味;去除了水中的矿物质、有机成分、有害物质,生理上溶解力、渗透力、代谢力、扩散力更强;对有机物、致癌物、重金属等各类有毒有害物质的去除率达99.97%;微生物指标除菌落总数、大肠杆菌外,增加了致病菌、霉菌、酵母菌的检测,要求不得检出;不含任何添加物;可直接饮用。

理论上,纯净水不含任何杂质和人体必需的宏量元素和微量元素,但由于各生产单位的生产工艺、生产环境、滤料未及时清理和消毒、滤膜破裂等因素,都会影响出厂产品水的质量。一些小作坊甚至采用手工封盖,极易造成二次污染,因此销售的商品水有时存在卫生质量问题。为加强监督、管理,保障供应卫生和安全的饮用纯净水,必须完善检验制度,对出厂水、市场流通水进行定期检验。

我国现行标准将瓶(桶)装饮用纯净水的检验项目分为感官指标、理化指标和微生物指标三大类,感官指标包括色度、浑浊度、臭和味、肉眼可见物4项;理化指标包括pH、电导率、高锰酸钾消耗量、氯化物、游离氯、总砷、铅、铜、氰化物、亚硝酸盐、挥发性酚、三氯甲烷、四氯化碳13项;微生物指标包括菌落总数、大肠菌群、霉菌和酵母菌、致病菌4项。生产单位和监督检验部门应根据职责和义务进行检验。

二、相关指标的检验

1. 感官指标 色度、混浊度、臭和味、肉眼可见物检测方法按照 GB/T 8538 或参考 GB/T 5750 进行检测。

2. 理化指标 pH、电导率、高锰酸钾消耗量、氯化物 4 项，按照 GB17323 规定的方法测定；游离氯、总砷、铅、铜、氰化物、亚硝酸盐、挥发性酚、三氯甲烷、四氯化碳按 GB/T 5750 规定的方法测定。

第三节 游泳池水检验

一、概述

游泳池是人工修建、供游泳等体育运动的场所。游泳过程中，游泳者皮肤产生的汗液、皮屑和污垢甚至唾液和尿液等排入游泳池，污染池水，如不及时净化、消毒，将导致池水水质质量下降，严重者可影响游泳者健康。为加强监督和管理，我国颁布《游泳场所卫生标准》（GB9667—1996），规定了天然游泳场所和人工游泳池水的检验项目和相应的标准值。

人工游泳池水的检验项目包括水温、pH、浑浊度、尿素、游离余氯、细菌总数、大肠菌群和有毒物质，除尿素外，其他项目在有关章节均有论述，本节只介绍尿素的测定方法。

二、尿素检验

1. 概述 尿素是人体的代谢产物，主要通过肾脏随尿液排出，部分可随汗液排出。当游泳者较多，游泳者的汗液和一些人在游泳池中排尿，会使游泳池水中的尿素含量增加，因此我国标准中将其确定为评价游泳池水水质受人体污染的一个重要指标。

尿素易溶于水，具有刺激性。若游泳池水中尿素含量过高，会导致游泳者出现皮肤瘙痒、潮红、红斑、脱屑等症状。我国标准规定，游泳池水中尿素含量不超过 2.5mg/L。

2. 检测方法 测定游泳池中尿素的方法有邻苯二甲醛法、OPA 法、邻酚-次氯酸盐分光光度法、脲酶终点法、脲酶-Berthelot 法、脲酶水杨酸盐法、二乙酰一肟法，各有优缺点。中国《游泳池水中尿素的测定方法》（GB18204.29—2000）中规定使用二乙酰一肟-安替比林法检测游泳池中水的尿素含量。

二乙酰一肟-安替比林光度法：尿素与二乙酰一肟及安替比林反应呈现黄色，在 460nm 波长处测定有最大吸收峰。

吸取水样 10ml 尿素（含量在 0.001~0.015mg 范围内）于 25ml 棕色具塞试管中，另取棕色具塞试管加入尿素标准使用液（0.0100mg/ml）0.0、0.10、0.30、0.50、0.70、0.90、1.10、1.30、1.50ml 并用纯水稀释至 25ml。

于上述各管加入 0.2% 的二乙酰一肟溶液 1.0ml，混匀，再加入 0.2% 的安替比林溶液 2.0ml，混匀。将上述试管在沸水浴中加热 50 分钟，取出并在流动的自来水中冷却 2 分钟。立即以纯水为对照，在 460nm 处，用 1cm 比色皿，测定各管吸光值（加热 45~55 分钟呈最深色，若再延长时间吸光值下降）。以浓度对照吸光值，制备标准曲线。以水样吸光值从曲线上查出尿素含量。

本方法严格控制水浴时间和避光操作。

3. 脲酶-Berthelot 光度法 在脲酶作用下,尿素分解生成氨,在碱性条件下,氨与次氯酸反应生成一氯胺,在亚硝基铁氰化钾催化下与苯酚生成靛酚蓝染料,在550nm下测定其吸光度,与标准比较定量。

本法设备简单、操作方便、重现性较好等特点,其线性范围为 $0.2 \sim 0.4mg/L$,回收率为 $90.7\% \sim 106\%$;在 37℃ 恒温水浴下进行反应,既可减少因蒸发造成的体积不同所产生的影响,也可避免温度对显色反应的影响。

注意事项:①在 pH7～9 环境下,尿素才能被脲酶完全分解,因此应将水样的 pH 控制在适宜范围内;②本法是一种酶促反应,脲酶是一种蛋白质,酸、碱和金属都会破坏其活性,所以,必须保证所使用的吸管、试管清洁;③为防止藻类繁殖,大多数游泳池都加了一定量的 $CuSO_4$,Cu^{2+} 既能与酶蛋白质反应生成不溶性盐,使溶液浑浊影响测定,又能与水形成水合离子呈现蓝色,影响分析结果。测定时应注意消除 Cu^{2+} 干扰,有人建议采用二乙基二硫代氨基甲酸钠(铜试剂)-三氯甲烷体系萃取去除 Cu^{2+}。

第四节 与涉水产品相关的检验

涉及饮用水卫生安全产品(products related to the health and safety of drinking water),简称涉水产品,是指在饮用水生产和供水过程中与饮用水接触的联接止水材料、塑料及有机合成管材、管件、防护涂料、水处理剂、除垢剂、水质处理器及其他新材料和化学物质。随着科学技术的进步和国外先进技术的引进,涉水产品的种类和数量不断增多,因此,加强涉水产品相关的监测对保障人体健康显得尤为重要。依据我国《生活饮用水卫生监督管理办法》(1997)第二十一条规定,涉水产品必须进行卫生安全性评价,即对其浸泡试验后针对浸泡溶液进行检测,检测方法按照《生活饮用水卫生规范》(2001)中方法实施。

与涉水产品相关的理化检验包括基本项目和增测项目两部分。基本项目是规范要求检测的基本内容,增测项目根据样品的性质、种类确定,分别增加不同的内容。

一、水质处理器检验

生活饮用水水质处理器是以市政自来水或其他集中式供水为原水,经过进一步处理,旨在改善饮水水质,去除水中某些有害物质为目的的饮用水水质处理器。主要包括一般水质处理器、矿化水器和反渗透处理装置三类。

水质处理器由与饮水接触的成型部件和过滤材料两部分组成。成型部件中某些成分与水接触后会溶解到饮用水中而危害到人体健康。过滤材料大多是活性炭,可明显改善水质的色度和浑浊度,不但可吸附如苯酚、三氯甲烷、四氯化碳等有机物,还可吸附水中铁、氟、砷、汞、铝等微量元素。当水中氨氮较高,经过活性炭细菌氧化作用,可使水中亚硝酸盐浓度增加。一些水质处理器的过滤材料中加入抑菌和杀菌成分三碘树脂、五碘树脂和黄金碳(KDF),往往导致水中碘、锌含量增高。

水质处理器检验包括成型部件及过滤材料的卫生安全检验、水质处理器的出水水质功能试验(即净化处理效果)两部分内容。

1. 检验要求 卫生安全检验采用整机浸泡试验,即将水质处理器直接与饮用水接触的成型部件及过滤材料在浸泡液中浸泡一段时间后,测定浸泡液中与水质相关指标的含量是否符合国家标准。出水水质功能试验主要检测经过处理后的出水水质,应该达到国家规定的饮用水水质标准,以及净化和矿化等标准。

2. 检验方法

(1)卫生安全试验:一般水质处理器和反渗透处置装置的理化检验内容包括色度、浑浊度、臭和味、肉眼可见物、耗氧量、铅、镉、汞、Cr(Ⅵ)、砷、挥发酚类等检测项目。若处理器内含载银活性炭、碘树脂等消毒部分及其他物质,需增加银、碘及相应物质的检测。矿化水器的检测内容还要增加总 α 放射性和总 β 放射性指标。浸泡后水与原纯水比较,增加量不得超过规范要求限值。检验水样的采集步骤按《卫生部涉及饮用水卫生安全产品检验规定》进行。

样品采集包括先用纯水注入一般水质处理器、矿化水器、反渗透处理装置冲洗,然后用纯水于室温浸泡 24 小时,测定浸泡水。具体要求:①管材检验是取 6 升浸泡液用作检验,则不同管内径所需管长度根据计算不同;②管件按内表面估计,500cm^2 加入 1L 浸泡液浸泡;③各种家用净水器、矿化水器需样 8 台,其中用于卫生安全性检验 3 台,卫生功能性检验 5 台;④颗粒状材料以表观体积计算,加入 50 倍体积的浸泡液;膜组件和结构滤芯以外观面积计算,500cm^2 加入 1L 浸泡液浸泡;⑤浸泡液配制采用《生活饮用水输配水设备及防护材料卫生安全评价规范》制备。浸泡时间 24 ± 1 小时,浸泡温度 25℃ ±5℃;⑥上述样品所产生的水样不足检验所需时,由检验单位与送检单位协商确定样品数量。但检验机构应在受理样品之前告知送检单位。

(2)功能试验:生活饮用水水质处理器的出水水质均应符合规范要求;以活性炭为主要过滤材料者,在额定总净水量达到前,应保持申报的流量并在任一次检测中,耗氧量的去除率应≥25%,感官指标有明显改善;滤过膜、分子筛、陶瓷等过滤器及去除特殊成分的饮用水水质处理器,必须达到申报净化处理效率;如生活饮用水水质处理器中含有载银活性炭,碘树脂等消毒部件,则通过处理器的出水应有明显的消毒效果;当生活饮用水水质处理器中含有多种单元或过滤材料组合部件时,则功能试验应为各部分功能的总和。

反渗透处理装置出水水质卫生要求的理化指标包括色度、浑浊度、臭和味、肉眼可见物、pH、铅、砷、挥发酚类、耗氧量、三氯甲烷、四氯化碳,其中,一般指标和无机物质在应用压力下的净化效率通过对砷、镉、Cr(Ⅵ)、氟化物、铅、硝酸盐氮等无机物质去除效率进行评价,挥发性有机物的净化效率通过检测三氯甲烷、四氯化碳来评价。

若对水质处理器所用材料的浸泡试验可直接采用该材料进行浸泡,而不是采用整机浸泡。

二、生活饮用水化学处理剂检测

1. 概述　生活饮用水化学处理剂是指用于混凝、絮凝、助凝、消毒、氧化、pH 调节、软化、灭藻、除垢、除砷、氟化、矿化等用途的生活饮用水化学处理剂。若产品原料质量存在问题(如使用回收废料及工业再生材料)或生产环境、工艺存在纰漏,在水处理过程中就会将砷、镉、铬、铅、银、硒、汞、有机物甚至一些放射性物质带入饮用水中,从而危害人体健康。

(1)混凝剂和助凝剂:用化学物质澄清浑水称混凝剂;有些混凝剂本身在澄清浑水过程中只起到辅助作用,称为助凝。常用混凝剂有金属盐类混凝剂和高分子混凝剂两类。包括:①铝盐:如明矾[$Al_2(SO_4)_3 \cdot K_2SO_4 \cdot 24H_2O$]和三氯化铝($AlCl_3 \cdot 6H_2O$),易溶于水、混凝效果好,但水温低时,絮凝体形成慢而且松散;②铁盐:如三氯化铁($FeCl_3 \cdot 6H_2O$)、硫酸亚铁($FeSO_4 \cdot 7H_2O$),适用 pH 范围较广($5 \sim 9$),絮凝体大而密集,对低温、低浊水的效果较铝盐好,但腐蚀性强,易潮湿,处理后水中含铁量高;③聚合氯化铝:如聚合氯化铝[Al_2 $(OH)_nCl_{6-n}$]和碱式氯化铝[$Al_2(OH)_mCl_{3n-m}$],对各种工业废水都有良好的混凝效果,用量少,适用的 pH 范围较宽,凝集速度和沉降速度快,但质量不易保障;④聚丙烯酰胺:是一种非离子型线型高分子聚合物,具有吸附架桥作用。

(2)杀菌剂:指用于杀灭外环境中病原微生物、抑制水中菌藻等生物滋长的化学品。常用氯制剂包括液氯、次氯酸钠、漂白粉[$Ca(OCl)Cl$]、漂白粉精[$Ca(OCl)_2$]、二氧化氯。含氯化合物杀菌的有效成分为有效氯,含氯化合物分子中氯的化合价大于 -1,均为有效氯。二氧化氯杀菌效果好,用量少,消毒作用时间长,可减少三氯甲烷等氯化副产物的形成。

2. 样品采集 选择有代表性的样品采集,合理保存和及时送检是保证生活饮用水化学处理剂分析质量的必要前提。样品的配制根据其理化性质和测定项目而异,但必须采取相应的质量保证程序和安全防护措施。

样品采集要求在生产部门,销售部门或使用单位不得从破损或泄漏的包装中采集。根据生活饮用水化学处理剂的物理形态不同,按下述方法采集。

(1)液体、固体样品的采集:在批量产品的储存容器中,于不同深度、不同部位,分别采集每份约 100ml 液体或 100g 固体的五份独立样品,将五份样品充分混合成一份样品。若无批量储存,可从一批包装中采集一个混合样品,采集数量约为该包装的 5%,最少为 5 个,最多为 15 个;如果包装 <5 个,则按包装量产品储存器的采集方法采集。将上述采集的样品,分别分装在 3 个约 160ml 液体或 160g 固体隔绝空气、防潮的玻璃容器或适宜的容器内。

(2)气体样品的采集和储存:用适当的气体采样管取一个有代表性的样品,样品的采集应遵照生产厂家的详细说明和安全措施。

每个样品的容器上应标明产品名称、生产厂家、产地、批号、样品包装类型、采集日期以及采集负责人。其中一份样品用于分析,另两份样品以备重新评价(如果需要)。

3. 检验方法 根据不同的原料、配方和生产工艺,将配制好的样品按照规范对相应指标进行检验。

三、输配水设备检验

1. 概述 生活饮用水输配水设备指与生活饮用水接触的输配水管、蓄水、供水设备、机械部件(如阀门、水泵、水处理剂加入器等)。

(1)给水用塑料管材、管件:以合成树脂为主要原料,添加适量的稳定剂、润滑剂、填充剂等化学助剂,国内常用的有聚氯乙烯(PVC)、聚丁烯(PB)、聚丙烯(PP-R)等。聚合物单体及裂解产物接触饮用水后发生迁移入水,具有一定的毒性。PVC 由氯乙烯单体聚合而成,聚合过程中的副产物为二氯乙烷,聚氯乙烯树脂本身无毒,但所残留的催化剂及二氯乙烷均具有一定毒性,氯乙烯单体具有致癌性。而聚乙烯和聚丙烯管材、管件相对比较安全,若是用废品回收的聚乙烯和聚丙烯制作的给水用管材、管件则会产生卫生问题。

(2)玻璃钢及制品:以合成树脂为黏合剂、玻璃纤维及其制品作增强材料而制成的复合材料,称为玻璃纤维增强塑料,常被用于制作输配水管道、水箱、水厂沉淀池斜管等。其使用的树脂及助剂化学结构成分复杂,若固化不完全,在使用过程中可迁移到饮用水中。

2. 样品预处理 尽可能符合应用条件,在浸泡试验中应使用输配水管或有关产品的最终产品。当最终产品容积过大时,可根据具体情况,按比例适当缩小。用自来水将试样清洗干净,并连续冲洗 30 分钟,然后用浸泡水立即进行浸泡。

1)浸泡水的制备:配制 pH 为 8、硬度为 100mg/L、有效氯为 2mg/L 溶液,用纯水稀释至 1L,按此比例配制实际所需的浸泡水。

2)浸泡条件:对于输配水设备,受试产品接触浸泡水的表面积与浸泡水容积之比应不小于在实际使用条件下最大的比例,对于输配水管应使用该类产品中直径最小的。

3)浸泡试验:浸泡时,用试验用浸泡水充满受试水管或水箱,不留空隙,两端用包有聚四氟乙烯膜的干净软木塞或橡皮塞塞紧,在 25℃ ±5℃ 避光的条件下浸泡 24 ±1 小时。对于机械部件,如不能在部件内进行浸泡试验时,可将部件放在玻璃容器中浸泡,条件同上。另取相同玻璃容器,加满试验用浸泡水,在相同条件下放置 24 ±1 小时,作空白对照。

4)浸泡水的收集和保存:浸泡一段时间后,立即将浸泡水放入预先洗净的样品瓶内。一般收集至分析间隔的时间尽可能缩短。某些项目需尽快测定。有些项目需要先在瓶中加入保存剂,或直接低温保存。

3. 检验方法 各种指标的检测按照规范进行检测。

四、防护材料检验

1. 概述 防护材料是为防止容器与饮用水接触受到腐蚀,从而能够污染饮用水,在容器内壁使用的、与生活饮用水接触的涂料、内衬等。饮用水接触的水处理材料包括水质处理器滤芯、膜组件、活性炭等。

2. 样品预处理 用自来水将试样涂料片清洗干净,立即进行浸泡试验。

1)浸泡水的制备:配制 pH 为 8、硬度为 100mg/L、有效氯为 2mg/L 溶液,用纯水稀释至 1L,按此比例配制实际所需的浸泡水。

2)浸泡条件:将试样的表面积与浸泡液容积比为 50cm^2/L。如为多层涂料,则将各层涂料分别涂在玻璃片(或根据生产厂的建议选用),同时固定在浸泡水中。各种涂料试样与浸泡水容积比均按 50cm^2/L 计算。

3)浸泡试验:将试样片分别插入放于玻璃容器中的玻璃固定架上,使试样片保持垂直,互不接触,或者将试样片悬挂于玻璃器中。在密闭、25℃ ±5℃ 避光的条件下浸泡 1,3,5,10,20 和 30 天收集全部浸泡水,供检测分析用,以观察溶出污染物浓度的衰减情况,第 30 天浸泡水中污染物浓度用于评价是否符合规范的规定。在收集浸泡水的同时,全部换入新的浸泡水。

4)浸泡水的收集和保存:浸泡一段时间后,立即将浸泡水放入预先洗净的样品瓶内。一般收集至分析间隔的时间尽可能缩短。某些项目需尽快测定。有些项目需要先在瓶中加入保存剂,或直接低温保存。

3. 检验内容 根据不同的管材,选择相应的检测指标,按照规范进行检验。

(刘凤海)

第五节 沉积物检验

一、沉积物的形成

沉积物(sediment)又称底泥、底质,通常是由泥沙、黏土、有机质以及各种矿物等经过长时间的物理、化学及生物作用,随水体迁移过程中在水体底部形成的一类特有的物质,主要包括矿物、岩石、土壤等的自然侵蚀产物、生物的代谢产物、有机质的降解物、污水排出物以及河床母质等随水流迁移而沉降的物质。

沉积物的主要来源是母岩的风化产物。暴露于地球表面的岩石,在风化作用下可发生机械破碎和化学分解,形成碎屑物质。此外,人类的矿山开采活动,也会使原来庞大的固体物质转变成细小的碎屑。有的碎屑随雨水一同被带到江河湖海,有的则被风送入大气。送入大气中的细小颗粒可能会直接落入水中,更多的则随雨水一起落到地球表面上,经过地面径流,最后又进入到江河湖海之中。由于碎屑在粒径和组成上相差很大,进入水体后发生的变化也极不相同,例如风化产物中钠钾钙镁的盐酸盐主要以真溶液形式存在于水中,而碳酸盐、硅酸盐及多数金属化合物则主要以悬浮颗粒或胶体形式存在于水中。这些物质进入水环境后,与水一起参与全球迁移。在迁移过程中,由于条件的改变,有的物质逐渐从水中沉降出,成为沉积物的一部分。

此外,由生物的生命活动所产生的沉积物(生物残骸和有机质)以及来自地壳深部物质的沉积物(火山喷发碎屑、深层卤水等)也占有一定的比例,而宇宙来源的沉积物(陨石)则比例甚低。

因水体不同或同一水体水深的不同,受人类活动产生的污染物的影响不同,沉积物的成分也有很大的差异。河流沉积物和湖泊沉积物中一般含有较多的碎石、砂土和黏土,污染物含量较高;深海沉积物通常以浮游生物遗体为主,陆源污染物含量较低,而浅海沉积物中含有大量的沙质碎屑沉积物、生物遗体、各种金属氧化物和氢氧化物的化学沉积物等。

沉积物中积蓄了各种各样的污染物,显著地表现出水环境的物理、化学和生物学的污染现象,因此水质与沉积物是息息相关的。沉积物是环境科学、特别是水污染化学的重要研究对象之一。

二、沉积物检验的目的及意义

沉积物检验是指通过各种分析方法,获得沉积物中污染物种类、含量及分布的信息。一个完整的水环境体系由水层、沉积物和水生生物组成,因此沉积物检验是水环境分析的一项主要内容,是水质检验的一个重要而特殊的部分。

沉积物的污染状况,在很大程度上取决于水层的污染状况。存在于水层中的各种污染物,无论是以真溶液形式,还是以颗粒形式或胶体形式,在一定条件下都会从水中沉降下来,因此,水层中的污染物是沉积物污染的直接来源。另一方面,由于分解、解吸附和其他界面作用,沉积物中的污染物又会重新返回水层,给水层带来再次污染。

仅监测水层中污染物的含量只能了解水体污染现状,无法提供污染历史方面的信息,而分析沉积物即可弥补这一点。不同深度的沉积物是在不同年代里形成的,该深度沉积物的污染状况在很大程度上取决于当时水层的污染状况,沉积物就像一个记录仪,记录下了当时水层的污染状况。旧的沉积物一旦形成后,可为新沉积物所覆盖,新沉积物就像一个隔离屏,将水层与旧沉积物隔开,在一定程度上可认为沉积物不再受水层组成变化的影响。因此,通过沉积物检验,可以全面了解水环境的污染现状、污染历史、污染物的沉积规律及沉积物对水体的潜在危险等,为评价沉积物中污染物的含量及分布、污染物的释放对水体及水生生物的影响提供依据。

三、沉积物样品采集、保存和制备

（一）采样点的设置

沉积物在水平和垂直方向上污染物含量差别显著,影响因素复杂,因而更有必要采集到具有代表性的样品。制定采样方案时,必须取得有关底部沉积物的深度和不同深度上沉积物组成的数据,以便正确地解释沉积物检验的结果。

沉积物采样点的设置需依据采样目的、底泥和污染物以及现场周围环境等的特性而定。沉积物采样断面的设置原则与水层采样断面相同,其位置应尽可能与水层采样断面重合,采样点应尽可能与水层采样点位于同一垂线上,以便将沉积物的组成、性质及污染状况与水层的对应项作对比。

典型的沉积过程一般会出现分层或者组分的很大差别。此外,河床高低不平以及河流的局部运动都会引起各沉积层厚度的很大变化。对沉积物分布状况比较清楚时,除在主要污染源附近、河口部位外布设采样点外,应选择由于地形、潮汐原因造成堆积以及底泥恶化的地点,另外也可选择在沉积层较薄的地点。在底泥堆积分布状况未知的情况下,应适当增设采样点,且采泥点要均衡设置。在河口部分,由于沉积物堆积分布容易变化,应适当增设采样点,原则上在同一地方稍微变更位置进行采集。

由于沉积物比较稳定,受外界条件影响较小,故采样频率远较水层低。一般每年枯水期采样一次,必要时可丰水期增采一次。与水层相比,沉积物通常是不均匀的,为了提供有代表性的数据,应保证采集足够数量的样品。样品采集量一般 1～2kg 即可。

（二）沉积物采样器

根据底泥的厚度,可将底泥分为两类:自底泥表面起,0～15cm 内的称为表层底泥(surface sediment),厚度大于 15cm 的底泥称为深层底泥(deep sediment)。根据底泥厚度的不同,可选择不同的采样器,常用的工具有抓斗式采样器、抓斗式挖斗和钻取式采样器,如图 8-1 所示。

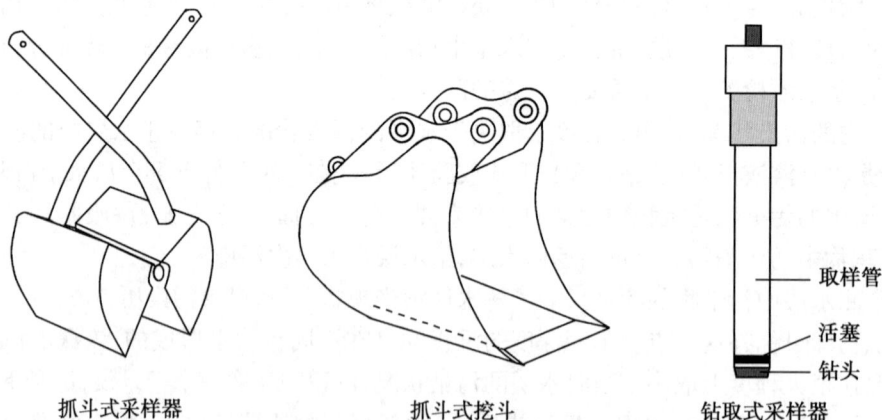

抓斗式采样器　　　　　　　抓斗式挖斗　　　　　　　钻取式采样器

取样管
活塞
钻头

图 8-1　沉积物采样器示意图

抓斗式采样器和抓斗式挖斗适用于采样量较大的表层沉积物样品。抓斗式采样器上装有一个斗,上面带有一个或几个张口,内装弹簧,用一根绳将采样器降到水底,采样时爪合上,将样品抓取到斗内。抓斗式挖斗与地面挖斗设备很相似,通过一个吊杆操作将其沉降到选定的采样点上,铲起较大量的混合样品,所采集到的样品比使用抓斗式采样器更能准确地代表所选定的采样地点的情况。

抓斗式采样器和抓斗式挖斗适用于采集表层沉积物,它采集到的样品实际上是不同深度样品的混合样品,而且不能保持样品的完整性,这类采样器在提升过程中由于受到流水的冲刷,可能会造成部分样品流失。

钻取式采样器又称岩芯采样器、管式泥芯采样器或柱状底泥采样器,其主要结构是一个管,把管降到水底加以钻探,取得圆柱形样品,管内有一活塞,防止管提起时溢出样品。从采样器上取下样品时应小心保持泥样纵向的完整性和层次性。采集较深的沉积物样品时,需要配合使用钻探装置。柱状样品能维持沉积物的分层结构,进行样品分析时不仅能得到沉积物的变化情况,还可以绘制各层次组分分布图,因此,其测定数值往往更有意义。

在采集底部沉积物样品时,由于沉积物成分复杂,可能会遇到各种危害人体安全和健康的情况,因此制定采样方案以及实施采样操作时,应充分考虑相应的安全要求,做好必要的防护措施,如应采取措施避免吸入有毒气体、防止通过口腔和皮肤吸收有毒物质等。

（三）沉积物样品采集

1. 表层沉积物样品的采集　用塑料刀或勺从采泥器中仔细取上部 $0 \sim 1cm$ 和 $1 \sim 2cm$ 的沉积物,分别代表表层和亚表层。如遇沙砾层,可在 $0 \sim 3cm$ 层内混合取样。一般情况下,每层各取 $3 \sim 4$ 份样品,各种(类)检测指标对取样量的要求如下:

（1）取约 5g 新鲜湿样,盛于 50ml 烧杯中,供现场测定硫化物(离子选择电极法)用。若用比色法或碘量法测定硫化物,则取 $20 \sim 30g$ 新鲜湿样,盛于 125ml 磨口广口瓶中,充氮气后塞紧磨口塞。

（2）取 $500 \sim 600g$ 湿样,放入已洗净的聚乙烯袋中,扎紧袋口,供测定铜、铅、镉、锌、铬、砷及硒用。

（3）取 $500 \sim 600g$ 湿样,盛入 500ml 磨口广口瓶中,密封瓶口。供测定含水率、粒度、总汞、油类、有机碳、有机氯农药及多氯联苯用。

2. 柱状沉积物样品的留取　从管式泥芯采样器中挤出样品,尽量做到不破坏分层状态,用塑料刀刮去样柱表层,沿纵向剖开三份(三份比例为 $1:1:2$)。两份量少的分别盛入 50ml 烧杯(离子选择电极法测定硫化物,如用比色法或碘量法测定硫化物时,则盛于 125ml 磨口广口瓶中,充氮气后,密封保存)和聚乙烯袋中,另一份装入 125ml 磨口广口瓶中。如果需了解各沉积阶段污染物的成分及含量变化,可将柱状样品用塑料小刀沿横断面截取不同部位样品分别处理和测定。

（四）沉积物样品的保存

通常用不易破碎的塑料广口瓶存放沉积物样品,也可使用塑料袋存放。用前需仔细清洗塑料瓶或塑料袋。可先用洗涤剂洗刷,清水漂洗干净后,再用稀硝酸浸泡 $2 \sim 4$ 小时,然后用清水漂洗干净。盛装样品前还应先用采样点的水样荡洗 $2 \sim 3$ 次。由于沉积物样品含有大量的水分,因此要特别注意保存容器的密封情况,在洗涤和装样过程中漏水的容器均不能使用。无论是用塑料瓶还是用塑料袋,盛样后外面再套一层塑料袋能有效地防止样品受外界沾污。保存时应注意贴好标签。

（五）沉积物样品的制备

采集到的沉积物样品应尽快送实验室分析或处理,也可置于低温或冷冻环境中短期保存。通常测定挥发性指标用新鲜样品,测定不易挥发或不容易变化的指标用干燥样品。

干燥样品的制备首先要进行干燥处理,干燥的方法有风干、离心脱水干燥、真空冷冻干燥、无水硫酸钠干燥等几种方法。风干干燥适用于测定比较稳定的项目;离心脱水干燥适用于挥发性或易发生变化项目的测定,如硫化物、砷等;真空冷冻干燥适用于对光、热敏感项目的测定;无水硫酸钠干燥适用于油类的测定。

1. 测定金属元素样品的制备　将风干的样品倒在有机玻璃板上,用木锤敲打,用木棍或有机玻璃棒压碎,拣出杂质,混匀,用四分法取压碎样,过孔径 0.25mm 尼龙筛。过筛后的样品置无色聚乙烯薄膜上,充分搅拌混匀,采用四分法取其两份,一份交样品库存放,另一份再用四分法分成两份,用研钵研磨到全部过孔径 0.15mm 筛,用于土壤或沉积物中金属元素的分析。

2. 测定有机类样品的制备　将已干燥的样品用聚乙烯棒压碎后,在球磨机上粉碎至全部通过 80 目筛,也可用瓷研钵手工粉碎,用 80 目金属筛盖上金属盖过筛。严防样品溢出。

注意:样品制备过程中,如果需要测定汞、砷等易挥发元素或低价铁、硫化物等易变化的指标时,样品不能用碎样机粉碎。操作人员要戴口罩并在通风良好的条件下进行操作。碎样及取样等工具及器皿均要先净化处理,要避免样品被沾污。

四、沉积物样品处理和分析

(一) 沉积物样品的处理

目前能直接用于固体试样分析的技术还十分有限,常常需将沉积物样品转化成适于测定的溶液状态。

就测定沉积物中金属含量而言,常用的处理方式是消化分解法,根据监测目的、被测元素性质、测定技术等可采用不同的消化方法。通常可以不将样品彻底消化破坏,只要能确保样品中的待测成分完全转化到溶液中即可,因此严格来讲属于酸浸取技术。常用的酸有硝酸、硫酸和高氯酸,只用三种酸中的任何一种,其结果都不太满意。硝酸的沸点较低,而某些有机物质需要在较高的温度下才能氧化,有机物残留过多给以后的定量测定带来困难;硫酸虽有沸点高的优点,但它易使有机物炭化,生成的炭可能会吸附一些待测元素而使结果偏低,另外,残存的硫酸又不易消除,可能会给以后的定量测定带来困难;高氯酸氧化能力强于硝酸和硫酸,几乎能氧化分解所有的有机物,但高温下直接与有机物接触时,因反应剧烈而有发生爆炸的可能,所以一般不单独使用。在实际工作中,经常使用这些酸的混合物。除此之外,也可以用盐酸浸取,对有些元素,比如铁,用盐酸浸取的效果更好。为了加速有机物的氧化,也可加一些其他试剂,如过氧化氢、硫酸铜、氧化汞、五氧化二钒等。需要指出的是,酸浸取液的选择在很大程度上取决于待测元素的性质和测试样品的组成,切忌生搬硬套。

如果需要检测有机污染物,则用不同有机溶剂提取样品,常用的有机溶剂有苯、正己烷、甲醇、丙酮等,结合微波、超声波、超临界流体萃取、固相萃取、固相微萃取等技术,能提高有机物萃取效率。

(二) 沉积物样品分析

由于沉积物中的金属含量一般都比水层中高得多,因此与水层中金属污染物的含量测定相比,沉积物中金属含量的分析测定往往比较容易一些。有机污染物多数难溶于水,因此沉积物中有机污染成分一般含量较高,检测时不需要特别灵敏的测定技术,很多测定方法都不需要富集手段。

沉积物理化检验的项目根据不同的监测目的而有所不同,一般必须检测的项目为总汞、镉、铅、铜、砷、油类、DDT、多氯联苯、硫化物等。除样品处理与水样有较大差别外,其余与水样的检验相同,可参看有关项目的检验方法。

分析结果多以干重表示。有些检验项目可直接用按上述沉积物样品制备方法制得的干燥样品测定含量;对于必须用新鲜样测定的项目,除取样分析外,再取一部分潮湿均匀的样品于105℃烘箱中烘干,测定沉积物样品中水分的含量,求出其干湿重转换因子,将测定结果转换成干重。

$$样品中水分含量(\%) = 样品失重/样品干重 \times 100\%$$

（刘淑芳）

本章小结

本章主要内容介绍了为生活用水和水中沉积物的检验,阐述了饮用天然矿泉水界限指标、限量指标及其检测方法,游泳池水中尿素的检验。介绍了涉及饮用水卫生安全产品包括水质处理器、生活饮用水化学处理剂、输配水设备和防护材料的安全性评价内容和方法。对水体沉积物的形成、检验目的、样品的采集、保存和制备以及分析检测方法、样品处理和分析等进行了说明;本章为生活用水、涉水产品和沉积物的检测提供了理论依据和具体的检测方法。

思考题

1. 饮用天然矿泉水的界限指标和限量指标有何区别?

2. 采用火焰原子吸收法测定矿泉水中锂时,干扰的离子有哪些? 如何消除它们的干扰?

3. 采用砷铈催化分光光度法测定水中碘化物时,需要控制哪些技术环节?

4. 采用二乙酰一肟-安替比林法测定游泳池中尿素存在哪些缺陷? 如何减小实验的误差?

5. 涉水产品主要包括哪些? 该类产品的理化检验分为哪两部分的检验?

6. 沉积物是如何形成的? 沉积物分析有什么意义?

7. 沉积物样品如何制备?

第九章 水质快速检验

第一节 概　　述

水质快速检验是指检测人员在现场,使用特殊检测仪器或装置,在尽可能短的时间内对水体是否遭受污染,水质是否符合标准规定值做出判断或综合评价的过程。水质快速检测是按照规定程序在短时间内获取水质信息的技术操作。虽然目前还没有界定水质快速检测方法时限的标准,但约定俗成的观点认为,用于现场快速检测的方法最好能在几分钟或十几分钟内出具检测结果,最长也应在30分钟内出具检测结果,否则该方法就不能用于现场快速检测。

以往,水质快速检测主要用于军队演练、地质勘探、油田开采、建筑施工等野外作业单位的水源选择和自然灾害后的疫情预防。21世纪以来,随着我国水环境污染事件的增多,水质快速检测已被广泛用于饮用水污染调查、突发性饮用水中毒事件调查和突发性水污染事件的应急监测,环境监测部门也将水质快速检测用作污水超标排放的预警手段。

根据水质快速检验的目标,将水源污染分为病原微生物污染和有毒有害物质污染两类。病原微生物的污染主要来源于人畜粪便、医院污水、生活污水和垃圾等,所以,主要通过快速检测水中氨氮、亚硝酸盐氮等间接指标的含量及其变化来判断水源水是否受到生物性污染及污染程度。有毒有害物质的污染来源十分广泛,除主要来源于工业废水和农村污水外,化学毒物的泄漏、战争、恐怖活动、人为投毒等突发事件均有可能使水源受到有毒有害物质污染。所以除利用现有的快速检测技术,检测水体中砷、氰化物、汞、铅、钡、铬、酚、生物碱,以及有机磷和有机氯农药等常见的有毒有害物质外,尚需将更多对人类健康可能产生危害的有毒有害物质作为快速检测指标。

早期用于水质快速检测的方法多为以比色分析为主的一些化学分析方法,操作繁琐、检测速度慢,给水质快速检测带来很多不便。近十多年来,随着现代检测技术的发展,目前可用于水质快速检测的方法很多,有基于普通化学分析原理的试纸、检测管、速测卡、试剂盒等快速检测装置以及以预制试剂和便携式仪器(小型比色计或分光光度计)相结合的快速检测方法;基于电化学原理设计的水质快速分析仪器;基于毛细管色谱技术与高灵敏度的声学传感技术相结合的检测技术以及基于生物传感技术的水质毒性分析技术等。这些技术的应用,不仅使得水质快速检验变得更加便捷、快速、准确,同时也使水质快速检测技术应用范围变得更加宽泛。

尽管水质快速检测引入不少现代检测技术,使得方法的灵敏度有很大提高,但由于受检测速度的要求和检测技术的限制,不少检测方法仍处于定性或半定量水平,给检测结果用于污染和危害的判定或评价带来困难。通常反映生物性污染的检测指标,如氨氮、亚硝酸盐氮等的检测结果呈现阳性反应,且超过标准色阶的颜色,说明水源水曾受过粪便或有机物污染,如急需使用,必须将水煮沸10分钟以上或加氯消毒后使余氯达1mg/L方可饮用。如果是砷、氰化物、汞、铅、钡、铬、酚、生物碱、有机磷和有机氯农药等有毒物质,无论哪一种显阳性反应,则被检验的水源水都不能供饮用。

水质快速检验合格的水源水,短期饮用不至于发生急性中毒,但对永久性水源水必须按常规方法进行检验。

(张翼翔　高艳荣)

第二节　水质快速检测技术

一、水质测试盒

水质测试盒,亦称试剂盒、水质检测盒或水质分析盒等,是用于快速分析水中某些物质含量的一种检测工具。一般采用化学分析法,可将标准的分析方法简化,达到快速分析的目的。

水质测试盒的检测方法大致分为以下四类。

1. 直接显色法　使用时将相应试剂加入反应管中,使其充分溶解、反应,一定时间后,溶液呈现特殊的颜色,和标准色阶(或其他)对比可以得到待测浓度。

2. 试纸法　也是利用迅速产生明显颜色的化学反应定性或定量检测待测物质的一种方法,与直接显色法的不同仅在于把化学反应从反应管里移到试纸上进行。像 pH 试纸就是典型的这一类产品。

3. 检测管法　水质检测管可分为塑料检测管、吸附检测管、比长式检测管和真空检测管。塑料检测管法是将显色试剂做成粉状封装在毛细玻璃管中,再将其套封在聚乙烯软塑料管中。使用时先将塑管用手指捏扁,排出管中空气,插入水样中放开手指使水样吸入,再将试管中毛细管捏碎,数分钟内显色,与标准色阶比较测定。

吸附检测管法是将一支细玻璃管的前端置吸附剂,后端放置用玻璃安瓿瓶封装的试剂,中间用玻璃棉等惰性物质隔开,再将两端熔封。使用时将两端割开,抽入水样使待测物吸附在吸附剂上,再将安瓿瓶打碎让试剂与吸附剂上的待测物作用,观察吸附剂的颜色变化,与标准色阶对比读数。

比长式检测管法是将检测试剂置于惰性载体上并灌装于一支细玻璃管中,两端用玻璃棉堵塞,再将两端熔封。使用时将检测管两端割断浸入水样中,利用毛细作用吸入水样,观察颜色变化的长度,从刻度上读数。

真空检测管是以硼硅玻璃或石英玻璃为材质的试管,具有一定真空度,内置测试试剂,折断后可自动定量吸入待测水样,特定待测物与特定试剂发生化学显色反应,与标准色阶对比或电子比色计测定得到待测物浓度。真空检测管使用时在水样中折断前端毛细管,水样即自动吸入管中,实现自动定量采样和定量反应,从而保证了测试结果的高准确度和高精密度。同时,真空状态下更能有效地延长试剂的存储期,使检测管产品具备更好的商品性能。真空玻璃检测管法无论在操作简易程度还是色阶分辨率上都明显优于前几种方法,其特殊优势在于它的真空度控制。

2013 年 9 月 20 日实施的中华人民共和国国家环境保护标准(HJ 659—2013)规定了测

177

定水中氰化物、氟化物、硫化物、二价锰、六价铬、镍、氨氮、苯胺、硝酸盐氮、亚硝酸盐氮、磷酸盐和化学需氧量等污染物的真空检测管-电子比色法。方法原理是:将封存有反应试剂的真空玻璃检测管在水样中折断,样品自动定量吸入管中,样品中的待测物与反应试剂快速定量反应生成有色化合物,其色度值与待测物含量成正比。将化学显色反应的色度信号与待测物浓度间对应的函数关系存储于电子比色计中,测定后直接读出水样中待测物的含量。

4. 滴定法　一般为微型滴定,将标准滴定反应中使用到的试剂配好并封装,使用简单滴定工具代替传统的滴定管,并简化计算方法,操作方便快速。像硬度检测等通常采用这种方法。

水质测试盒种类繁多,按其可测参数可达几十种甚至上百种,而每一个具体参数又可以根据其使用的标准方法与量程分为几个规格,常见的水质测试盒为余氯测试盒、臭氧测试盒、硬度测试盒(钙镁离子测试盒)、二氧化氯测试盒、pH 测试盒、氨氮测试盒、金属离子测试盒(铜、铁、锰、铬、铅、镉等)、非金属元素测试盒(砷、氟、磷等)等。

二、水质分析仪

水质分析仪一般用于现场水质快速检测,亦称水质检测仪或水质测定仪等。

水质分析仪要求反应快速、检测数据现场直读、携带方便、使用简单、坚固耐用、适应野外恶劣条件、检测指标和检测方法符合标准等。

水质分析仪按功能分为:单参数水质分析仪、多参数水质分析仪、便携式重金属测定仪、基于气相色谱法的便携式快速分析仪、水质毒性分析仪等。按测定项目来分,水质分析仪有几十种,如 BOD 测定仪、氨氮测定仪、总磷测定仪、浊度仪、pH 计等。

1. 单参数水质分析仪　指主要检测一个水质参数的分析仪。根据测定项目不同,有多种单参数水质分析仪,如便携式浊度仪、pH 计、溶解氧仪、单参数比色计等。以单参数比色计为例,其测定依据是朗伯-比尔定律,基于水样中被测物与显色剂反应生成有色化合物对电磁辐射有选择性吸收而建立的比色分析法。单参数比色计针对不同的水质指标,分几十种类型,对于不同的测定指标,比色计按照规范化的检测方法进行预先编程,将标准曲线存入比色计中,测定时无需自制标准曲线,可直接显示测量结果。单参数比色计根据测定项目分为很多种,如余氯分析仪、氨氮水质分析仪、二氧化氯分析仪、氟化物水质分析仪、磷酸根和总磷比色计等。

2. 多参数水质分析仪

(1)基于电化学原理的多参数水质分析仪:一个分析仪可以选择安装不同的检测模块,测定不同的水质指标。连接不同的电极,测量 pH、电导率、溶解氧、BOD 以及氨、氟、硝酸盐、氯等。

(2)基于光度法的便携式多参数比色计或分光光度计:比色计的工作波长是固定的,分光光度计的波长是可调的。不同型号的多参数比色计的固定波长有一个到数个波长不等,可测试多个参数,可内置储存多种离子或参数的标准曲线,波长可自动转换,自动显示吸光度值、浓度值和测量参数。不同型号的仪器可测定的项目有所不同,测定指标可多达几十项。如 pH、浊度、余氯、氟化物、氰化物、硫化物、氨氮、亚硝酸盐氮、溶解氧、六价铬、总硬度、铅、镉、砷、磷酸盐、挥发酚等。某些仪器配备恒温消解器,可用快速消解法现场检测 COD。

(3)基于阳极溶出伏安法的便携式重金属测定仪:使用三电极系统,包括对电极、参比电极和工作电极,检测模块为多模块设计,检测项目可根据需要定制。可同时测量水中铜、镉、铅、锌、汞、砷、铬、镍、铁、钴等。优点:检测快速(几十秒),灵敏度高,检测限达到 1ppb

以下,检测结果与 AAS 法和 ICP 法具有良好的一致性,满足应急检测和常规监测的需求。

3. 基于气相色谱法的便携式快速分析仪　是基于快速毛细管色谱技术与高灵敏的声学传感器相结合的一种高科技产品。分析仪采用快速气相色谱技术对混合物进行分离,化合物从色谱柱依次流出后,被表面声波检测器(SAW)检测到,在电脑上显示分析图以及全貌指纹图谱,能对数百种挥发性、半挥发性有机物进行定性定量分析。SAW 是采用声表面波原理制造的检测器,检测器内的压电石英晶片上电极的信号发送端产生 500MHz 的表面声波,检测器表面对样品进行吸收,这样引起接受端的表面声波变化,这种变化被转化成相应的信号,与数据库中存储的大量谱库图谱进行比较、鉴别,以确定物质种类。

气体样品可以直接进行测定,对于液体或土壤样品,可使用专用的附件解析出样品蒸汽,再通过吸附和解析的方式导入进样口,然后通过色谱柱分离后到达表面声波检测器进行定性定量分析。快速分析仪检测速度快,可在 10 秒内完成分析,灵敏度可以达到 ppb ~ ppt 水平,操作简单,使用方便。

4. 便携式水质毒性分析仪　有发光细菌法和化学发光法两种毒性检测方法。化学发光法采用增强型发光法分析技术,该技术基于在辣根过氧化酶的催化下发光试剂与氧化物发生化学反应的过程产生发光,加入增强剂之后,发光过程稳定可测。当样品中存在有毒物质时,便会影响该反应的进行,进而影响发光强度,通过发光强度的变化即可确定样品毒性强度。发光细菌毒性检测仪是一种基于生物传感技术的毒性检测系统,其工作原理是通过检测水质综合毒性对发光细菌发光强度的抑制率来确定水样的毒性强弱。该仪器使用发光细菌冻干试剂,当这些细菌处于有毒的环境中时,它们发出的光受到抑制,根据其光强度变化即可快速准确地测试出样品的毒性,可直接检测上千种潜在的毒性物质。其最大优点是可在现场快速方便地进行水质毒性(尤其是对于未知化学污染物)检测,一次试验能够定性鉴别被测水样中全部有毒物质。检测范围宽(包括铬、镉、铜、铅、镍、汞等重金属离子,DDT、有机磷等农药、洗涤剂、溶剂等有机和无机有毒物质),速度快,5 ~ 30 分钟完成检测。它提供了一种有效应对突发供水污染(无论是故意破坏还是事故造成)的检测手段,已被美国环境保护署(EPA)作为推荐使用方法。

三、预制试剂

预制试剂是一类预先在生产厂完成某种分析所需几种试剂的称量、溶解、混合、分装等流程的化学试剂产品。用于水质快速检测的预制试剂产品有即开即用型化学试剂包或化学试剂套装。水质分析人员每次进行样品分析时,可以直接拆封使用所需的水质参数的预制试剂,并按照规定的标准分析流程进行操作,采用预存有标准曲线的分光光度计等分析设备,快速获得所需的分析数据,无需进行繁琐的化学试剂配制工作以及标准曲线的制作过程。由于采用统一的分析试剂以及标准的分析流程,水质分析使用预制试剂可获得理想的分析结果。

第三节　一般化学指标检测

一、pH

pH 对水质的变化、生物繁殖的消长、腐蚀性、水处理效果均有影响,是最重要的水质检测项目之一。

我国水质标准规定 pH 在 6.5~8.5。pH 不正常,说明水源已受到某些有毒有害物质的污染。pH < 6.5,水源可能受到重金属盐、强酸或其他可溶性毒物的污染;pH > 8.5,水源可能受到强碱或其他碱性毒物的污染。

快速检测水质 pH 的简便方法是试纸法,另外还可利用便携式 pH 计进行检测等。

二、氨氮

水中氨氮为氮循环的中间产物之一,主要来源于生活污水中含氮有机物受微生物作用的分解产物。水中的亚硝酸盐在厌氧条件下受微生物作用也可被还原为氨,氨在有氧环境中可转变为亚硝酸盐然后转变为硝酸盐。

水中氨氮的快速检测可用直接显色法、塑料检测管法和真空检测管-电子比色法。检测原理均为纳氏试剂比色法,即氨或铵盐与纳氏试剂在碱性条件下作用,生成淡黄色至棕色的氨基汞配位化合物,按颜色深浅比色测定。

直接显色法所用固体纳氏试剂的配制:将二碘化汞 1g、碘化钾 0.5g、酒石酸钾钠 0.5g、氯化钠 30g 研磨混匀,在强碱性环境下使用。当溶液中存在 Ca^{2+}、Fe^{3+}、Mg^{2+} 等离子时,在强碱性条件下会生成沉淀,干扰测定,所以选用酒石酸钾钠掩蔽这些离子。氯化钠作为稀释剂。

塑料检测管法:取检测管一支,去帽后用手指压迫塑料管挤出管内空气,将管口浸入被测水样中,吸取水样 3/4 管量,或用吸管吸取水样加入到 3/4 管量;用镊子将毛细管捏碎(勿用手捏,以防刺破手指),与水混匀,5~10 分钟内与标准色阶比对,找出相同或相近的色斑,色斑上标示的含量为水中氨氮(以 N 计)的量。

真空检测管-电子比色法:控制待测水样的 pH ≥4,取适量样品加入烧杯中,将真空检测管毛细管部分完全插入液面下,使用配备的专用工具将前端毛细管在样品液面下折断,管内负压即刻将样品定量吸入管中。吸入时间约需 1~5 秒,至管中液体充满,只留下一直径约 4~8mm 气泡空间。然后取出检测管并上下倒置几次,使管中气泡上下移动而使液体反应均匀,反应时间 2~5 分钟(注意:当真空检测管折断时注意观察是否出现折断位置过高或管内试剂外溢等情况,若有,应重新取样测试)。打开电子比色计,选定参数,调至校零界面,先校零,然后调至测试状态备用。将反应后真空检测管插入电子比色计比色池中,直接读取测定结果。本法氨氮(以 N 计)的检出限为 0.2mg/L。

当水样中氨氮浓度 >1.0mg/L,检测时会生成红褐色沉淀,应稀释后再测定。如水样浑浊则过滤后再测定。

在配制试剂与测定过程,均应注意防止氨的污染。

三、亚硝酸盐氮

亚硝酸盐在水中受微生物等作用而很不稳定,采集后应尽快检测。

检测水中亚硝酸盐氮的快速方法有直接显色法、(塑料)检测管法和真空检测管-电子比色法等。

直接显色法应用格氏试剂。其原理是在酸性溶液中,亚硝酸盐与对氨基苯磺酸作用生成重氮盐,再与盐酸 N-(1-萘基)乙二胺偶合生成红色偶氮染料,根据颜色深浅与标准色阶比色。

固体格氏试剂的配制:将 10g 对氨基苯磺酸、1g 盐酸 N-(1-萘基)乙二胺和 89g 酒石酸

(在 105℃ 干燥 2 小时)研细混匀。

本法最低检出浓度为 0.002mg/L，测定范围在 0.2mg/L 以内。当亚硝酸盐的浓度过高时，加入格氏试剂后溶液呈现黄红色、黄色乃至不出现颜色。遇此情况，应将水样稀释后再测定，以防出现假阴性。

将甲萘基盐酸二氨基乙烯 25g 与格氏试剂 75g 混匀，得到的混合试剂称为改良格氏试剂。亚硝酸盐与改良格氏试剂作用，出现红色至紫红色偶氮化合物的反应。检测时，取 10ml 水样，加改良格氏试剂约 30mg，振摇溶解，放置 20 分钟，溶液先显红色然后呈现紫红色。此法显色明显，产物稳定。

真空检测管-电子比色法的测定原理：亚硝酸盐与醌亚胺类染料测试液在酸性条件下反应生成蓝紫色配合物，该配合物的色度值与亚硝酸盐氮的浓度呈一定的线性关系。本法亚硝酸盐(以 N 计)的检出限为 0.03mg/L。注意事项：①反应温度 ≥30℃ 时对亚硝酸盐氮的测定有正干扰，应控制在 30℃ 以下测定；②测试管吸取待测水样后应在黑暗处避光摇匀、放置，避免强光直射，否则显色色调会发生变化而造成读数误差。

四、硝酸盐氮

硝酸盐氮是含氮有机物氧化分解的最终产物。当人体摄入过量的硝酸盐后，在微生物的作用下可被还原为亚硝酸盐。

硝酸盐氮的快速测定可用真空检测管-电子比色法，其原理是硝酸盐在酸性条件下，与 2,6-二甲基苯酚反应生成黄色的 4-硝基-2,6-二甲基苯酚，该黄色化合物的色度值与硝酸盐氮的浓度呈一定的线性关系。本法硝酸盐(以 N 计)的检出限为 0.7mg/L。反应式如下：

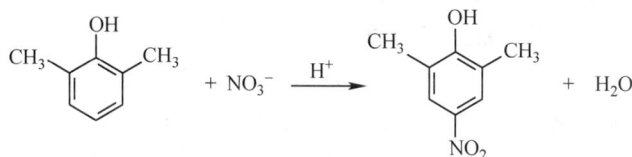

干扰和消除：①NO_2^- ≥3.0mg/L 时为正干扰，可加氨基磺酸消除；②Cl^- <500mg/L 时无干扰，Cl^- ≥500mg/L 时为正干扰，可加硫酸银沉淀后去除。

注意事项：①该检测管显色反应在 100℃ ±1℃ 温度下准确加热 10 分钟取出，放置常温后即可测试；②检测管吸入水样后会发生剧烈放热现象，建议操作时戴橡胶手套保护；③如果盐分过高，待测水样吸入管时会出现大量浑浊，将其摇匀后放置 20 分钟以上使浑浊澄清至底部再读数。

五、硫化物

含硫化物的水有刺激性的臭味。如果长期饮用含硫化物较高的水，会造成味觉迟钝、食欲减退、体重减轻、毛发生长不良，严重时发生衰竭和死亡。

硫化物的检测可用真空检测管-电子比色法，其原理是硫化物与 N,N-二甲基对苯二胺和高铁在酸性条件下反应，生成亚甲蓝有色配合物，有色配合物的色度值与硫化物的浓度呈一定的线性关系。测定时使水样进入真空检测管，与管内试剂混合均匀。置于加热装置 50℃ ±1℃ 准确加热 2 分钟，放置至室温后插入电子比色计比色池中，直接读取测定结果。本法硫化物的检出限为 0.1mg/L。

注意事项：①判断硫化物浓度是否过高，可通过定量稀释后再进行测试。如果稀释后测试结果与直接测试结果不成定量比例,即可判定前者硫化物浓度过高。②该检测管显色速度与待测水样温度有关,对于40~60℃的待测水样,2分钟内即可显色完全;常温20~30℃时5分钟显色完全。而对于冬天低温待测样品,应在50℃±1℃加热装置中放置显色,确保显色完全。③待测水样的pH值应控制在9以下,因为碱度过高时样品会与试剂发生剧烈反应,此时试液易冲出测试管而使检测结果出现较大误差。

六、余氯

余氯的检测可采用邻联甲苯胺法,该法既可测得游离性余氯,又可测得总余氯(即游离性余氯和化合性余氯之和)。其原理是在酸性条件下,余氯可与邻联甲苯胺反应生成黄色联苯醌式化合物。与标准色阶比色,可测出余氯的大致含量。反应式如下:

$$HOCl \rightarrow HCl + [O]$$

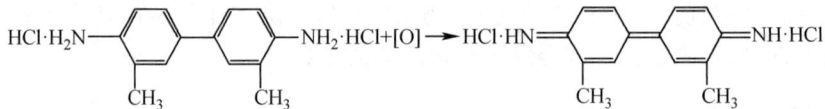

余氯试剂的配制:将硫酸氢钾6.25g和邻联甲苯胺0.3g混合研磨均匀。取加氯消毒30分钟后的水样10ml,加余氯试剂约50mg,振摇溶解,与标准色阶比色定量。如果立即比色,测得结果为游离性余氯;如放置10分钟后比色,所得结果为总余氯。本法最低检出浓度为0.05mg/L,测定范围在总余氯为1.5mg/L以内。

二乙基对苯二胺法可用于游离性余氯的测定。其原理是在pH6~7范围内,游离性余氯与二乙基对苯二胺作用生成紫红色化合物,根据颜色深浅比色定量。取加氯消毒30分钟后的水样3ml,加二乙基对苯二胺硫酸盐5mg,振摇1分钟后,若显紫红色表示含有游离性余氯,与标准色阶比色。本法最低检出浓度为0.025mg/L,测定范围在0.025~10mg/L。当六价铬浓度为1mg/L、锰浓度>0.5mg/L时,对测定均显正干扰。

检测管法:取余氯检测管1支,先压碎塑料管内的无色毛细玻璃管,去帽后用手指压紧挤出塑料管内空气,将管口浸入被测水样中,放松手指吸水样2/3管以上,摇匀,10秒后与标准色阶比色定量,测得结果为水中游离性余氯含量,再压碎塑料管内的棕色毛细玻璃管,充分摇匀,10秒后再与标准色阶比色定量,测得结果为水中总余氯量,以测得总余氯量减去测得游离性余氯量,即可求得水样化合性余氯的含量。

七、总硬度

水总硬度是指水中Ca^{2+}、Mg^{2+}的总量。

1. 试纸法　用镊子或手指,取总硬度检测试纸一条,将一端浸入被测水样中约2cm,即刻取出持于手中,气温15℃以上10秒,气温15℃以下1分钟与标准色阶比色定量。

2. 硬度测试盒　测定原理是EDTA配位滴定法。在pH=10的氨-氯化铵缓冲溶液[试剂(Ⅰ)]中,以铬黑T[试剂(Ⅱ)]为指示剂,EDTA[试剂(Ⅲ)]与钙、镁离子形成稳定的配合物,从而测定水中钙、镁总量。测定时用水样将比色管冲洗数次,再取水样至管的刻度处;加硬度试剂(Ⅰ)6滴摇匀,加试剂(Ⅱ)少许摇匀(此时水样显红色);然后滴加试剂(Ⅲ),边加边摇,滴至水色由红变蓝为止;记下试剂(Ⅲ)用的滴数。根据试剂(Ⅲ)的滴数计算硬度。

第四节　无机毒物的检测

一、砷、氰、汞、磷化锌检测

砷、氰、汞、磷化锌均具有很强的毒性,水中检出任何一种毒物,均不适合饮用。上述四种毒物在一定条件下均可转变成挥发性形式,可以用打气显色法同时测定,也可分别进行测定。

1. 多种毒物的联合检测　控制不同条件,把上述四种毒物转变成挥发性组分的形式,以空气作载体,使它们分别与有关的试剂或试纸接触显色。显色原理如下:

(1)砷化物:采用溴化汞试纸法检测砷。水中的砷主要以 AsO_3^{3-} 或 AsO_4^{3-} 形式存在,利用酸性溶液中加锌所产生的新生态氢把水中的砷还原为挥发性的砷化氢。砷化氢与溴化汞试纸作用,产生黄色至褐色斑。反应式如下:

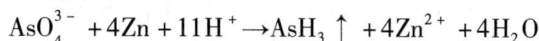
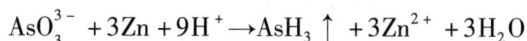
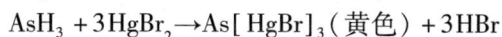
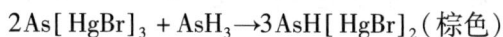
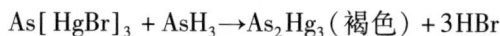

$$AsO_4^{3-} + 4Zn + 11H^+ \rightarrow AsH_3 \uparrow + 4Zn^{2+} + 4H_2O$$
$$AsO_3^{3-} + 3Zn + 9H^+ \rightarrow AsH_3 \uparrow + 3Zn^{2+} + 3H_2O$$
$$AsH_3 + 3HgBr_2 \rightarrow As[HgBr]_3(黄色) + 3HBr$$
$$2As[HgBr]_3 + AsH_3 \rightarrow 3AsH[HgBr]_2(棕色)$$
$$As[HgBr]_3 + AsH_3 \rightarrow As_2Hg_3(褐色) + 3HBr$$

(2)氰化物:水合茚三酮法检测氰。氰化物在酸性环境中转化为挥发性的氰化氢,在水中离解产生的 CN^- 可催化水合茚三酮进行自身氧化还原反应,所生成的产物与另一分子水合茚三酮的 α-羟基进行交换,生成 α-羟基茚三酮[1,3]。α-羟基茚三酮[1,3]在碱性条件下可转化为红棕色的化合物。反应式如下:

$$CN^- + H^+ \rightarrow HCN \uparrow \qquad HCN = H^+ + CN^-$$

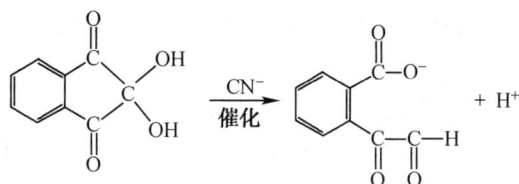

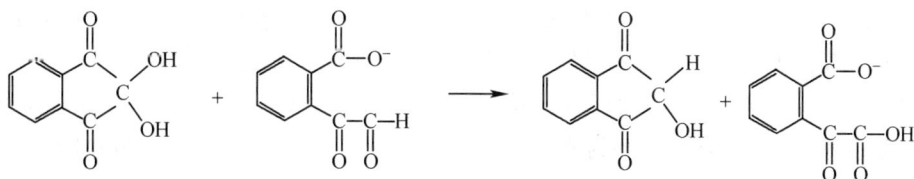

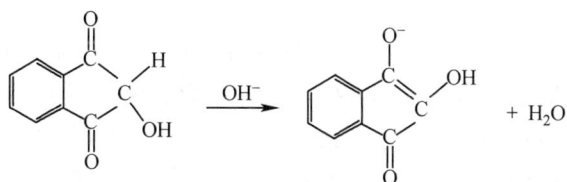

(红棕色)

（3）汞：碘化亚铜法检测汞。其原理是利用氯化亚锡把水中汞化物还原成挥发性的汞，与碘化亚铜作用后形成红色碘化亚铜汞沉淀。此沉淀附着在不溶于水的碘化亚铜表面，反应式为：

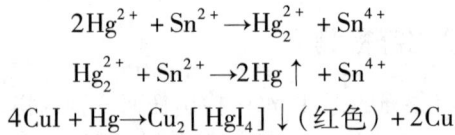

$$2Hg^{2+} + Sn^{2+} \rightarrow Hg_2^{2+} + Sn^{4+}$$

$$Hg_2^{2+} + Sn^{2+} \rightarrow 2Hg\uparrow + Sn^{4+}$$

$$4CuI + Hg \rightarrow Cu_2[HgI_4]\downarrow（红色）+ 2Cu$$

（4）磷化锌：磷化锌是常用的灭鼠药之一，误食或投毒均可引起中毒。磷化锌与酸作用生成磷化氢气体，该气体如遇硝酸银呈黑色；如遇溴化汞试纸则呈鲜黄色。磷化锌的检测可采用溴化汞试纸法或硝酸银法，反应式如下：

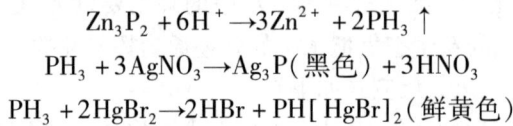

$$Zn_3P_2 + 6H^+ \rightarrow 3Zn^{2+} + 2PH_3\uparrow$$

$$PH_3 + 3AgNO_3 \rightarrow Ag_3P（黑色）+ 3HNO_3$$

$$PH_3 + 2HgBr_2 \rightarrow 2HBr + PH[HgBr]_2（鲜黄色）$$

用打气显色法联合测定上述四种毒物，需要采用挥发性毒物联合测定装置。挥发性毒物测定器（图9-1），由塑料瓶、双向活塞和吸收管三部分组成。塑料瓶供盛样和打气用；双向活塞由进气活塞和出气活塞组成；吸收管分三节，在各节中可预先装入试剂或试纸。

醋酸铅棉花的制备：将脱脂棉浸入100g/L醋酸铅溶液中，取出挤去多余的溶液，晾干。

溴化汞试纸条的制备：将新华定性滤纸浸在50g/L溴化汞乙醇溶液中，取出晾干。

水合茚三酮棉花的制备：取水合茚三酮1g，加无水乙醇溶解后，吸附在1.5g脱脂棉上，再将棉花摊开避光自然晾干即可。

测定时，在第一节吸收管中装醋酸铅棉花消除硫化物对测定的干扰，上端装新制备的溴化汞试纸条，用于检测磷化锌和砷；第二节吸收管中装入一块水合茚三酮棉花，用于检测氰化物，临用时取碳酸钠少许放到棉花上，再加蒸馏水数滴溶解使棉花润湿，这时棉花应呈黄色；在第三节吸收管中装入两段脱脂棉，在两段脱脂棉之间装少量碘化亚铜粉剂，用于检测汞。将各段填装好的吸收管串联在活塞上，并用橡皮筋将各吸收管的磨口处固定。向塑料样品瓶中装入20~30ml水样，加2g硫酸氢钾使溶液呈酸性。然后用手指挤压塑料瓶壁进行打气。每分钟打气5~9次，持续打气1~5分钟，观察水合茚三酮棉花是否变成红棕色及溴化汞试纸是否变成鲜黄色，若两者均不变色，则氰化物和磷化锌为阴性。再向溶液中加入氯化亚锡2~3g，继续打气1~5分钟，并观察碘化亚铜反应情况，若无红色沉淀，则汞为阴性，反之，阳性。最后向水样中加无砷锌粒1~2g，打气1~5分钟，观察溴化汞试纸颜色变化，若试纸变成黄色乃至褐色，砷为阳性。用此法大约在10分钟内可检出或排除砷、氰、汞、磷化锌。

打气显色法还可检测亚硝酸盐氮、甲醛等挥发性物质。检测亚硝酸盐氮时，吸收管内装格氏试剂，样品呈酸性后打气，若格氏试剂呈紫红色，则为阳性。若在吸收管装上用品红亚硫酸粉剂（将碱性品红0.1g，亚硫酸钠0.3g，硫酸氢钾10g置于乳钵中研成细粉，干燥保存）溶解后润湿的脱脂棉，样品酸化后打气，可检测甲醛，若脱脂棉呈紫色，表示为阳性。

图9-2是一种改进的打气显色测定装置，该装置更小巧、适用，可联合测定砷、汞、氰、磷化锌、亚硝酸盐氮五种毒物。

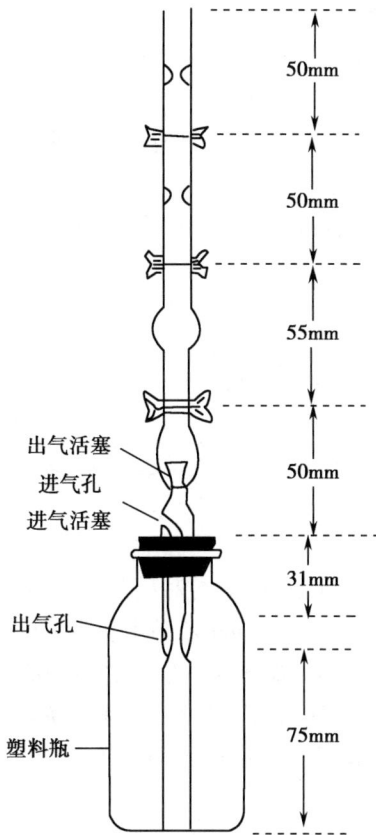

图 9-1 挥发性毒物联合测定装置

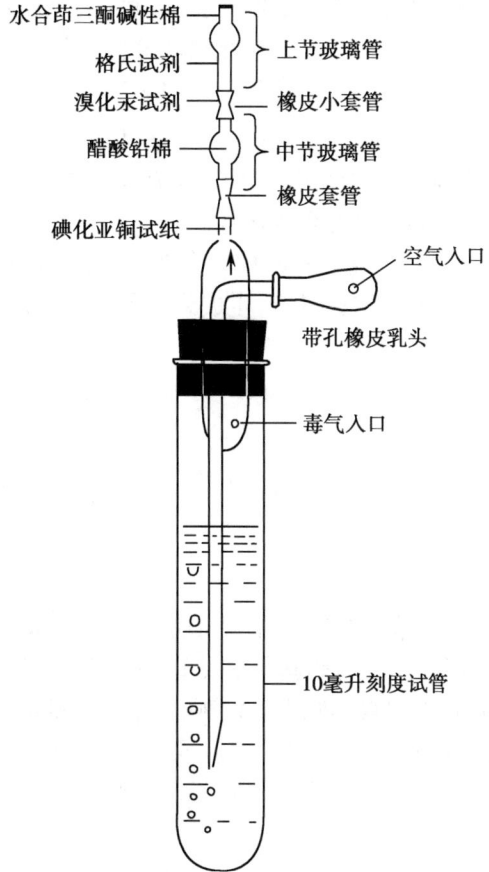

图 9-2 五种毒物联合检测打气装置

打气显色法具有样品用量少、方法简单、不需要加热和预处理、反应快、干扰小、专一性强、灵敏度高等优点,在快速检测中颇受欢迎。

2. 分别测定法 对砷、汞、氰化物和磷化锌还可用下述的方法分别进行检测。

(1)砷化物:溴化汞试纸法进行检测,原理如前所述。取 4ml 水样,加硫酸氢钾颗粒(固体酸)和无砷锌粒各米粒大小,立即取溴化汞试纸将盛水样管口紧紧覆盖,10~30 分钟后取下试纸,仔细观察向管口的一面,若出现黄色或褐色斑点为阳性。本法操作时,注意勿使试纸润湿。水样中若有锑、硫化物和磷化物均有干扰。

检测管法:取检测管 1 支,剪掉管两端密封头,将有棉花的一端插入密封橡皮管中。取产气管,加入固体酸 1 份,装入水样 20ml,砷产气片 1 片,立刻与装好检测管的橡皮塞相连,塞紧防止漏气(此反应最好在 25~30℃条件下进行,否则用手或温水稍许升温)。待产气停止(大约 10 分钟)后,取下检测管,用尺子量出变色长度(mm),由砷定量尺求得砷含量。

(2)氰化物:水中氰化物的快速检测,方法很多,其中普鲁士蓝法、水合茚三酮法以及 α-对邻试纸法等,效果都比较理想。现分别叙述如下:

1)水合茚三酮法:原理如前所述。检测时,取 10ml 水样于试管中,加碳酸钠约 50mg 及少许水合茚三酮,振摇溶解,若溶液呈红棕色为阳性。

2)普鲁士蓝法:其原理是氰化物与亚铁反应生成亚铁氰根配合离子,在酸性条件下再与三价铁作用生成亚铁氰化铁即普鲁士蓝。反应式如下:

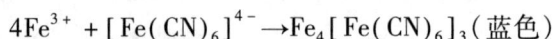

$$Fe^{2+} + CN^- \rightarrow [Fe(CN)_6]^{4-}$$

$$4Fe^{3+} + [Fe(CN)_6]^{4-} \rightarrow Fe_4[Fe(CN)_6]_3(蓝色)$$

固体氰化物试剂的配制:取硫酸亚铁和硫酸铁铵各2g,混合研磨均匀即可。水样检测时出现蓝色或微蓝色为阳性。

3)对-邻试纸法:在CN^-存在下,对硝基苯甲醛能生成对硝基苯甲醛氰醇,在碱性条件下,可还原邻-二硝基苯,生成紫红色化合物,反应如下:

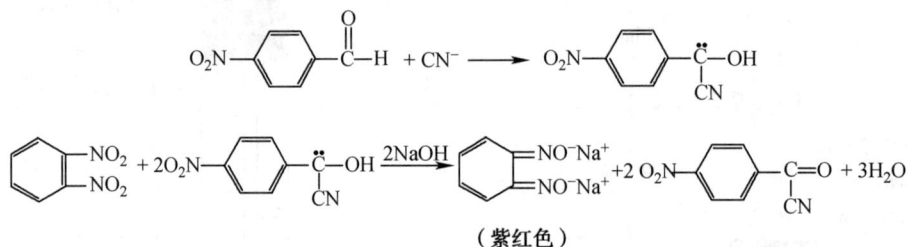

（紫红色）

对-邻试纸的制备:将新华定性滤纸剪成$0.8cm \times 4cm$纸条,浸泡在对硝基苯甲醛和邻-二硝基苯溶液(对硝基苯甲醛1.5g和邻-二硝基苯1.7g溶解于100ml乙醇中所得溶液)中,5分钟后取出自然晾干。检测时,把对邻试纸插在橡皮乳头内,如图9-3所示,并用0.5mol/L的氢氧化钠溶液润湿,然后取水样于试管中,加硫酸氢钾使溶液呈酸性,迅速将备好的对邻试纸橡皮乳头塞紧。若试纸出现紫红色为阳性。本法最低检出浓度为1mg/L。

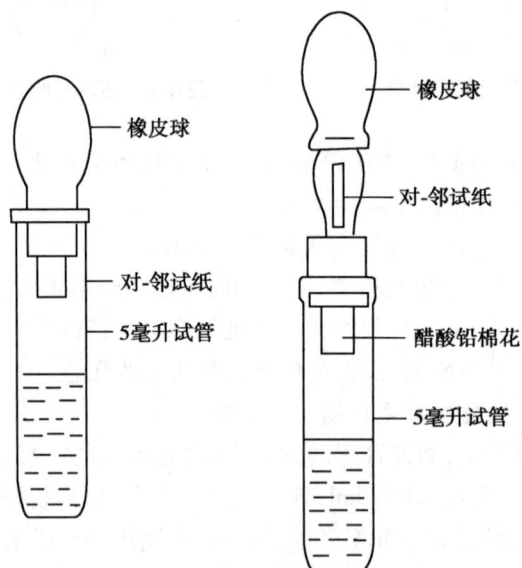

图9-3 对-邻试纸应用示意图

4)真空检测管-电子比色法:氰化物(CN^-)与有机酮类测试液在碳酸钠存在下加热,经离子缔合反应生成黄至深红色有色配合物,有色配合物的色度值与氰化物的浓度呈一定的线性关系。测定时应控制待测水样pH值≥4,使水样进入真空检测管,使管中液体混合均匀。然后放入预先调好温度的加热装置中,50℃加热反应时间10分钟,加热反应后立即(不能放置室温)进行比色测定。本法氰化物的检出限为 0.009mg/L。

(3)汞:用碘化亚铜法检测,水样检测时出现红色沉淀为阳性。当样品中汞的含量高时,溶液也呈红色。本法最低检出浓度为 0.2mg/L。大量铁离子存在时,对测定有干扰,氧化剂呈负干扰。亦可用汞检测管进行测定。

(4)磷化锌:溴化汞试纸法检测,原理如前所述。操作基本与测砷相同,但不加无砷锌粒。若试纸呈鲜黄色斑,表示磷化锌为阳性。

二、氟化物

适当的氟是人体所必需的,但摄入量过多对人体有害,可引起慢性中毒,主要表现为氟斑牙和氟骨症。

水中氟化物的快速检测有检测管法、真空检测管-电子比色法等。

真空检测管-电子比色法:其原理是氟化物(F^-)与羟基蒽醌类测试液在镧存在下反应生成蓝至玫红色有色配合物,有色配合物的色度值与氟化物的浓度呈一定的线性关系。测定时应控制待测水样的 pH≤8,反应时间 2~3 分钟。专用氟助剂加入量对显示颜色色调影响较大,应严格控制样品量和专用氟助剂加入量。本法氟化物的检出限为 0.5mg/L。

三、六价铬

铬是人体必需的微量元素。铬的毒性与其存在的形态有关,通常认为六价铬的毒性比三价铬高 100 倍。六价铬具有强烈的毒性,是致癌物。三价铬与六价铬在水中可相互转化。铬的来源主要是铬矿石的加工,金属表面处理、皮革鞣制、印染、照相材料等行业。六价铬的检测常用二苯碳酰二肼(又称二苯胺基脲)比色法,在酸性溶液中,二苯碳酰二肼与六价铬作用生成紫红色的配位化合物,颜色深浅与六价铬的含量成正比。本法最低检出浓度为0.02mg/L,测定范围在 1.0mg/L 以内,超过 1.0mg/L 时应将水样稀释后再测。对含铁量高的水样,需先用氢氧化钠调节 pH 至 8~11,使 Fe^{3+} 沉淀,过滤再测,以免产生干扰。

测定方法有直接显色法、(塑料)检测管法和真空检测管-电子比色法等。

四、重金属铅、钡

铅是有毒元素,可在人体和动物组织中蓄积,主要毒性为引起贫血、神经功能失调和肾损伤。铅离子对鱼类的致死浓度始于 0.1mg/L。淡水中含铅 0.06~120μg/L,中值 3μg/L。铅被用于蓄电池、电线电缆、铅管铅板、颜料涂料和汽油添加剂等,由此以及采矿、冶炼所产生的废水污染水体。

铅、钡的检测可用玫瑰红酸钠法或检测管法;铅还可用硫化氢-对苯二酚法检测。

1. 玫瑰红酸钠法 其原理是在酸性溶液中,铅、钡离子与玫瑰红酸钠反应,生成红色的玫瑰红酸铅(钡)沉淀。其反应为:

玫瑰红酸钠混合试剂的配制:将酒石酸 0.75g,酒石酸氢钠 1.0g,玫瑰红酸钠 0.2g,硝酸钠 3.05g 研磨混匀制成。本法测定应在酸性条件下进行,故用酒石酸和酒石酸氢钠作为缓冲剂,可控制 pH 在 2.8 左右。硝酸钠用作混合试剂的稀释剂。取 5ml 水样,加混合试剂半匙,摇匀后,如显红色表示水中可能有铅、钡存在。

2. 硫化氢-对苯二酚法 其原理是重金属试剂可与铅生成黑色的硫化铅沉淀。

重金属试剂的配制:将硫化氢(硫化铁与稀盐酸作用而得)通入对苯二酚饱和水溶液中,析出灰白色结晶(如有颜色可用活性炭脱色),滤去液体,将结晶在空气中干燥即可。

取 5ml 水样于试管中,加重金属试剂少许,摇匀后,溶液呈黄褐色或棕褐色为阳性。检测时,可用蒸馏水作空白对照,空白管应无色。本法最低检出浓度为 2mg/L。当砷、汞、镉含量 >10mg/L 时呈正干扰。

3. 检测管法测定铅 取吸附管塞入 0.1g 巯基棉(切勿过紧),将细端与 10ml 注射器相连,分 5 次吸取水样 50ml,将吸附后流出的水液弃去,水中的铅富集在巯基棉上;用注射器连同吸附管,吸取洗脱液(0.1mol/L HCl)2ml;取试剂管 1 支(内装毛细管 3 支),用镊子捏碎毛细管,而后将巯基棉吸附管调头,洗脱液注入试剂管内 1.5ml,摇匀后与标准色阶比色定量。

第五节 有机毒物

一、酚

酚有很强的毒性,水中含有酚类,直接影响饮用和水产养殖。水中含微量酚类,在加氯消毒时,可产生特异的氯酚臭。酚类主要来自炼油、炼焦、造纸、合成氨、木材防腐和化工等废水。

水中酚类化合物可用 4-氨基安替比林比色法检测。在 pH = 10 ± 0.2 的介质中,在铁氰化钾存在下,酚类化合物能与 4-氨基安替比林作用生成红色的安替比林染料,其颜色深浅与酚含量成正比。

固体试剂的配制:先取 4-氨基安替比林 3.71g,氢氧化钾 1.644g,碳酸氢钠 6.29g 和无水氯化钠 29.1g 充分研磨混匀,即可得 4-氨基安替比林混合试剂;再取铁氰化钾 7g 和无水氯化钠 43g 充分研磨,即得铁氰化钾试剂。测定时,取 10ml 水样于试管中,加入 4-氨基安替比林混合试剂约 50mg,振摇溶解后再加入铁氰化钾试剂约 50mg,再振摇溶解,放置 10 分钟后与标准色阶比色。本法最低检出浓度为 0.02mg/L,测定范围在 2.0mg/L 以内。注意 4-氨基安替比林混合试剂与铁氰化钾试剂要分开配制,两种试剂的加入顺序不能随意改变。

另外,可采用挥发酚测试盒进行快速测定,方法如下:

(1)检测准备:将浓缩管(树脂吸附管)与注射器连接(图 9-4),将浓缩管的一端插入水中,抽取 1ml 水样,再插入丙酮试剂中,抽取 2ml 丙酮,将水和丙酮全部弃去。

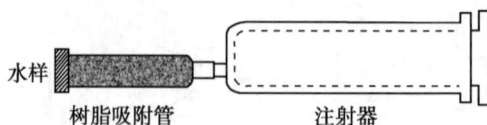

图 9-4 酚检测的水样抽吸示意图

（2）水样浓缩：用注射器抽吸水样每次 10ml，抽后弃去，共抽吸 10 次。

（3）洗脱：将浓缩管移入丙酮试剂瓶中，缓慢地抽吸 1.8ml 丙酮（抽吸时间 1~2 分钟，抽吸太快洗脱效果不好）。

（4）检测：取酚试剂管 1 支，用镊子压碎塑料管内的毛细玻璃管，去帽后加 1 滴被测水样，将注射器内的丙酮洗脱液注入酚试剂管（图9-5），盖帽充分摇匀，3 分钟后，去帽，从管上口向下看与标准色阶比色定量。

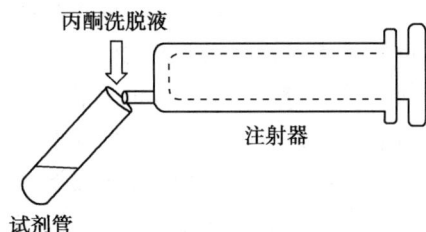

图9-5　酚检测的洗脱液注入试剂管示意图

二、生物碱

生物碱是一类存在于生物（主要是植物）体内、对人和动物有强烈生理作用的含氮碱基的有机化合物。生物碱的分子构造多数属于仲胺、叔胺或季铵类，少数为伯胺类。它们的构造中常含有杂环，并且氮原子在环内。生物碱大多呈碱性反应，能与酸作用生成盐而溶于水。生物碱常常是很多中草药中的有效成分，例如，麻黄中的平喘成分麻黄碱、黄连中的抗菌消炎成分小檗碱（黄连素）和长春花中的抗癌成分长春新碱等。常见的生物碱有士的宁、阿托品、乌头碱、士的宁、烟碱、吗啡、可待因、麻黄碱等。大多数生物碱可作药用。用药过量或误食含生物碱的植物均可引起中毒。检测水中生物碱可用碘化汞钾法和 BTB（溴麝香草酚蓝）反应法。

碘化汞钾法检测生物碱的原理是生物碱能与碘化汞钾作用产生沉淀或浑浊。碘化汞钾试剂的配制方法与氨氮的检测相同。检测时，如出现沉淀或浑浊为阳性。本法检测为阳性反应，表示可能含有生物碱，但不能确证含有生物碱。因为蛋白质及其分解产物及其他一些物质也有类似反应。要确证是否有生物碱存在，还要通过有关的确证试验来判断。

BTB 反应法检测生物碱，其原理是 BTB 与生物碱类化合物作用生成黄色化合物。该黄色化合物可被有机溶剂萃取，通过观察有机相的颜色来定性。取无水磷酸氢二钠 1.708g，磷酸二氢钠 0.182g 和溴麝香草酚蓝 0.3g 混匀，置于 110℃烘箱中烘烤 2 小时，在干燥器中放冷后迅速研细。再将研细的混合试剂与块状焦磷酸钾（已于 110~120℃烘箱烘 2 小时）以 4:1 的比例混合研磨均匀，即制得 BTB 试剂。检测时，取 10ml 水样于试管中，加 BTB 混合试剂约 40mg，加三氯甲烷 2ml，密塞反复倒置 20 次，静置分层。若下层（三氯甲烷层）为黄色，上层无色或为蓝绿色为阳性；若下层（三氯甲烷层）无色，上层呈现 BTB 本身蓝绿色为阴性。

三、有机磷农药

有机磷农药是近年来水中最常见的毒物之一。它们既可从农田、果园蔬菜地面被雨水冲刷而进入各种水源，又可从工业废水直接排入水体，还可因投毒进入饮水或水体中。有机磷农药的检测分为预试验和确证试验,预试验可用氯化钯法和酶化学法。

1. 氯化钯法　其原理是 1605、1059、4049、乐果、敌百虫、敌敌畏等有机磷农药与氯化钯反应得到黄色产物。

2. 酶化学法　其原理是在 35~40℃ 和 pH7.2 的条件下,血清中的胆碱酯酶催化硫代乙酰胆碱水解成硫胆碱和乙酸。硫胆碱能使蓝色的 2,6-二氯靛酚钠盐还原成无色产物。当有机磷或其他神经毒剂存在时,胆碱酯酶被抑制,水解硫代乙酰胆碱的能力减弱甚至丧失。使蓝色靛酚的褪色速度减慢。以此可以初步判断是否可能存在有机磷农药。

2,6-二氯靛酚混合试剂的配制:将 2,6-二氯靛酚 2.9g、磷酸二氢钾 454g、无水磷酸氢二钠 474g 充分研细混匀即可。取 2 支试管,一支加 5ml 水样,另一支加 5ml 清洁水作空白对照。两管各加 2,6-二氯靛酚混合试剂约 60mg,摇匀后加硫代乙酰胆碱片 1 片,充分振摇使之溶解,然后观察两管颜色变化。若空白管蓝色褪去或变淡,而水样管仍呈明显蓝色为阳性。本法最低检出浓度为 0.02~0.04mg/L,最适宜的反应温度为 35~40℃。温度超过 50℃,酶的活性便会丧失。

3. 有机磷农药的确证

（1）对硫磷（1605）的确证:1605 可采用酚试剂法确证。在碱性溶液中 1605 水解成对硝基酚,对硝基酚被锌粉还原成亚胺基化合物,亚胺基化合物可与酚偶合生成蓝色的吲哚酚染料（靛酚）。反应式为:

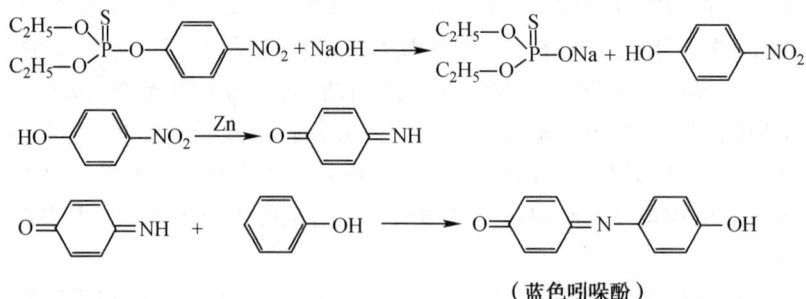

（蓝色吲哚酚）

酚试剂的配制:取四硼酸钠 4g 和硅胶粉 46g 配成一种混合试剂,干燥保存。另取结晶酚 5g 和硅胶粉 45g 配成另一种混合试剂,干燥保存。临用时将两混合试剂按 1:1 的比例混合均匀即可。检测时,取水样 5ml 于试管中,加 600g/L 氢氧化钠溶液 0.1ml 及锌粉 500mg,充分振摇后,将试管置于沸水浴中加热 15 分钟,趁热加入酚试剂 500mg,继续加热 5 分钟,若溶液呈蓝色,证明有 1605 存在。

采用本法检测时应注意:①加碱量要适当,少则反应不完全,多则对显色有影响或出现蓝色后又迅速褪色;②试剂中加了四硼酸钠,可控制 pH 在 9.5 左右;③如果最后溶液不出现蓝色,应加蒸馏水稀释 1 倍,加热,若仍无蓝色出现方可确定为阴性。

（2）内吸磷（1059）的确证:采用亚硝酰铁氰化钠法确证。其原理是在碱性条件下 1059 水解产生硫醚（或硫醇）,这些水解产物能与亚硝酰铁氰化钠作用,酸化后生成洋红色化合物。反应式如下:

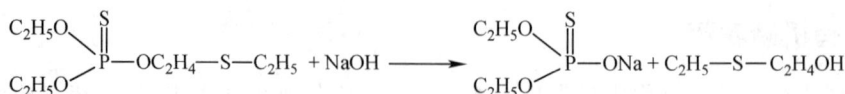

$$H_5C_2SC_2H_4OH + 2NaOH \rightarrow C_2H_5OH + C_2H_4(OH)_2 + Na_2S$$

$$Na_2S + Na_2[Fe(CN)_5NO] + H^+ \rightarrow Na_4[Fe(CN)_5NOS]（洋红色）$$

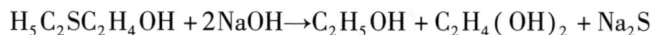

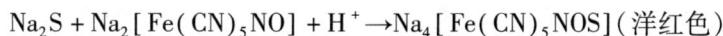

检测时,取 5ml 水样于试管中,加 10g/L 亚硝酰铁氰化钠溶液(临用时配制)2 滴,加 600g/L 氢氧化钠 1 滴,振摇后置于 25～35℃的水浴中加热 1～2 分钟,取出放冷,沿管壁加 1+1 盐酸 5～6 滴,如在接触面出现红色环,摇动后溶液变红且颜色经久不褪,证明有 1059 存在。

本法检测时要注意:①控制加热时间和温度。时间过长,温度过高,最后不能得到洋红色配位化合物,而使溶液呈蓝色或蓝绿色。时间过短或温度过低,反应不完全,现象不明显;②加亚硝酰铁氰化钠的量要适当。用量太少,反应不完全。用量过多,使正常色泽受影响;③当大量乙醇存在时对反应有干扰;④本法最低检出浓度为 10mg/L。

(3)敌敌畏和敌百虫的确证:采用间苯二酚法确证。敌百虫在碱性溶液中能转化为敌敌畏,所以可用同一方法对它们进行检测。因为敌敌畏在碱性溶液中水解产生的醛类物质可与间苯二酚缩合形成红色化合物,所以用间苯二酚法可同时检测敌敌畏和敌百虫。反应式如下:

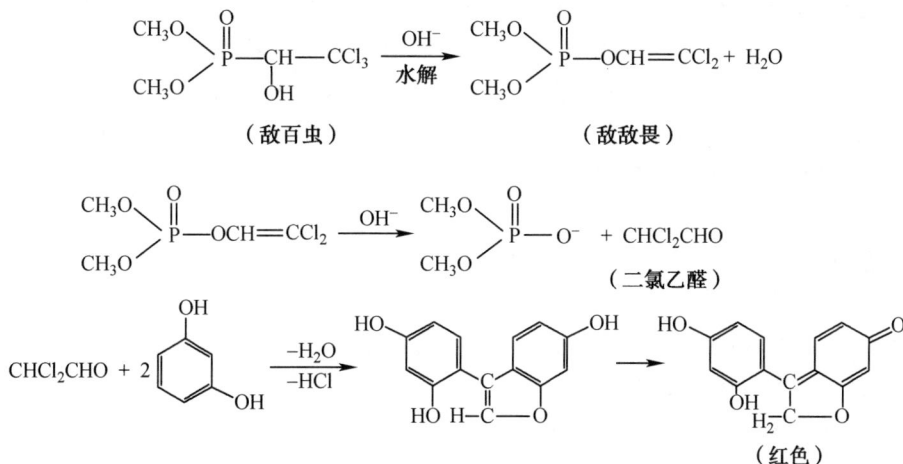

检测时,取 2ml 水样于试管中,加无水碳酸钠粉末约 50mg,加间苯二酚粉末 5mg(小米粒大),振摇后置于 40℃水浴中加热 6 分钟,取出放置 2 分钟,若溶液变红并且有红绿色荧光为阳性。本法最低检出浓度为 2mg/L。操作时应做空白对照。

四、有机氯农药

有机氯农药难溶于水,故水中的有机氯需要进行富集后才能检测。检测有机氯农药的方法很多,经过反复研究筛选,选用铜勺法作为检测有机氯农药的共同方法。采用此法检测时应先将有机氯富集,然后点样至铜勺上,通过灼烧观察火焰的颜色来判断是否存在有机氯。

铜勺法的原理:有机氯农药受热分解产生的氯化氢与铜勺烧后表面生成黑色氧化铜反应,产生挥发性较强的氯化铜,在无色火焰中呈现蓝色或蓝绿色。

检测时,取水样 10ml 于试管中,加石油醚 0.25ml,密塞振摇 3 分钟,静置分层后,用注射器将石油醚层吸出。再取铜勺先在酒精灯火焰上烧红至火焰无蓝绿色,这时铜勺表面呈现一层黑色氧化铜,稍冷后,将注射器中石油醚溶液逐滴滴在铜勺上,每点一滴后将铜勺置于火焰上方约10cm处烘干,再点下一滴,直至滴完并挥发干为止。然后立即将铜勺置于酒精灯氧化火焰内灼烧,注意观察火焰的颜色,若瞬间出现蓝绿色火焰则为阳性。此法对六六六、DDT的最低检出量为5μg。

本法应注意:①无机氯的正干扰。因为无机氯也产生蓝绿色火焰,故萃取后务必将水层吸弃干净,以消除干扰;②有机胺、有机溴也呈正干扰;③本法操作时,应在避风和暗处进行灼烧,否则,蓝绿色火焰不易分辨。

(陈红红)

本 章 小 结

本章对水质快速检验的含义和意义进行了概述。介绍了各类水质快速检测技术,包括基于化学分析原理的直接显色法、试纸法、检测管法等的水质测试盒;以及不同类型的水质分析仪,如单参数水质分析仪、基于电化学原理或光度法原理的多参数水质分析仪、便携式重金属测定仪、基于气相色谱法的便携式快速分析仪、水质毒性分析仪等;并且介绍了预制试剂和便携式仪器(小型比色计或分光光度计)相结合的快速检测方法。对水质的一般化学指标(pH、氨氮、亚硝酸盐氮、硝酸盐氮、硫化物、余氯、总硬度)、无机毒物指标(砷、氰、汞、磷化锌检测、氟化物、六价铬、重金属铅、钡)、有机毒物指标(酚、生物碱、有机磷农药、有机氯农药)的快速检测方法进行了阐述。

思考题

1. 水质快速检验的意义何在? 它和常规实验室方法比较,具有哪些特点?
2. 水质测试盒的检测方法大致分为哪几类?
3. 水质检测管可分为几类,各有什么特点?
4. 真空检测管有什么优点?
5. 简述真空检测管-电子比色法的检测原理。
6. 单参数比色计和多参数比色计的区别是什么?
7. 基于气相色谱的便携式快速分析仪的测定原理是什么?
8. 便携式水质毒性分析仪的分析原理是什么? 发光细菌毒性检测仪的最大优点是什么?
9. 什么是预制试剂?
10. 简述打气显色法测定砷、氰、汞、磷化锌的原理。
11. 碘化汞钾法硝酸盐氮的快速测定可用真空检测管-电子比色法检测生物碱,能否确证生物碱的存在,为什么?
12. 有机磷农药的检测为什么分预试验和确证试验? 试举例说明。
13. 水质快速检测中常用到硫酸氢钾固体试剂,其作用是什么?

第十章　水质理化检验质量控制

　　质量控制就是为使检验结果准确可靠,具有一定水平的代表性和可比性,把分析误差控制在预期水平,对整个分析过程所实施的一系列技术方法和管理措施。质量控制包括现场质量控制和实验室质量控制。实验室质量控制又分为实验室内部和实验室间质量控制。现场质量控制是获得高质量检验结果的基础和前提条件,而实验室内部质量控制是保证实验室提供可靠分析数据的关键,也是保证实验室间质量控制顺利进行的基础。

　　针对新的检测项目,首先要根据检测目的选择合适的分析方法。方法是分析测定的核心,不同的分析方法有各自的特点和适用范围。方法选择不当,全部分析工作都可能会是徒劳无益的。

　　选择方法时应优先选用国家标准分析方法,尚无国家标准分析方法的检测项目,可选用行业统一的分析方法或行业规范。若采用经过验证的国际标准化组织(international standard organization,ISO)、美国环境保护署(U. S Environmental Protection Agency,EPA)或日本工业标准(Japanese industrial standards,JIS)方法等其他等效的分析方法,其检出限、准确度和精密度要在本地实验室进行适用性评估,且不得低于常规分析方法。当然,在实际工作中还要考虑样品的来源、浓度、分析目的、要求及实验室条件等因素。

　　选定分析方法后,必须对该分析方法进行反复实验,以掌握分析方法的原理、实验过程、条件及特性,并进行一系列的基本实验,检验方法的适用性。包括空白实验值的测定、检出限的估算、标准曲线范围,方法的精密度、准确度评价及干扰因素测定。

第一节　水质理化检验方法适用性评价

一、校准曲线范围

　　校准曲线(calibration curve)也称校正曲线,表示被测物质的浓度或量与测定仪器响应信号值之间的定量关系曲线,包括工作曲线和标准曲线。绘制工作曲线时,要将标准溶液系列按照与样品完全相同的步骤进行操作,如进行前处理等,而标准曲线则省略了这些步骤。

　　制作校准曲线的具体方法是:在测量范围内配制一系列已知浓度的标准溶液,分别测定其仪器响应值 R。在绘图坐标纸上以响应值 R 为纵坐标,以浓度 c 为横坐标,标出各组数据的坐标点,绘出一条与各点垂直距离最接近的直线。

　　科学的方法是用统计学中的最小二乘法求出浓度与响应值之间的线性回归方程: $y = a + bx$,并计算线性相关系数 r。其中, a 为直线的截距, b 为直线的斜率。

　　制作校准曲线时需要注意以下几点:①一般要有 5～10 个浓度点,至少要有 3 个点,且各点应均匀分布在该方法的线性范围内;②所用的容器和量具应配套并经检定合格;③要求

相关系数 $r \geqslant 0.999$，否则需从分析方法、仪器、量具及操作等方面查找原因，改进后重新制作;④回归方程 $y = a + bx$ 中，斜率 b 的有效位数应与自变量 x 的有效数字位数相等，或多保留一位;截距 a 的小数位数则和因变量 y 值的小数点后最后一位取齐，或多保留一位;⑤未经实验确定，校准曲线的直线部分不得随意向两端延长;⑥每次测定样品时应同步绘制校准曲线。因斜率或截距可能会随实验条件、环境状况、仪器的稳定性、试剂等的改变而改变。若同步绘制确有困难，应在测定样品的同时取空白溶液和两个中间浓度的标准溶液各两份进行核查，两者的相对误差应小于 5%，否则应重新绘制;⑦应标明校准曲线的标题、必要的测定条件和日期。

二、空白值测定

空白是指除待测物以外样品中存在的所有物质。实际工作中常以试剂空白代替样品空白进行测定和评价。空白值的大小及其重复性直接影响着该分析方法的检出限和精密度，也在一定程度上反映了实验室的基本状况和分析人员的技术水平，如实验用水的质量、试剂的纯度、试液配制的质量、玻璃器皿的洁净程度、仪器的灵敏度及稳定性、仪器的使用、实验室内的环境污染状况、分析人员的操作水平和经验等。在严格的操作条件下，空白值通常应在很小的范围内波动。

空白值的测定方法是每批做平行双样测定，分别在一段时间内（隔天）重复测定一批，连续测定 5~6 批，按式（10-1）计算空白平均值 $\bar{b}$，按式（10-2）计算空白平行测定（批内）的标准偏差 s_{wb}。

$$\bar{b} = \frac{\sum X_b}{pn} \tag{10-1}$$

$$s_{wb} = \sqrt{\frac{\sum\limits_{i=1}^{p}\sum\limits_{j=1}^{n}X_{ij}^2 - \frac{1}{n}\sum\limits_{i=1}^{p}\left(\sum\limits_{j=1}^{n}X_{ij}\right)^2}{p(n-1)}} \tag{10-2}$$

式中，$\bar{b}$ 为空白平均值;X_b 为空白测定值;p 为批数;n 为平行份数;s_{wb} 为空白平行测定（批内）标准偏差;i 代表批;j 代表同一批内各个测定值。

三、方法检出限与测定下限

1. 检出限　检出限（detection limit,DL）是指对某一特定的分析方法在给定的置信度内可以从试样中定性检出待测物质的最小浓度或量，即判定样品中有浓度高于空白的待测物质。检出限分为仪器检出限和分析方法检出限。仪器检出限是指分析仪器能检出与噪音相区别的待测物最小信号的能力。分析方法检出限则是通常所指的检出限，不但与仪器噪声有关，而且还决定于方法全部流程的各个环节，如取样、分离富集、测定条件优化等，即分析者、环境、样品性质等对检出限也均有影响。所采用的分析方法不同，检出限的计算方法也不相同。测定的方法若采用多批配制加标样品或直接使用有目标物质的样品，按照样品分析的全部过程，重复 n 次空白实验，将各次测定结果计算为样品中的浓度，计算 n 次的标准偏差，$MDL = t_f S_B$。其计算公式与空白测定次数有关。若测定次数 $n \geqslant 20$，检出限 $DL = 4.6\sigma_{wb}$，σ_{wb} 表示空白平行测定（批内）标准偏差;若测定次数 $n \leqslant 20$，则为 $DL = 2\sqrt{2}t_f s_{wb}$，其中 s_{wb} 为空白平行测定（批内）标准偏差，t_f 为显著性水平为 0.05（单侧）自由度为 f 的 t 值。若得出的检出限高于方法给定的值，则要找出原因，加以纠正。然后重新测定,直至合格。

国际理论和应用化学联合会(IUPAC)对检出限的规定如下:

对于各种光学分析法,可测量的最小分析信号 x_L 为:

$$x_L = \bar{x}_b + ks_{wb} \qquad (10\text{-}3)$$

式中, $\bar{x}_b$ 为空白多次测量值的平均值, s_b 为空白多次测量值的标准偏差, k 为在一定置信水平确定的系数。

与 $x_L - \bar{x}_b$ 即 ks_{wb} 相对应的浓度或量即为检出限 DL:

$$DL = \frac{x_L - \bar{x}_b}{S} = \frac{ks_{wb}}{S} \qquad (10\text{-}4)$$

式中, S 为方法的灵敏度,即校准曲线的斜率,IUPAC 推荐光学分析法中 $k = 3$。由于低浓度水平测量的误差可能不是正态分布,且空白测定的次数有限,因此,与 $k = 3$ 相应的置信水平大约为 99%。

当遇到某些仪器的分析方法空白测定结果接近 0.000 时,可配制接近零浓度的标准溶液代替纯水进行空白值测定,以获得有实际意义的数据进行计算。

此外,不同的分析方法还有一些具体规定:

①分光光度法以吸光度(扣除空白)为 0.01 相对应的浓度值为检出限。

②色谱法以检测器恰能产生与噪声相区别的响应信号时所需进入色谱柱的物质的最小量为检出限。一般认为恰能分辨的响应信号最小量应是噪声的 2 倍,但近年有较多文献采用 3 倍噪声为检出限。

③离子选择电极法是以校准曲线直线部分的延长线与通过空白电位且平行于浓度轴的直线相交时,其交点所对应的浓度值为检出限。

2. 测定下限 测定下限(determination limit)是指在测定误差能满足预定要求的前提下,用特定方法能够准确定量测定被测物质的最低浓度或含量,IUPAC1997 年通过的《分析术语纲要》中,测定限(determination limit, limit of determination)改称为定量限(quantification limit)或最小定量值(minimum quantifiable value)。它受精密度的限制,分析方法的精密度要求越高,测定下限高于检出限越多。中国环境保护标准《环境监测 分析方法标准制修订 技术导则》(HJ168—2010)中规定 4 倍检出限浓度作为测定下限;美国 EPA 40 CFR136 中附录 B 方法检出限的估算中,采用 10 倍标准偏差作为方法的测定下限,同时建议使用方法定量限(minimum quantification limit, MQL)替代测定下限。

在分光光度法中,常按净吸光度为 0.02 所对应的浓度或含量为测定下限。

四、检验方法的精密度

精密度是指在受控条件下,用某一分析方法重复多次测定同一均匀样品所得测定值的一致程度。它描述了测定数据的离散程度,反映了分析方法随机误差的大小,常用标准偏差和相对标准偏差来表示。

检验分析方法精密度时,通常以空白溶液(实验用水)、标准溶液(浓度可选在校准曲线上限值的 0.1、0.5 和 0.9 倍)、实测水样和加标水样等几种溶液进行,每种溶液均作平行双样,每天测定一次,连续测定 6 天,以使所得结果随时间的变化有重复性。对所得数据进行统计处理,计算批内、批间标准偏差和总标准偏差,各类偏差值应不超过分析方法的规定值,并对所得实验结果进行评价:①由空白平行实验得到的批内标准偏差,估计分析方法的检出限;②比较各标准溶液的批内变异和批间变异,检验变异差异的显著性,以判断分析方法的精密度;③比较实测水样与标准溶液测定结果的标准偏差,判断水样中是否存在有影响测定精密度的干扰因素;④比较加标样品的回收率,判断实测样品中是否存在影响分析准确度、但可能不影响精密度的组分;⑤计算各浓度下的重复性限和再现性限,用于日常工作中平行双样的偏差控制。

五、检验方法的准确度

准确度是指测定值(平均值或单次测量值)与真值之间的相符程度。它是反映该分析方法或测定系统存在的系统误差和随机误差的综合指标,表达了测定结果的可靠性。通常用以下三种方法检验或评价方法的准确度。

1. 用标准物质做对照实验 将标准物质与水样在完全相同的条件下进行平行测定,将测定结果与给出的保证值进行比较,通过合适的统计学判断差异说明方法和测定过程无系统误差。

2. 加标回收实验 如果对水样组成不完全清楚,或没有适合的标准物质时,实验室常用加标回收实验的方法进行准确度检验。从同一水样中取完全相同的两份子样,向其中一份加入一定量被测组分的标准物质溶液,在完全相同的条件下同时进行测定,根据测定结果计算回收率:

$$回收率(\%) = \frac{加标水样测定值 - 水样测定值}{加标量} \times 100\%$$

回收率随测定对象及所用分析方法的不同,要求也各不相同。所得结果可按方法规定的水平进行判断,或在质量控制图中检验,两者都无依据时,可按95%~105%的域限做接受判断。超出此域限的,再按测定结果标准偏差、自由度、给定的置信限和加标量计算可接受限 P,计算公式如下:

$$P_{下限} = 0.95 - \frac{t(n',P)s_p}{D}, \quad P_{上限} = 1.05 + \frac{t(n',P)s_p}{D} \qquad (10-5)$$

式中,$t(n',P)$ 为自由度为 n' 概率为 P 的 t 值,s_p 为加标回收量的标准偏差,D 为加标量。

加标回收率与水样的浓度及加入量有关,所以一般取高、中、低三种浓度的标准溶液加到水样中,每个浓度重复测定 5~6 次,取测定结果的平均值。

在进行加标回收率测定时应注意:①加入标准的量应与待测物浓度水平相近,不得超过试样含量的 3 倍,一般是 0.5~2 倍,并且不能超过线性范围测定上限的 90%。加标物的浓度宜较高、体积应较小,一般不超过原始试样体积的 1%;②加入标准物质的形态应尽量与试样中待测物的形态一致,否则其可靠性受限。

3. 用不同原理的方法进行对照实验:通常认为不同原理的分析方法具有相同的不确定性的可能极小,通过新方法与公认的方法进行比较来评价新方法的准确度。对同一样品用不同原理的分析方法测定,若获得无统计学差异的测定结果,可认为该方法具有良好的准确度。

六、干扰试验

通过干扰试验,检验实际样品中可能存在的共存物是否对测定有干扰,了解共存物的最大允许浓度。干扰可能导致正或负的系统误差,干扰作用大小与待测物浓度和共存物浓度大小有关。应选择两个(或多个)待测物浓度值和不同浓度水平的共存物溶液进行干扰试验测定。

通过以上实验,确认分析方法的精密度、准确度后,评价方法的适用性满足分析要求后,方可用于常规样品的检验工作。

第二节　检验方法质量控制

任何实验室,即使有很高的管理水平和良好的实验条件,也不可避免地会出现误差,这就要求分析人员了解产生误差的原因和误差的大小,从而采取有效措施将误差控制在允许范围内。实验室内部质量控制(intralaboratorial quality control)实际上就是对误差进行控制,目的在于控制检验人员的实验误差,以保证测试结果的精密度和准确度能在给定的置信水平下,达到规定的质量要求。它是检验人员对分析质量进行自我控制的过程以及内部质控人员对检验人员实施质量控制技术管理的过程。通常通过使用标准溶液、选用合适的标准物质(样品)或质控样品,按照一定的质控程序进行分析工作,即可控制实验误差,及时发现偶然发生的异常现象,针对问题查找原因,并做出相应的校正和改进。

实验室质量控制必须建立在完善的实验室基础工作之上,也就是说进行质量控制的实验室应具备以下条件:①各级检验人员须经过专业培训,具有一定专业理论知识,精通所用分析方法或仪器的测定原理,操作正确、熟练;②具有科学、完善的实验室管理制度和标准操作规程,有经验丰富的专业管理人员;③有适宜的环境条件和仪器设备,并且对仪器、设备及器皿进行定期检定和日常维护;④使用标准物质和纯度符合要求的化学试剂(包括实验用水)。

质量控制的方法包括质量控制图法、标准物质对比法、不同检验方法对比法、加标回收率法和平行双样法。其中,质量控制图法用于常规项目的长期监测分析工作更方便、实用。

一、质量控制图法

对于长期监测分析工作,应经常对系统进行核对,以便及时发现问题,分析原因并采取必要的改进措施。绘制质量控制图(休哈特 Shewhart control charts,简称质控图)是常用的和有效的方法。

1. 质控图的绘制　质控图是以统计检验理论为基础,以统计量值为纵坐标,测定顺序为横坐标,测定结果的预期值 μ 为中心线,$\mu \pm 3\sigma$ 为上、下控制限,$\mu \pm 2\sigma$ 为上、下警告限,$\mu \pm \sigma$ 为上、下辅助线所得到的图形,质控图的基本组成如图 10-1。图中各条线分别表示若过程处于统计控制状态,则大约有 99.7% 的测定值将落在 $\mu \pm 3\sigma$ 控制界限之内,该区域内为测量值的可接受范围;应有 95% 的测定值落在 $\mu \pm 2\sigma$ 范围内,该区域内为目标值;应有 68% 的测定值落在 $\mu \pm \sigma$ 范围内。

质控图有多种类型,包括均值-标准差质控图 $\bar{x} - s$,空白实验值控制图 $\bar{x}_b - s_{wb}$、加标回收率 p 质控图和均数-极差控制图 $\bar{x} - R$。其中均值-标准差质控图较简单,反映的是单个测量值的波动情况,也称精密度控制图,应用最多。

绘制均值-标准差质控图($\bar{x} - s$)时,首先选择适当的标准物质或质控样,逐日进行测定,

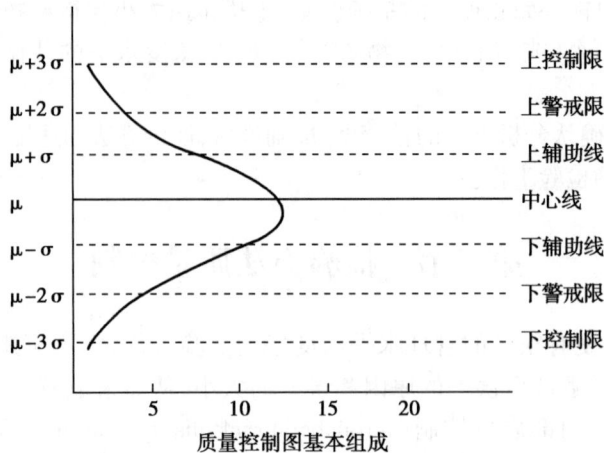

图 10-1 质量控制图基本组成

累积 20 次以上数据,然后计算 $\bar{x}$、s。在坐标纸上将 $\bar{x}$、$\bar{x} \pm s$、$\bar{x} \pm 2s$、$\bar{x} \pm 3s$ 准确地标注在相应的位置,由此绘出与横轴平行的中心线,上、下辅助线,上、下警告限和上、下控制限,如图 10-2,再将各原始数据按测定顺序标在图的相应位置上,用直线连接各点,绘出原始数据图。最后再标明有关内容和条件,包括测定项目、分析方法、质控样的浓度、实验温度、分析人员和绘制日期。

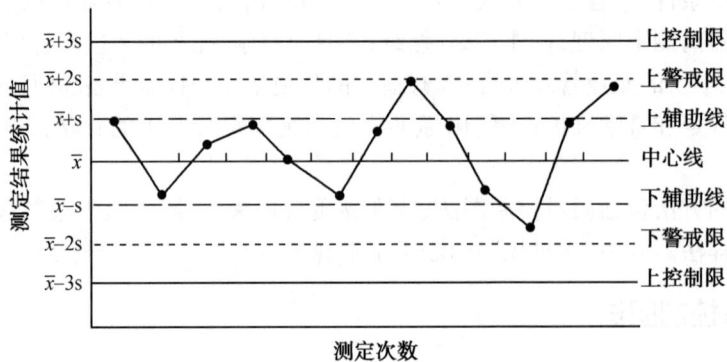

图 10-2 均值-标准差质量控制图

2. 质控图的质量判断 按以下原则判断质控图的质量是否有异常。

(1)图中各点应在中心线两侧随机排列,落在上下辅助线 $\bar{x} \pm s$ 范围内的点数按正态分布规律应约占总点数的 68%,即至少应有 13 个点。如落在此范围内的点数少于 50%,则认为分布不合适,此图不可靠。若所有点都集中在中心线附近,也判断为异常。

(2)若连续 7 点位于中心线的同一侧,或 7 点是处于连续上升或下降的趋势,表明质量异常。

(3)如果 11 点中有 10 点位于中心线的一侧,即使其不是连续 7 点位于中心线的同一侧,亦表示所得数据失控。

出现上述任何一种情况时,均需查明原因,加以纠正。然后继续累积数据,重新计算统计量并绘图,直到达到上述要求为止。

3. 质控图的应用　在日常样品分析过程中,每分析一批样品,插入一个质控样与样品同批进行测定,将质控样品的测定结果标于图中,通过对质控样测定结果的检查来考核该批样品分析结果是否处于控制状态。判断分析过程:①如果质控样测定值落在上、下警告限之间的区域内,说明测定过程处于控制状态,样品测定结果准确可靠;②如果质控样测定值落在上、下警告限外、但仍在上、下控制限内,表示测定结果可以接受,质量仍在控制中,但同时提示分析结果开始变劣,可能存在失控倾向,应进行初步检查,并采取相应的校正措施;③如果质控样测量值超出上、下控制限,表示测定过程"失控",应立刻重新分析。如果恢复正常,可以继续工作,否则应立即查找原因,予以纠正,并重新测定该批全部样品;④如果连续3个点中有2点于同侧超出警告限,应分析另一个样品,如果下一个点的结果落在警告限以内了,可以继续工作,否则表示工作质量有异常,需要分析潜在的偏差,并查找问题,加以纠正。

当累积了新的20批质控样数据后,应重新绘制质控图,作为下一阶段的控制依据。

二、方法准确度评价方法

1. 标准物质对比法　对于科学研究或一般分析工作,常采用标准物质或质控样和实际样品同步测试的方法进行准确度控制。当标准物质或质控样测试结果超出了规定的允许误差范围,表明分析过程或实验室内存在系统误差,本批分析结果准确度失控,应找出失控原因,加以排除后才能再行分析。

2. 不同分析方法对比法　对同一样品采用具有可比性的不同分析方法进行测定,若结果一致,表明分析质量可靠。

3. 加标回收法　对于基体复杂的水样,可采用测定加标回收率作为准确度控制手段(详见上节内容)。加标回收分析在一定程度上能反映测试结果的准确度,在实际应用时应注意加标物质的形态、加标量和水样基体等。每批相同基体类型的测试样品应随机抽取10%~20%的样品进行加标回收分析。

4. 平行双样法　每批水样分析时均须随机抽取10%~20%做平行测定,样品数量较小时,应增加双样的比例。平行双样测定结果的允许差 η 与试样浓度有关,通常用重复性加以评价,最大相对偏差允许参考数值见表10-1,η 按下式计算:

$$\eta\% = \frac{|x_1 - x_2|}{(x_1 + x_2)/2} \times 100\% \qquad (10\text{-}6)$$

表 10-1　平行双样测定相对偏差允许值

分析结果的质量 浓度/(mg/L)	100	10	1	0.1	0.01	0.001	0.0001
相对偏差最大 允许值/(%)	1	2.5	5	10	20	30	50

平行双样可用密码样,也可用明码样,它能反映测试结果的精密度。

第三节　测定数据处理与检测结果报告

一、测定数据处理

1. 数据记录和计算　为得到可靠的测定结果,不仅要准确测定每一个数据,而且要正确记录和计算这些数据。分析结果的数值不仅表示试样中被测物质的含量多少,还应反映出测定结果的准确程度。

一个检测结果的有效数字的位数,主要取决于原始数据的正确记录和数值的正确计算。在记录测量值时,要同时考虑到计量器具的精密度和准确度,以及测量仪器本身的读数误差。对检定合格的计量器具,有效位数可以记录到最小分度值,最多保留一位不确定数字(估计值)。如:①用分析天平(最小分度值为 0.1mg)进行称量时,有效数字应记录到小数点后第四位;②用玻璃量器量取体积的有效数字位数是根据量器的容许读数误差来确定的。如单标线 A 级 50ml 容量瓶,准确容积为 50.00ml;单标 A 级 10ml 移液管,准确容积为 10.00ml,有效数字均为四位;用分度移液管或滴定管,其读数的有效数字可达到其最小分度后一位,保留一位不确定数字;③分光光度计吸光度最小分度值为 0.005,因此有效数字位数最多只有三位;④带有计算机处理系统的分析仪器,往往根据计算机自身的设定,打印或显示结果,可以有很多位数,但这并不增加仪器的精度和可读的有效位数;⑤在一系列操作中,使用多种计量仪器时,有效数字以最少的一种计量仪器的位数表示;⑥在数值计算中,当有效数字位数确定之后,其余数字应按修约规则一律舍去;⑦表示精密度的有效数字根据分析方法和待测物的浓度不同,一般只取 1~2 位有效数字。分析结果有效数字所能达到的位数不能超过方法最低检测质量浓度的有效位数所能达到的位数。例如,一个方法的最低检测质量浓度为 0.02mg/L,则分析结果报 0.088mg/L 就不合理,应报 0.09mg/L;⑧校准曲线相关系数只舍入,保留到小数点后出现非 9 的一位,如 0.99989→0.9998。如小数点后都是 9 时,最多保留小数点后 4 位。

2. 异常值的判断和处理　由于随机误差的存在,一组测量数据总会有一定的离散性。但有时会出现个别偏差较大的数据,称为异常值或离群值。对这一数据的取舍,首先从操作的全过程去寻找原因,若能确定可疑数据是由于操作失误造成的,如加错试剂、试样损失、读数错误等,则必须将其舍去。如果找不出过失的原因,则应借助统计学的方法来判断。

狄克逊(Dixon)检验法用于一组平行测量值的一致性检验和剔除一组测量值中的异常值,适用于检出 1 个或多个异常值。格拉布斯(Grubbs)检验法可用于检验多组测量均值的一致性和剔除多组测量值均值中的异常值,亦可用于检验一组测量值的一致性和剔除一组测量值中的 1 个异常值。科克伦(Gochrane)最大方差检验法用于剔除多组测量值中精密度较差的一组数据,或对多组数据测量值的方差一致性检验。

异常值检出的统计检验显著性水平 α 适宜取值是 5%。剔除水平 α 一般采用 1%。上述方法的选用应根据实际问题的性质,权衡剔除和保留异常值的代价,正确判断保留异常值的得益和错误剔除正常值的风险。

二、检测结果报告

测定结果应使用我国法定计量单位。化学检测项目浓度含量以 mg/L 或 μg/L 表示。

平行双样测定结果在允许偏差范围之内时,用其平均值表示测定结果。对于低于分析方法测定下限的测定结果,应以小于分析方法测定下限报告测定结果,如< 0.005mg/L(最低检测质量浓度)。

第四节 标准、标准物质和标准分析方法

一、标准

标准是对重复性事物和概念所做的统一规定。它以科学、技术和实践经验综合成果为基础,经有关方面协商一致,由主管机构批准,以特定的形式发布,作为共同遵守的准则和依据。ISO 对标准的定义是:经公认的权威机构批准的一项特定标准化工作成果。

我国的标准一般分为四级:国家标准、行业(部)标准、地方标准和企业标准。国家标准是最基本的标准,其他标准只能在此基础上,在某些性能或技术指标上优于国家标准。

二、标准物质

1. 标准物质的定义和特征 国际标准化组织对标准物质(reference material,RM)的定义是:已很好地确定了其一种或多种特性的材料或物质,用于校准测量仪器、评价测量方法或确定材料特性值。标准物质具有如下特征:①有公认的权威机构鉴定并标有示值的证书,证书上标明其标准值及定值不确定度,制备程序及定值方法,均匀性及其检验方法,有效期限,使用、运输和储存方法等;②具有特性量值的准确性,标准物质的特性量值由具有良好仪器设备的实验室和具备良好专业技能的技术人员,采用准确、可靠的测量方法进行定值;③具有良好的使用性,如基体代表性、样品均匀性和量值稳定性等;④具有一定的产量,能满足一定时期和一定范围的使用;⑤具有与测定相当的准确度水平。标准物质既可以是单一纯物质,也可以是混合物,既可以是固体,也可以是气体或液体。

标准物质(reference material,RM)的名称比较混乱,有人沿用美国国家标准局(NBS)的标准参考物质(standard reference material,SRM)或标准样品(standard reference sample,SRS),我国国家标准局规定用 GBW 代表我国的标准物质,GBW 为"国标物"汉语拼音的缩写。

2. 标准物质的作用 标准物质的应用非常广泛,其主要作用有:

(1)作为基准物质用于校准仪器:仪器分析几乎全是相对分析,分析仪器的校准是获得准确测定结果的关键步骤。

(2)用于评价分析方法和测量结果的准确度:标准物质作为质控标样。若对其分析结果与标准值一致,表明分析测定过程处于质量控制之中,从而说明未知样品的测定结果是可靠的。分析实际样品的同时测定标准物质,如标准物质的分析结果与所给证书上的保证值一致,则表示分析方法和测定结果准确可靠。

(3)用作工作标准,制作工作曲线:定量分析时,都要配制已知准确浓度的标准溶液。由于实验室条件、试剂和实验用水的纯度、容量或称量仪器的可靠性、操作技术等原因均会造成误差,若采用标准物质作为分析工作的标准,使分析工作建立在共同的基础上,将大大提高分析结果的准确性和可比性,还能提高工作效率。

(4)用于分析质量保证工作:在分析测试中,质量控制的方法较多,但最可靠的方法是

使用标准物质。分析质量保证责任人可以用标准物质考核、评价检验人员和整个分析实验室的工作质量。如用标准物质做质量控制图,长期监视测量过程是否处于控制之中。

3. 标准物质的分类和分级

(1)标准物质的分类:标准物质按其被定值的特性可分为化学成分分析标准物质、物理特性与物理化学特性测量标准物质和工程技术特性标准物质三类。其中化学成分分析标准物质按属性和应用领域又分为钢铁成分、建材成分、化工产品成分、食品成分、药品成分、环境化学和临床化学分析标准物质等。

(2)标准物质的分级:根据标准物质特性量值的定值准确度,我国将标准物质分为两级,即国家一级标准物质(GBW)和二级标准物质(GBW(E))(部颁标准物质)。如 GBW 08605 是水质砷一级标准物质,GBW(E)080195 是铁、锰、镍成分分析二级标准物质。

国家一级标准物质是指用绝对测量法定量或两种以上不同原理的准确可靠的方法确定量值的物质,若只有一种方法定值则是采取多个实验室合作定值,它的准确度达到国内最高水平并相当于国际水平,均匀性良好,稳定性在 1 年以上,经中国计量测试学会标准物质专业委员会技术审查和国家计量局批准颁布,并附有证书。一般一级标准物质的不确定度为 0.3%~1%。主要用于标定比它低一级的标准物质、校准高准确度的计量仪器、研究与评定标准方法。

二级标准物质,是各部门或单位为满足本部门及有关使用单位的需要研制的工作标准物质。它的特性量值经过与一级标准物质直接对比或用其他准确可靠的分析方法测试获得,并附有证书,并经主管部门审查批准。一般二级标准物质的准确度为 1%~3%。二级标准物质主要用于满足一些一般的检测分析需求,以及社会行业的一般要求,作为工作标准物质直接使用,用于现场方法的研究和评价,用于较低要求的日常分析测量。

(3)质量控制水样:质量控制水样是用来控制实验室内测定结果的精密度及准确度而制备的水样,简称质控水样。它应具有良好均匀性和稳定性,并附有特定成分的浓度。主要用于实验室内部、协同实验室之间水质测定的质量控制。各实验室可以自己制备质控水样(但应按一定要求进行)也可由上级主管部门提供,用于考核。

4. 标准物质使用注意事项　标准物质是一种传递准确度的工具,即使使用了标准物质,也并不一定保证能在任何情况下都得到准确可靠的测定结果,只有当它和测量方法结合在一起,使用得当时,才能发挥其应有的作用。现在国内外提供的标准物质有几百种,如何从中选择适合自己工作需要的标准物质十分重要。

选择和使用标准物质时需要注意如下几点:①选择与待测样品的基体组成和待测成分的浓度水平相类似的标准物质,这样可以消除基体效应引起的系统误差;②根据测定工作本身对准确度的要求选用不同级别的标准物质。例如,在研制标准物质时必须使用一级标准物质,而一般的分析质量控制则可使用二级标准物质或工作标准物质;③注意标准物质的有效期限和规定的保存条件;否则,可能由于物理、化学和生物等作用的影响,使得标准物质发生变化,引起标准物质失效;④仔细了解标准物质的量值特点、化学组成、最小取样量和标准值的测定条件等内容,其化学成分应尽可能地与被测样品相同;⑤必须在测量系统经过标准化并达到稳定后方可使用标准物质。如果在使用标准物质时测量系统不稳定、噪音高、灵敏度低、重现性差,测量条件经常发生变化,或存在着明显的系统误差,即使使用了标准物质也难以取得可靠的结果。

5. 标准值中不确定度的含义　使用标准物质时应对其标准值中不确定度有正确的了

解,才能更好地使用。目前,环境标准物质中最常见的不确定度表示方法有:①以平均值的95%置信限表示,不确定度是以实验为基础,按 $t \cdot s / \sqrt{n}$ 计算出来的;②以单次测量值的95%置信限表示,按 $t \cdot s$ 计算出来的;③以 $3s$ 表示不确定度。

使用标准物质时不能一概都按不确定度的范围评判测量结果是否符合要求,应该按照实际工作的质量要求、测量水平等多方面因素规定使用方法,必要时不确定度可适当展宽。

三、标准分析方法

标准分析方法也称分析方法标准,是技术标准中的一种。它是权威机构对某项分析所作的统一规定的技术准则和各方面共同遵守的技术依据。它要求按照规定的程序和格式编制,方法的可行性和适应性得到公认,通过协作实验确定了方法各项特性指标和误差范围,并由权威机构审批和发布。它对分析过程有规范化的描述,对仪器设备、实验条件、步骤、分析结果的计算和表达方式、精密度、检测限和不确定度都有明确规定。

标准分析方法不仅用于高准确度的测定,还可用于评价其他分析方法的准确度,用于二级标准物质的定值等。

编制和推行标准分析方法的目的是为了保证分析结果的重复性、再现性和准确性。不但要求同一实验室的分析人员分析同一样品的结果要一致,而且要求不同实验室的分析人员分析同一样品的结果也要一致。分析工作质量保证,离不开标准物质和标准分析方法的应用。

标准分析方法分为国际级、国家级、行业或学会级、企业级和地方级。我国的标准分析方法分为国家标准、专业标准(部颁标准)、企业(地方)标准三级。

国际级指的是 ISO 颁布的标准。

国家级是由国家标准化组织颁布,在全国范围内实施的标准,如我国的中国标准(GB)、美国标准(ANSI)、英国标准(BS)、德国标准(DIN)、日本工业标准(JIS)和法国标准(NF)。我国国家标准由国务院标准化行政主管部门审批和发布,是我国最高层次的标准。

当没有国家标准而需要在全国某行业范围内统一技术要求时,可根据需要制定行业标准,经国务院标准化行政主管部门批准、发布和备案,如部颁标准。

对尚无国家标准和行业标准而在省内或企业又需要时,可在省内或企业内自行制定内部标准,并报上级主管部门备案。

总之,标准分析方法的数量日益增加,所涉及的分析范围不断扩大,近年来我国在标准化方面的工作有了很大的发展,不断有标准、标准物质和标准分析方法更新或推出,检验人员应随时注意跟踪最新标准及其更新。

第五节 测量不确定度

一、测量不确定度概念

1. 不确定度历史 不确定度(uncertainty)一词起源于1927年德国物理学家 Heisenberg 在量子力学中提出的不确定度关系,又称测不准原理。其后的科学实践表明,量子世界中测不准原理似乎在宏观世界中的测量分析领域依然存在合理性,无论多么先进的测量系统或分析方法,其测量结果都存在一定程度的变异度或误差。其后误差理论被用来解释这种不确定性,取得了一定的进展,也碰到一些困难。1962年美国国家标准局(NBS)的 Youden 率先在计量校准领域提出定量表示不确定度的建议。1980 年国际计量局(BIPM)成立了国际不确定度工作组并起草了 INC-1《实验不确定度表示》。其后该工作组经多年讨论和酝酿于 1993 年制定了《测量不确定度表示指南》(简称 GUM93),GUM93 于 1995 年和 2008 年进行两次修订。欧洲分析化学活动中心与分析化学国际溯源性合作机构(Eurachem /CITAC)颁布了基于 GUM 的化学量测领域不确定度评定指南(简称 QUAM2000),并于 2012 年修订为QUAM2012。我国于 1999 年和 2005 年分别颁布了中华人民共和国计量技术规范《测量不确定度评定与表示》(JF 1059—1999)和《化学分析不确定度评定》(JJF 1135—2005)。2012年修订《测量不确定度评定与表示》,增加了《用蒙特卡洛法评定测量不确定度》(JJF 1059.2—2012)、《测量不确定度在合格评定中的使用原则》(JJF1059.3—2012)和《检测实验室中常用不确定度评定方法与表示》(GB/T 27411—2012)。

2. 测量不确定度定义 所谓测量是指用实验的方法,将被测量(未知量)与已知的标准量进行比较,以得到被测量的具体数值,达到对被测量定量认识的过程,涵盖物理、化学和生物测量等诸多领域,化学测量我们经常称之为化学分析或检测。测量不确定度(uncertainty)为表征合理地赋予被测量之值的分散性与测量结果相联系的参数,简称不确定度。该参数可以是标准偏差也可以是可信区间。该可信区间表示真值以指定概率落在该区间,且在该区间内结果是准确和精密的。

3. 测量不确定度与误差 误差理论是测量领域的经典理论之一,测量误差是测量结果与被测量真值之差。通常可分为两类:系统误差和随机误差。由于在绝大多数情况下,真值是不可知的,转而在特定的条件下寻求最佳的真值近似值,并称之为约定真值。而测量不确定度表征被测量的真值所处量值范围。它按一定的置信概率给出真值可能落入的区间。测量不确定度由人们经过分析和评定得到,因而与人们对被测量、影响量及测量过程的认识有关;测量误差是客观存在的,不受外界因素的影响并不以人的认识而改变;测量不确定度与误差虽然有不同,但它们仍存在着密切的联系。测量不确定度是定量化、可操作性的误差,是误差理论的应用和发展,同时误差分析依然是测量不确定度评估的理论基础。

二、测量不确定度的评定

1. 评定不确定度方法 定义测量不确定度是一个相对简单的事情,而不确定度的实际评定却远远不如定义那么简单。不确定度评定方法基于所考虑的不确定度来源的范围以及评定不确定度所站的角度不同而异,现分为 GUM 法和非 GUM 法两大类。GUM 法采用从下而上(bottom-up)的策略进行评定,单个实验室首先对本实验室内影响测量结果的所有因素进行分析,界定这些因素如何影响最后的测量结果,进一步建立影响因素 x_i 与测量结果 y的函数关系:$y = f(x_i)$。这些影响因素我们也称之为不确定度分量 $u(x_i)$,由于大多数情况下我们用标准偏差来表示不确定度,所以这些不确定度分量我们也称之为标准不确定度。当所有不确定分量被量化以后,通过不确定度合成,将这些不确定度分量合成为最后测量结果的不确定度。而非 GUM 法采用从上而下(top-down)的策略进行评定,将实验室的结果作为整体加以看待,以重复性实验、再现性实验、方法验证、稳定性实验或经验模型如适应性方程(fitness function)等获得的标准偏差作为单个实验室测量结果的不确定度。GUM 法是现行国家规范 JJF 1059 推荐的方法,该方法可操作性强,简单实用,可以发现测量过程中重要的不确定度分量来源,从而加以控制来提高测量/分析质量。而非 GUM 法需要特殊的实验设计以考察可能的不确定度来源,以避免低估测量不确定度,其统计方法也较为复杂,具体可参见 GB/T 27411—2012《检测实验室中常用不确定度评定方法与表示》。以下介绍常用的 GUM 法评定测量不确定度。需要注意的是,标准偏差只是不确定度的一种表示方法,也有直接用测量分布来表示测量不确定度,特别适用于测量分布不明,测量模型比较复杂的环境。

2. GUM 法评定不确定度　GUM 法评定测量不确定度一般分为五个步骤,其流程参见图 10-3。

(1)分析不确定度来源和建立测量模型:评定者应该最大可能发现影响测量结果的所有不确定度分量来源,这些不确定来源一般可以考虑如取样的代表性、环境条件的不完善、测量仪器的计量性能、测量标准或标准物质的不准确、引用常数或其他参数的不准确、测量的重复性等,关注对测量结果影响较大的不确定度来源,尽量做到不遗漏、不重复。

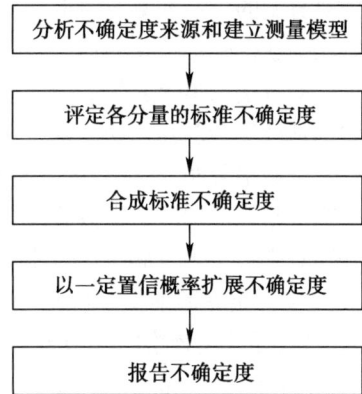

图 10-3　以 GUM 法评定测量不确定度的一般流程

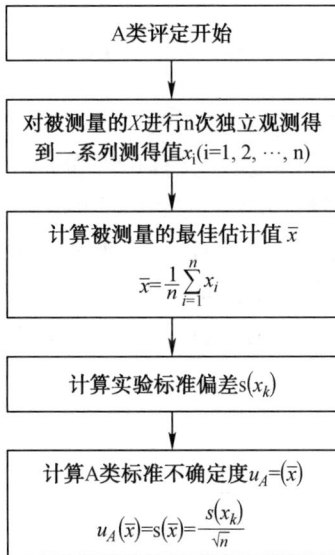

图 10-4　标准不确定度的 A 类评定流程

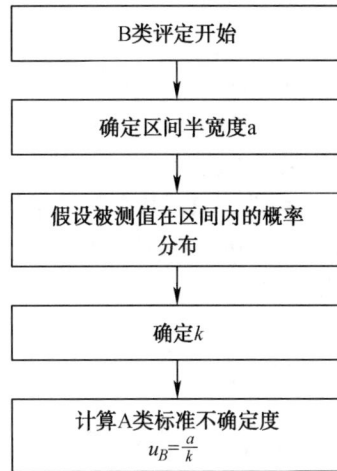

图 10-5　标准不确定度的 B 类评定流程

例如配制 0.1mol/L Na_2CO_3 基准溶液,对其结果 0.1mol/L 进行不确定度来源分析和建立测量模型,实验室的配制过程为:精密称取 1.0600g 烘干的分析纯 Na_2CO_3,溶解转移定容至 100ml 容量瓶中。其不确定度来源包括:称量 m、分子量 M、定容体积 V,其中称量就有两次不确定度需要考虑,减重法或者增重法(去皮调零同样引入不确定度),最后的测量模型为:

$$c = \frac{(m_1 - m_2)}{V \times M}$$

式中,C 为摩尔浓度,mol/L;m_1 和 m_2 为减重前后质量,g;V 为定容体积,0.100L;M 为 Na_2CO_3 分子量,g/mol。

(2)不确定度分量的评定:为评定和后续合成简化计算,我们一般都用分量概率分布的标

205

准偏差估计值来表征不确定度,称为标准不确定度,其评定方法可分为 A 类评定和 B 类评定,根据对分量的一系列测定值得到实验标准偏差的方法为 A 类评定,可采用贝塞尔(Bessel)法、极差法等获得标准偏差的估计,其流程见图 10-4;而根据有关信息估计的先验概率分布得到标准偏差的方法为 B 类评定,其流程见图 10-5。A 类评定就是要进行多次独立实验以获得标准偏差的估计值,实验后概率(posterior probability);而 B 类评定不需实验而有道理的假定分量符合某个概率分布,估计分量可能值区间$[x-a,x+a]$,其中 a 称为半宽度,然后由该概率分布下半宽度与标准偏差的常数关系 k 计算而来,$u=k\times a$。若假定为正态分布,其 k 可取 2 或者 3,分别对应 95% 和 99% 的置信概率;其他常见概率分布半宽度与标准偏差的常数关系 k 见表 10-2,B 类评定是验前概率(prior probability)。例如 100ml 体积,按实验时实际所用容量瓶的误差决定,如采用合格的 A 级容量瓶其容量允差为 0.10ml,体积取值区间则为$[99.90,100.10]$ml,其半宽度为 0.20ml,按均匀分布概率分布假设体积标准不确定度就为 $0.10/\sqrt{3}$。

表 10-2 不同概率分布下半宽度 a 与标准偏差的关系

概率分布类型	$k=$ 半宽度 a/标准偏差	标准不确定度
三角分布	$\sqrt{6}$	$a/\sqrt{6}$
矩形分布(均匀分布)	$\sqrt{3}$	$a/\sqrt{3}$
反正弦分布	$\sqrt{2}$	$a/\sqrt{2}$

需要特别指出的是 A 类评定中应该以平均值的标准偏差(又称标准误)作为测量结果的不确定度;应对测量中的离群值(异常值)进行适当的检验后剔除方可评定不确定度。采用 B 类评定如果对被测量的可能值落在区间内的情况缺乏了解时,一般假设为均匀分布。实际工作中,可根据专家同行的研究结果或经验来假设概率分布。

(3)不确定度合成:普遍适用的不确定度合成公式为不确定度传播律,式(10-8)。

假定测量模型为:

$$y=f(x_1,x_2,\cdots\cdots x_n) \tag{10-7}$$

则不确定度传播律为:

$$u(y)=\sqrt{\sum_{i=1}^{n}\left(\frac{\partial Y}{\partial x_i}\right)^2 u^2(x_i)+2\sum_{i=1}^{n-1}\sum_{j=i+1}^{n}\left(\frac{\partial Y}{\partial x_i}\frac{\partial Y}{\partial x_j}\right)\mathrm{cov}(x_i,x_j)} \tag{10-8}$$

式中,$u(y)$ 为测量结果的合成不确定度;$u(x_i)$ 为各分量的不确定度;$\frac{\partial Y}{\partial x_i}$ 为各分量的偏导数,称灵敏系数;$\mathrm{cov}(x_i,x_j)$ 为分量 x_i 和 x_j 之间的协方差

不确定度传播律公式可以在一定的情况下简化:

①若分量不相关,$u(Y)=\sqrt{\sum_{i=1}^{n}\left(\frac{\partial Y}{\partial x_i}\right)^2 u^2(x_i)}$

②若分量之间为乘积关系:$u(Y)/Y=\sqrt{\sum_{i=1}^{n}\left(u(x_i)/x_i\right)^2}$

当测量模型的函数关系为非线性时,可采用泰勒级数展开为近似线性的测量模型,并保留泰勒级数展开的高阶项次进行合成,或者采用蒙特卡罗模拟的方法进行不确定度的合成。各分量的自由度在合成阶段可用韦萨公式进行合成为测量结果的有效自由度。

(4)不确定度的扩展:扩展不确定度是被测量可能值包含区间的半宽度,扩展不确定度为

U 和 U_p 两种,扩展不确定度 U 由前阶段获得的合成标准不确定度 u_c 乘以包含因子 k 得到,计算公式为:$U=ku_c$,k 一般取值为 2 或 3,至此最后的测量结果可以表示为:$Y=y±U$。其中包含因子的含义为:若 y 和 $u_c(y)$ 所表征的概率分为近似正态分布时,$k=2$ 所确定的区间具有的包含概率约为 95%;$k=3$ 所确定的区间具有的包含概率约为 99%。若采用 U_p 的扩展不确定度方法,其中的 p 代表包含概率,常用 U_{95} 或 U_{99},分别代表包含概率为 95% 和 99%,此时的 $U_p=k_p u_c$,其中 k_p 由相应的 t 分布界值表给出 $k_p=t_{(p,v_{eff})}$。这里需要说明的是 U_p 是 U 更为细致的扩展方法,需要预先评估测量结果的分布和合成有效自由度,如若测量结果 Y 不符合正态分布,则不能采用基于 t 分布的 $k_p=t_{(p,v_{eff})}$ 扩展方法。在涉及工业、商业及健康和安全方面的测量时,如果没有特殊要求,一律报告扩展不确定度 U,一般取包含因子 $k=2$。

(5)测量不确定度的报告:正如测量不确定的定义一样,它是与测量结果相关联的参数,因此完整的测量结果应报告被测量的估计值及其测量不确定度以及有关的信息,报告应尽可能详细,以便使用者可以正确利用测量结果。测量不确定度单独报告时,不能加" ± ";其有效数字为 1 位或 2 位,有过多位的数字时,一般按数值修约规则进行,也可将不确定度最末位后面的数都进位而不是舍去;通常,在相同计量单位下,被测量的估计值应修约到其末位与不确定度的末位一致,其含义是测量值不可能比其不确定度更准确。最后需要说明的是,测量不确定度可能随被测量值的大小(如分析浓度)变化而变化,若可能,测量不确定度应该表示为被测量值大小的函数关系,或者将测量范围分为若干小范围,必要时给出每个小范围内的测量不确定度。

三、测量不确定度的应用

物理化学等相关测量领域对测量不确定度的要求日趋严格,各国实验室认可组织的质量管理规范中对测量不确定度都有明确要求,已成为衡量实验室能力水平重要的组成部分。英国分析方法委员会(Analytical Methods Committee,RSC)认为不确定度将成为统一的分析数据质量基准。测量结果如若未出示测量不确定度,该结果就不能被正确的解释,带来评价和决策的高风险。测量不确定度的应用主要体现在以下方面。

1. 合格性评定 测量结果通常用来作为合格性评定(limit compliance)依据,如产品是否合格,是否符合卫生限量,是否超过医学参考值等。典型的合格评定的情况可以参见图 10-6,对于情况(1)和(4)我们可以明确的判断测量结果比限值高和低,但对于情况(2)和(3)就需要结合测量不确定度进行结果是否超限的判断。情况(2)虽然测量结果(圈点)比限值要高,但结合测量不确定度分析,尚不能认为测量结果比限值高,其把握度要以测量不确定度的扩展因子 k 来定。情况(3)虽然测量结果(圈点)比限值要低,但结合测量不确定度分析,尚不能认为测量结果比限值低。如果想进一步判断测量对象是否超限或符合限值,就必须采用测量不确定度更小的测量方法或系统。

在测量审核和实验室现场考核中,经常要采取标准参考物质进行实验室认可参数的能力考查,此时结果的判断需考虑标准参考物质和实验室测量不确定度,可依据比率值 En 做出客观的判断:

$$En = \left| \frac{x - X}{\sqrt{U_{lab}^2 + U_{ref}^2}} \right|$$

其中:x 为实验室测量结果;X 为标准参考物质的协议值;U_{ref} 为标准参考物质的不确定度;U_{lab} 为实验室的测量不确定度。评判方法:En≤1 时,测量审核或现场考核合格;En>1 时,测量审核或现场考核有问题。

2. 量值传递 对于校准实验室或者是标准物质提供商,测量不确定度的提供是量值传

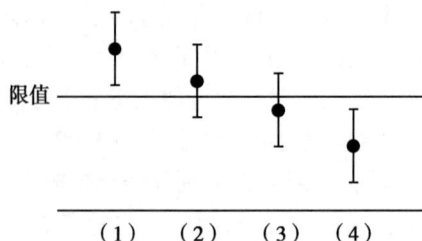

限值

（1）　（2）　（3）　（4）

图 10-6　限值与测量不确定度

递的基础,只有在获取测量不确定度的信息之后,下一级实验室才能保证量值的溯源性。JJF 1059 明确规定校准证书中,校准值和修正值的不确定度一般应针对每次校准时实际情况进行评定。标准物质或参考物质证书也应有不确定度的出示。下一级实验室利用仪器或标准参考物质的测量不确定度进行本实验室的测量不确定度评定。

3. 实验室能力表征　在实验室认可时,实验室的校准和测量能力是用实验室能达到的测量范围以及在该范围内相应的测量不确定度表述的,实验室的校准和测量能力的标识方法执行有关规定并反映到其认可证书上。当客户有要求时检测和校准机构有义务提供其测试结果的测量不确定度。

（张加玲）

本 章 小 结

　　质量控制就是对整个分析过程所实施的一系列技术方法和管理措施,以使检验结果准确可靠,包括现场质量控制和实验室质量控制。针对检测项目,选择合适的分析方法,并检验方法的适用性,内容有空白实验值的测定、检出限的估算、标准曲线范围,方法的精密度和准确度检验,干扰实验等。实验室质量控制、评价准确度的方法主要方法包括质量控制图法、标准物质对比法、不同检验方法对比法、加标回收率法和平行双样法。要求正确记录实验数据,采用统计方法处理和计算这些数据,并按法定计量单位和要求的形式报告结果。分析结果的数值不仅表示试样中被测物质的含量,还反映出测定结果的准确程度及不确定度。水质卫生标准是检验工作的依据,选用标准分析方法并使用标准物质进行日常检验及质量保证工作,以提供准确可靠的检验结果。

思考题

1. 实验室进行质量控制应具备哪些条件?
2. 实验室内部进行质量控制的基本程序是什么?
3. 分析方法准确度检验与评价的方法有哪几种?
4. 绘制和使用标准曲线应该注意的问题有哪些?
5. 什么叫标准物质? 标准物质的作用有哪些?
6. 测量不确定度的定义是什么?
7. 评定测量不确定度主要有哪些方法?
8. 测量不确定度的应用有哪些?

附　录

附录1　水样保存和容器的洗涤

项目	采样容量	保存剂及用量	保存期	采样量[①] （ml）	容器 洗涤
浊度*	G、P		12h	250	I
色度*	G、P		12h	250	I
pH*	G、P		12h	250	I
电导*	G、P		12h	250	I
悬浮物**	G、P		14h	500	I
碱度**	G、P		12h	500	I
酸度**	G、P		30d	500	I
COD	G	加 H_2SO_4，pH≤2	2d	500	I
高锰酸钾指数**	G		2d	500	I
DO*	溶解氧瓶	加入硫酸锰，碱性 KI 叠氮化钠溶液，现场固定	24h	250	I
BOD_5**	溶解氧瓶		12h	250	I
TOC	G	加 H_2SO_4，pH≤2	7d	250	I
F^-**	F		14d	250	I
Cl^-**	G、P		30d	250	I
Br^-**	G、P		14h	250	I
I^-	G、P	NaOH，pH = 12	14h	250	I
SO_4^{2-}**	G、P		30d	250	I
PO_4^{3-}	G、P	NaOH，H_2SO_4 调 pH = 7，$CHCl_3$，0.5%	7d	250	IV
总磷	G、P	HCl，H_2SO_4，pH≤2	24h	250	IV
氨氮	G、P	H_2SO_4，pH≤2	24h	250	I
NO_2^--N**	G、P		24h	250	I
NO_3^--N**	G、P		24h	250	I

项目	采样容量	保存剂及用量	保存期	采样量[1]（ml）	容器洗涤
总氮	G、P	H_2SO_4, pH≤2	7d	250	I
硫化物	G、P	1L 水样加 NaOH 至 pH=9,加入 0.5% 抗坏血酸 5ml,饱和 EDTA3ml,滴加饱和 Zn(AC)$_2$ 至胶体产生,常温避光	24h	250	I
总氰	G、P	NaOH,pH≥9	12h	250	I
Be	G、P	HNO_3,1L 水样中加浓 $HNO_3$10ml	14d	250	III
B	P	HNO_3,1L 水样中加浓 $HNO_3$10ml	14d	250	I
Na	P	HNO_3,1L 水样中加浓 $HNO_3$10ml	14d	250	II
Mg	G、P	HNO_3,1L 水样中加浓 $HNO_3$10ml	14d	250	II
K	P	HNO_3,1L 水样中加浓 $HNO_3$10ml	14d	250	II
Ca	G、P	HNO_3,1L 水样中加浓 $HNO_3$10ml	14d	250	II
Cr(6 价)	G、P	NaOH,pH=8~9	14d	250	III
Mn	G、P	HNO_3,1L 水样中加浓 $HNO_3$10ml	14d	250	III
Fe	G、P	HNO_3,1L 水样中加浓 $HNO_3$10ml	14d	250	III
Ni	G、P	HNO_3,1L 水样中加浓 $HNO_3$10ml	14d	250	III
Cu	P	HNO_3,1L 水样中加浓 $HNO_3$10ml[1]	14d	250	III
Zn	P	HNO_3,1L 水样中加浓 $HNO_3$10ml[2]	14d	250	III
As	G、P	HNO_3,1L 水样中加浓 $HNO_3$10ml DDTC 法,HCl 2ml	14d	250	I
Se	G、P	HCl,1L 水样中加浓 HCl 2ml	14d	250	III
Ag	G、P	HNO_3,1L 水样中加浓 $HNO_3$2ml	14d	250	III
Cd	G、P	HNO_3,1L 水样中加浓 $HNO_3$10ml[2]	14d	250	III
Sb	G、P	HCl,0.2%（氢化物法）	14d	250	III
Hg	G、P	HCl,1%,如水样为中性,1L 水样中加浓 HCl 10ml	14d	250	III
Pb	G、P	HNO_3,1%,如水样为中性,1L 水样中加浓 $HNO_3$10ml	14d	250	III
油类	G	加入 HCl 至 pH≤2	7d	250	II
农药类**	G	加入抗坏血酸 0.01~0.02g 除去残余氯	24h	1000	I
除草剂类**	G	加入抗坏血酸 0.01~0.02g 除去残余氯	24h	1000	I
邻苯二甲酸酯类**	G	加入抗坏血酸 0.01~0.02g 除去残余氯	24h	1000	I
挥发性有机物**	G	用 1+10HCl 调至 pH=2,加入 0.01~0.02 抗坏血酸除去残余氯	12h	1000	I

续表

项目	采样容量	保存剂及用量	保存期	采样量[①] (ml)	容器 洗涤
甲醛**	G	加入 0.2~0.5g/L 硫化硫酸钠除去残余氯	24h	250	
酚类**	G	用 H_2SO_4 调至 pH=2,用 0.01~0.02g 抗坏血酸除去残余氯	24h	1000	I
阴离子表面活性剂	G、P		24h	250	IV
微生物**	G	加入硫代硫酸钠至 0.2~0.5g/L 除去残余物,4℃保存	12h	250	I
生物**	G、P	不能现场测定时用甲醛固定	12h	250	I

注　1. G 为硬质玻璃;P 为聚乙烯瓶(桶)。

2. I、II、III、IV表示四种洗涤方法,如下:

I:洗涤剂洗一次,自来水三次,蒸馏水一次;

II:洗涤剂洗一次,自来水洗二次,1+3HNO_3 荡洗一次,自来水洗三次,蒸馏水一次;

III:洗涤剂洗一次,自来水洗二次,1+3HNO_3 荡洗一次,自来水洗三次,去离子水一次;

IV:铬酸洗液洗一次,自来水洗三次,蒸馏水一次;

如果采集污水样品可省去用蒸馏水,去离子水清洗的步骤。

3. 经160℃干热灭菌 2 小时微生物、生物采样容器,必须在 2 周内使用,否则应重新灭菌;经121℃高压蒸汽灭菌 15 分钟的采样容器,如不立即使用,应于 60℃将瓶内冷凝水烘干,两周内使用。细菌监测项目采样时不能水样冲洗采样容器,不能采混合水样,应单独采样后 2 小时内送实验室分析。

①为单项样品的最少采样量。

②如用溶出伏安法测定,可改用1L水样加 19ml 浓 $HClO_4$。

*表示应尽量作现场测定。

**低温避光(0~4℃)保存。

附录 2.1　地表水环境质量标准基本项目标准限值(mg/L)GB3838—2002

项目	分类				
	I 类	II 类	III 类	IV 类	V 类
水温(℃)	人为造成的环境水温变化应限制在:周平均最大温升≤1,周平均最大温降≤2				
pH(无量纲)					
溶解氧	≥7.5	6	5	3	2
高锰酸盐指数	≤2	4	6	10	15
化学需氧量(COD)	≤15	15	20	30	40
五日生化需氧量(BOD_5)	≤3	3	4	6	10
氨氮(NH_3-N)	≤0.15	0.5	1.0	1.5	2.0
总磷(以 P 计)	≤0.02(湖、库 0.01)	0.1(湖、库 0.025)	0.2(湖、库 0.05)	0.3(湖、库 0.1)	0.4(湖、库 0.2)

项目	分类				
	I 类	II 类	III 类	IV 类	V 类
总氮(湖、库以 N 计)	≤0.2	0.5	1.0	1.5	2.0
铜	≤0.01	1.0	1.0	1.0	1.0
锌	≤0.05	1.0	1.0	2.0	2.0
氟化物(以 F 计)	≤1.0	1.0	1.0	1.5	1.5
硒	≤0.01	0.01	0.01	0.02	0.02
砷	≤0.05	0.05	0.05	0.1	0.1
汞	≤0.00005	0.00005	0.0001	0.001	0.001
镉	≤0.001	0.005	0.005	0.005	0.01
铬(六价)	≤0.01	0.05	0.05	0.05	0.1
铅	≤0.01	0.01	0.05	0.05	0.1
氰化物	≤0.005	0.05	0.02	0.2	0.2
挥发酚	≤0.002	0.002	0.005	0.01	0.1
石油类	≤0.05	0.05	0.05	0.5	1.0
阴离子表面活性剂	≤0.2	0.2	0.2	0.3	0.3
硫化物	≤0.05	0.1	0.2	0.5	1.0
粪大肠菌群(个/L)	≤200	2000	10 000	20 000	40 000

附录2.2　集中式生活饮用水地表水源地补充项目标准限值(mg/L)GB3838—2002

项目	标准值	项目	标准值
硫酸盐(以 SO_4^{2-} 计)	250	铁	0.3
氯化物(以 Cl^- 计)	250	锰	0.1
硝酸盐(以 N 计)	10		

附录2.3　集中式生活饮用水地表水源地特定项目标准限值(mg/L)GB3838—2002

项目	标准限值	项目	标准限值
三氯甲烷	0.06	丙烯酰胺	0.0005
四氯化碳	0.002	丙烯腈	0.1
三溴甲烷	0.1	邻苯二甲酸二丁酯	0.003

项目	标准限值	项目	标准限值
二氯甲烷	0.02	邻苯二甲酸二(2-乙基己基)酯	0.008
1,2-二氯乙烷	0.03	水合肼	0.01
环氧氯丙烷	0.02	四乙基铅	0.0001
氯乙烯	0.005	吡啶	0.2
1,1-二氯乙烯	0.03	松节油	0.2
1,2-二氯乙烯	0.05	苦味酸	0.5
三氯乙烯	0.07	丁基黄原酸	0.005
四氯乙烯	0.04	活性氯	0.01
氯丁二烯	0.002	滴滴涕	0.001
六氯丁二烯	0.0006	林丹	0.002
苯乙烯	0.02	环氧七氯	0.0002
甲醛	0.9	对硫磷	0.003
乙醛	0.05	甲基对硫磷	0.002
丙烯醛	0.1	马拉硫磷	0.05
三氯乙醛	0.01	乐果	0.08
苯	0.01	敌敌畏	0.05
甲苯	0.7	敌百虫	0.05
乙苯	0.3	内吸磷	0.03
二甲苯[①]	0.5	百菌清	0.01
异丙苯	0.25	甲萘威	0.05
氯苯	0.3	溴氰菊酯	0.02
1,2-二氯苯	1.0	阿特拉津	0.003
1,4-二氯苯	0.3	苯并[a]芘	2.8×10^{-6}
三氯苯[②]	0.02	甲基汞	1.0×10^{-6}
四氯苯[③]	0.02	多氯联苯[⑥]	2.0×10^{-5}
六氯苯	0.05	微囊藻毒素-LR	0.001
硝基苯	0.017	黄磷	0.003
二硝基苯[④]	0.5	钼	0.07
2,4-二硝基甲苯	0.0003	钴	1.0
2,4,6-三硝基甲苯	0.5	铍	0.002
硝基氯苯[⑤]	0.05	硼	0.5
2,4-二硝基氯苯	0.5	锑	0.005

项目	标准限值	项目	标准限值
2,4-一氯苯酚	0.093	镍	0.02
2,4,6-三氯苯酚	0.2	钡	0.7
五氯酚	0.009	钒	0.05
苯胺	0.1	钛	0.1
联苯胺	0.0002	铊	0.0001

注:①二甲苯:指对-二甲苯、间-二甲苯、邻-二甲苯。

②三氯苯:指1,2,3-三氯苯、1,2,4-三氯苯、1,2,5-三氯苯。

③四氯苯:指1,2,3,4-四氯苯、1,2,3,5-四氯苯、1,2,4,5-四氯苯。

④二硝基苯:指对-二硝基苯、间-二硝基苯、邻-二硝基苯。

⑤硝基氯苯:指对-硝基氯苯、间-硝基氯苯、邻-硝基氯苯。

⑥多氯联苯:指PCB-1016、PCB-1221、PCB-1232、PCB-1242、PCB-1248、PCB-1254、PCB-1260。

附录3 生活饮用水水源水质分级标准限值

项目	标准限值	
	一级	二级
色	色度不超过15度,并不得呈现其他异色	不应有明显的其他异色
浑浊度(度)	≤3	
嗅和味	不得有异臭、异味	不应有明显的异臭、异味
pH	6.5~8.5	6.5~8.5
总硬度(以碳酸钙计)(mg/L)	≤350	≤450
溶解铁(mg/L)	≤0.3	≤0.5
锰(mg/L)	≤0.1	≤0.1
铜(mg/L)	≤1.0	≤1.0
锌(mg/L)	≤1.0	≤1.0
挥发酚(以苯酚计)(mg/L)	≤0.002	≤0.004
阴离子合成洗涤剂(mg/L)	≤0.3	≤0.3
硫酸盐(mg/L)	<250	<250
氯化物(mg/L)	<250	<250
溶解性总固体(mg/L)	<1000	<1000
氟化物(mg/L)	≤1.0	≤1.0
氰化物(mg/L)	≤0.05	≤0.05
砷(mg/L)	≤0.05	≤0.05

项目	标准限值	
	一级	二级
硒(mg/L)	≤0.01	≤0.01
汞(mg/L)	≤0.001	≤0.001
镉(mg/L)	≤0.01	≤0.01
铬(六价)(mg/L)	≤0.05	≤0.05
铅(mg/L)	≤0.05	≤0.07
银(mg/L)	≤0.05	≤0.05
铍(mg/L)	≤0.0002	≤0.0002
氨氮(以氮计)(mg/L)	≤0.5	≤1.0
硝酸盐(以氮计)(mg/L)	≤10	≤20
耗氧量($KMnO_4$ 法)(mg/L)	≤3	≤6
苯并(α)芘(μg/L)	≤0.01	≤0.01
滴滴涕(μg/L)	≤1	≤1
六六六(μg/L)	≤5	≤5
百菌清(mg/L)	≤0.01	≤0.01
总大肠菌群(个/L)	≤1000	≤10 000
总 α 放射性(bq/L)	≤0.1	≤0.1
总 β 放射性(bq/L)	≤1	≤1

附录4　饮用净水水质标准(CJ 94—2005)

分类	项目	标准值
感官性状	色	5度
	浑浊度	0.5NTU
	嗅和味	无
	肉眼可见物	无
一般化学指标	pH	6.0~8.5
	总硬度(以 $CaCO_3$ 计)	300mg/L
	铁	0.20mg/L
	锰	0.05mg/L
	铜	1.0mg/L
	锌	1.0mg/L

续表

分类	项目	标准值
毒理学指标	铝	0.20mg/L
	挥发性酚类(以苯酚计)	0.002mg/L
	阴离子合成洗涤剂	0.20mg/L
	硫酸盐	100mg/L
	氯化物	100mg/L
	溶解性总固体	500mg/L
	耗氧量(COD_{Mn},以 O_2 计)	2.0mg/L
	氟化物	1.0mg/L
	硝酸盐氮(以 N 计)	10mg/L
	砷	0.01mg/L
	硒	0.01mg/L
	汞	0.001mg/L
	镉	0.003mg/L
	铬(六价)	0.05mg/L
	铅	0.01mg/L
	银(采用载银活性炭时测定)	0.05mg/L
	氯仿	0.03mg/L
	四氯化碳	0.002mg/L
	亚氯酸盐(采用 ClO_2 消毒时测定)	0.70mg/L
	氯酸盐(采用 ClO_2 消毒时测定)	0.70mg/L
	臭酸盐(采用 O_3 消毒时测定)	0.01mg/L
	甲醛(采用 O_3 消毒时测定)	0.90mg/L
细菌学指标	细菌总数	每100ml 水样中不得检出
	总大肠菌群	每100ml 水样中不得检出
	粪大肠菌群	0.01mg/L(管网末梢水)
	余氯	0.01mg/L(管网末梢水)＊
	臭氧(采用 O_3 消毒时测定)	0.01mg/L(管网末梢水)＊
	二氧化氯(采用 ClO_2 消毒时测定)	0.01mg/L(管网末梢水)＊ 或余氯 0.01mg/L(管网末梢水)

注:表中带"＊"的限值为该项目的检出限,实测浓度应不小于检出限。

附录5　瓶(桶)装饮用纯净水卫生标准(GB17324—2003)

分类	项目	要求/指标	说明
感官指标	色度/度	≤5,不得呈现其他异色	
	浑浊度/NTU	≤1	
	嗅和味	不得有异臭异味	
	肉眼可见物	不得检出	
理化指标	pH	5.0~7.0	
	电导率(25℃±1℃)/(μS/cm)	≤10	
	高锰酸钾消耗量(O$_2$)/(mg/L)	≤1.0	
	氯化物(Cl$^-$)/(mg/L)	≤6.0	蒸馏水加检项目
	亚硝酸盐(NO$_2^-$)/(mg/L)	≤0.002	
	四氯化碳/(mg/L)	≤0.001	
	铅(Pb)/(mg/L)	≤0.01	
	总砷(As)/(mg/L)	≤0.01	
	铜(Cu)/(mg/L)	≤1.0	
	氰化物/(mg/L)	≤0.002	
	挥发性酚(以苯酚计)/(mg/L)	≤0.002	蒸馏水加检项目
	三氯甲烷/(mg/L)	≤0.02	
	游离氯(Cl$^-$)/(mg/L)	≤0.005	
微生物指标	菌落总数/(CFU/ml)	≤20	
	大肠菌群/(MPN/100ml)	≤3	
	霉菌和酵母/(CFU/ml)	不得检出	
	致病菌(沙门氏菌、志贺氏菌、金黄色葡萄菌)	不得检出	

附录6 饮用天然矿泉水(GB8537—2008)

分类	项目	要求/指标
感官要求	色度/度	≤15,(不得呈现其他异色)
	浑浊度/NTU	≤5
	臭和味	具有矿泉水特征性口味,不得有异臭、异味
	可见物	允许有极少量的天然矿物盐沉淀,但不得含有其他异物
界限指标	锂/(mg/L)	≥0.2
	锶/(mg/L)	≥0.2(含量在 0.2~0.4mg/L 时,水源水温应在25℃以上)
	锌/(mg/L)	≥0.2
	碘化物/(mg/L)	≥0.2
	偏硅酸/(mg/L)	≥25.0(含量在 25.0~30.0mg/L 时,水源水温应在25℃以上)
	硒/(mg/L)	≥0.01
	游离二氧化碳/(mg/L)	≥250
	溶解性总固体	≥1000
限量指标	硒/(mg/L)	<0.05
	锑/(mg/L)	<0.005
	砷/(mg/L)	<0.01
	铜/(mg/L)	<1.0
	钡/(mg/L)	<0.7
	镉/(mg/L)	<0.003
	铬/(mg/L)	<0.05
	铅/(mg/L)	<0.01
	汞/(mg/L)	<0.001
	锰/(mg/L)	<0.4
	镍/(mg/L)	<0.02
	银/(mg/L)	<0.05
	溴酸盐/(mg/L)	<0.01
	硼酸盐(以 B 计)/(mg/L)	<5
	硝酸盐(以 NO_3^- 计)/(mg/L)	<45
	氟化物(以 F^- 计)/(mg/L)	<1.5

分类	项目	要求/指标
污染物指标	耗氧量(以 O_2 计)/(mg/L)	<3.0
	^{226}镭放射性/(Bp/L)	<1.1
	挥发酚(以苯酚计)/(mg/L)	<0.002
	氰化物(以 CN^- 计)/(mg/L)	<0.01
	阴离子合成洗涤剂/(mg/L)	<0.3
	矿物油/(mg/L)	<0.05
	亚硝酸盐(以 NO_2^- 计)/(mg/L)	<0.1
	总 β 放射性/(Bp/L)	<1.5
微生物指标	大肠菌群/(MPN/100ml)	0
	粪链球菌/(CFU/250ml)	0
	铜绿假单胞菌/(CFU/250ml)	0
	产气荚膜梭菌/(CFU/250ml)	0

附录7.1　生活饮用水卫生标准(GB5749—2006)水质常规指标及限值

指标	限值
1. 微生物指标[①]	
总大肠菌群(MPN/100ml 或 CFU/100ml)	不得检出
耐热大肠菌群(MPN/100ml 或 CFU/100ml)	不得检出
大肠埃希氏菌(MPN/100ml 或 CFU/100ml)	不得检出
菌落总数(CFU/ml)	100
2. 毒理指标	
砷(mg/L)	0.01
镉(mg/L)	0.005
铬(六价,mg/L)	0.05
铅(mg/L)	0.01
汞(mg/L)	0.001
硒(mg/L)	0.01
氰化物(mg/L)	0.05
氟化物(mg/L)	1.0
硝酸盐(以 N 计,mg/L)	10(地下水源限制时为 20)
三氯甲烷(mg/L)	0.06

指标	限值
四氯化碳(mg/L)	0.002
溴酸盐(使用臭氧时,mg/L)	0.01
甲醛(使用臭氧时,mg/L)	0.9
亚氯酸盐(使用二氧化氯消毒时,mg/L)	0.7
氯酸盐(使用复合二氧化氯消毒时,mg/L)	0.7
3. 感官性状和一般化学指标	
色度(铂钴色度单位)	15
浑浊度(散射浊度单位)/NTU	1(水源与净水技术条件限制时为3)
臭和味	无异臭、异味
肉眼可见物	无
pH(pH单位)	6.5~8.5
铝(mg/L)	0.2
铁(mg/L)	0.3
锰(mg/L)	0.1
铜(mg/L)	1.0
锌(mg/L)	1.0
氯化物(mg/L)	250
硫酸盐(mg/L)	250
溶解性总固体(mg/L)	1000
总硬度(以 $CaCO_3$ 计,mg/L)	450
耗氧量(COD_{Mn}法,以 O_2 计,mg/L)	3(水源限制,原水耗氧量 >6mg/L 时为5)
挥发酚类(以苯酚计,mg/L)	0.002
阴离子合成洗涤剂(mg/L)	0.3
4. 放射性指标[②]	指导值
总 α 放射性(Bq/L)	0.5
总 β 放射性(Bq/L)	1

①MPN 表示最可能数;CFU 表示菌落形成单位。当水样检出总大肠菌群时,应进一步检验大肠埃希氏菌或耐热大肠菌群;水样未检出总大肠菌群,不必检验大肠埃希氏菌或耐热大肠菌群。

②放射性指标超过指导值,应进行核素分析和评价,判定能否饮用。

附录7.2 生活饮用水卫生标准(GB5749—2006)饮用水中消毒剂常规指标及要求

消毒剂名称	与水接触时间	出厂水中限值 (mg/L)	出厂水中余量 (mg/L)	管网末梢水中余量 (mg/L)
氯气及游离氯制剂(游离氯)	至少30min	4	≥0.3	≥0.05
一氯胺(总氯)	至少120min	3	≥0.5	≥0.05
臭氧(O_3)	至少12min	0.3		0.02 如加氯, 总氯≥0.05
二氧化氯(ClO_2)	至少30min	0.8	≥0.1	≥0.02

附录7.3 生活饮用水卫生标准(GB5749—2006)水质非常规指标及限值

指标	限值
1. 微生物指标	
贾第鞭毛虫(个/10L)	<1
隐孢子虫(个/10L)	<1
2. 毒理指标	
锑(mg/L)	0.005
钡(mg/L)	0.7
铍(mg/L)	0.002
硼(mg/L)	0.5
钼(mg/L)	0.07
镍(mg/L)	0.02
银(mg/L)	0.05
铊(mg/L)	0.0001
氯化氰(以 CN^- 计,mg/L)	0.07
一氯二溴甲烷(mg/L)	0.1
二氯一溴甲烷(mg/L)	0.06
二氯乙酸(mg/L)	0.05
1,2-二氯乙烷(mg/L)	0.03
二氯甲烷(mg/L)	0.02

指标	限值
三卤甲烷(三氯甲烷、一氯二溴甲烷、二氯一溴甲烷、三溴甲烷的总和)	该类化合物中各种化合物的实测浓度与其各自限值的比值之和不超过1
1,1,1-三氯乙烷(mg/L)	2
三氯乙酸(mg/L)	0.1
三氯乙醛(mg/L)	0.01
2,4,6-三氯酚(mg/L)	0.2
三溴甲烷(mg/L)	0.1
七氯(mg/L)	0.0004
马拉硫磷(mg/L)	0.25
五氯酚(mg/L)	0.009
六六六(总量,mg/L)	0.005
六氯苯(mg/L)	0.001
乐果(mg/L)	0.08
对硫磷(mg/L)	0.003
灭草松(mg/L)	0.3
甲基对硫磷(mg/L)	0.02
百菌清(mg/L)	0.01
呋喃丹(mg/L)	0.007
林丹(mg/L)	0.002
毒死蜱(mg/L)	0.03
草甘膦(mg/L)	0.7
敌敌畏(mg/L)	0.001
莠去津(mg/L)	0.002
溴氰菊酯(mg/L)	0.02
2,4-滴(mg/L)	0.03
滴滴涕(mg/L)	0.001
乙苯(mg/L)	0.3
二甲苯(总量)(mg/L)	0.5
1,1-二氯乙烯(mg/L)	0.03
1,2-二氯乙烯(mg/L)	0.05
1,2-二氯苯(mg/L)	1
1,4-二氯苯(mg/L)	0.3
三氯乙烯(mg/L)	0.07

指标	限值
三氯苯(总量,mg/L)	0.02
六氯丁二烯(mg/L)	0.0006
丙烯酰胺(mg/L)	0.0005
四氯乙烯(mg/L)	0.04
甲苯(mg/L)	0.7
邻苯二甲酸二(2-乙基己基)酯(mg/L)	0.008
环氧氯丙烷(mg/L)	0.0004
苯(mg/L)	0.01
苯乙烯(mg/L)	0.02
苯并(a)芘(mg/L)	0.00001
氯乙烯(mg/L)	0.005
氯苯(mg/L)	0.3
微囊藻毒素-LR(mg/L)	0.001
3. 感官性状和一般化学指标	
氨氮(以 N 计,mg/L)	0.5
硫化物(mg/L)	0.02
钠(mg/L)	200

附录8　生活饮用水卫生标准(GB5749—2006)生活饮用水水质参考指标及限值

指标	限值
肠球菌(CFU/100ml)	0
产气荚膜梭状芽孢杆菌(CFU/100ml)	0
二(2-乙基己基)己二酸酯(mg/L)	0.4
二溴乙烯(mg/L)	0.00005
二噁英(2,3,7,8-TCDD,mg/L)	0.00000003
土臭素(二甲基萘烷醇,mg/L)	0.00001
五氯丙烷(mg/L)	0.03
双酚 A(mg/L)	0.01
丙烯腈(mg/L)	0.1
丙烯酸(mg/L)	0.5
丙烯醛(mg/L)	0.1

指标	限值
四乙基铅(mg/L)	0.0001
戊二醛(mg/L)	0.07
甲基异莰醇-2(mg/L)	0.000 01
石油类(总量,mg/L)	0.3
石棉(>10μm,万/L)	700
亚硝酸盐(mg/L)	1
多环芳烃(总量,mg/L)	0.002
多氯联苯(总量,mg/L)	0.0005
邻苯二甲酸二乙酯(mg/L)	0.3
邻苯二甲酸二丁酯(mg/L)	0.003
环烷酸(mg/L)	1.0
苯甲醚(mg/L)	0.05
总有机碳(TOC,mg/L)	5
萘酚-β(mg/L)	0.4
黄原酸丁酯(mg/L)	0.001
氯化乙基汞(mg/L)	0.0001
硝基苯(mg/L)	0.017
镭226和镭228(pCi/L)	5
氡(pCi/L)	300

参考文献

1. 张克荣. 水质理化检验. 北京:人民卫生出版社,2006

2. J. A. 迪安. 分析化学手册. 北京:科学出版社,2003

3. 中华人民共和国卫生部　中国国家标准化管理委员会. GB5749—2006　生活饮用水卫生标准. 北京:中国标准出版社,2006

4. 杜晓燕. 现代卫生化学. 第2版. 北京:人民卫生出版社,2009

5. 李攻科. 样品前处理仪器与装置. 北京:化学工业出版社,2007

6. 张兰英. 环境样品前处理技术. 北京:清华大学出版社,2008

7. 武汉大学. 分析化学. 第5版. 北京:高等教育出版社,2007

8. 中华人民共和国卫生部　中国国家标准化管理委员会. GB 5749 5750—2006 生活饮用水标准检验方法. 北京:中国标准出版社,2006

9. 中华人民共和国环境保护部. HJ501—2009 水质　总有机碳的测定　燃烧氧化-非分散红外吸收法. 北京:中国环境科学出版社,2009

10. 中华人民共和国环境保护部. GB 3838—2002 地表水环境质量标准. 北京:中国环境科学出版社,2002

11. 中华人民共和国环境保护部. HJ620—2011 水质　挥发性卤代烃的测定　顶空气相色谱法. 北京:中国环境科学出版社,2011

12. 中华人民共和国环境保护部. HJ639—2011 水质　挥发性有机物的测定　吹扫捕集/气相色谱-质谱法. 北京:中国环境科学出版社,2011

13. 中华人民共和国环境保护部. HJ 621—2011 水质　氯苯类化合物的测定　气相色谱法. 北京:中国环境科学出版社,2011

14. 中华人民共和国环境保护部. HJ 592—2011 水质　硝基苯类化合物的测定　气相色谱法. 北京:中国环境科学出版社,2011

15. 庞国芳. 农药兽药残留现代分析技术. 北京:科学出版社,2007

16. 王大宁,董益阳,邹明强. 农药残留检测与监控技术. 北京:化学工业出版社,2006

17. 中华人民共和国国家质量监督检验检疫总局,中国国家标准化管理委员会. GB/T 21925—2008 水质　水中除草剂残留测定　液相色谱质谱法. 北京:中国标准出版社,2008

18. 中华人民共和国环境保护部. HJ 493—2009 水质　样品的保存和管理技术规定. 北京:中国标准出版社,2009

19. 中国环境监测总站. 环境水质监测质量保证手册. 第2版. 北京:化学工业出版社,1994

20. Evaluation of measurementdata- Guide to the expression of uncertainty in measurement,JCGM 100:2008

21. EURACHEM / CITAC Guide CG 4 Quantifying Uncertainty in Analytical Measurement,Third Edition

22. 中华人民共和国国家质量监督检验检疫总局. JJF 1059.1—2012 测量不确定度评定与表示. 北京:中国标准出版社,2012

23. 中华人民共和国国家质量监督检验检疫总局. JJF 1059.2—2012 用蒙特卡洛法评定测量不确定度. 北京:中国标准出版社,2012

24. 中华人民共和国国家质量监督检验检疫总局. GB/T 27411—2012 检测实验室中常用不确定度评定方法与表示. 北京:中国标准出版社,2012

25. 中国合格评定国家认可委员会. CNAS-GL02:2006　能力验证结果的统计处理和能力评价指南,2006

中英文名词对照索引